rowohlt

Peter Spork

Das Schlafbuch

Warum wir schlafen
und wie es uns am besten gelingt

Rowohlt

2. Auflage September 2007
Copyright © 2007 by Rowohlt Verlag GmbH,
Reinbek bei Hamburg
Alle Rechte vorbehalten
Lektorat Ludwig Moos
Satz aus der Life und Gill PostScript (InDesign)
bei Pinkuin Satz und Datentechnik, Berlin
Druck und Bindung Clausen & Bosse, Leck
Printed in Germany
ISBN 978 3 498 06387 0

Inhalt

Teil I: Das Rätsel Schlaf

Teil 2: Schlaf muss sein

Teil I:
Das Rätsel Schlaf

Kapitel I

Die dunkle Seite des Lebens

Nacht im Kabelsalat

Nein, das mit dem Einschlafen wird heute nichts. Wie auch? Am Schädel kleben Elektroden, zwischen den Haaren fixiert mit hartem Gips. Auf der Stirn, über dem Herzen, unter Augen und Kinn halten Pflaster weitere Sensoren. Temperatursonden haften an diversen Stellen meines müden Körpers, an Füßen, Händen, Oberschenkeln und Bauch. Hinter dem rechten Ohr sitzt die Erdung.

Bin ich in eine Geschichte von Franz Kafka geraten? Träume ich? Oder hat mich jemand in eine Glühlampe verwandelt? Nichts dergleichen. Ich habe mir die eigenartige Situation selber und ganz bewusst eingebrockt, damals, als ich mich zu der Expedition in eines der spannendsten Forschungsgebiete unserer Zeit entschloss: Ich will die neuesten Erkenntnisse der Schlafforschung zusammentragen, will Lösungen sammeln für ein großes, jahrtausendealtes Rätsel: Warum müssen wir schlafen? Warum verbringen wir ein Drittel unseres Lebens in einem passiven, unproduktiven, weitgehend schutzlosen Zustand?

Diese Frage stellte sich der griechische Arzt und Philosoph Alkmaion als einer der Ersten im fünften Jahrhundert vor Christus. Bis heute konnte sie niemand schlüssig beantworten. «Es ist wahrscheinlich die größte offene Frage der Biologie», sagt Allan Rechtschaffen, Schlafforschungspionier von der Universität in Chicago, USA.

Deshalb liege ich also hier, in einem tristen Krankenhausbett in einem noch trister, fast karg anmutenden kleinen Raum. Er gehört zum Schlaflabor des Zentrums für Chronobiologie an der Universität Basel, einer der ersten Adressen, wenn es um die Erforschung unseres Schlaf-Wach-Rhythmus geht. Ich liege auf dem Rücken, wage es nicht, mich zu bewegen. Etliche dünne bunte Kabel laufen an meinem Körper entlang, verlassen am Kragen meinen Schlafkittel, um sich hinter meinem Kopf zu einem ansehnlichen Strang zu bündeln. Sie fesseln mich ans Kopfende des Bettes und rauben mir die letzte Hoffnung auf das vertraute, allabendliche Wegdämmern, auf die schönen, nutzlosen Momente im Zwischenreich von wachem und schlafendem Bewusstsein.

Was tun? Statt Schäfchen zu zählen, repetiere ich im Geiste das bevorstehende Programm. Die Datenaufnehmer sollen meine Physiologie überwachen, Hirn- und Herzströme, Augenbewegungen, Rumpf- und Extremitätentemperatur sowie die Muskelspannung erfassen. Ich dagegen soll einfach nur schlafen. Nicht mehr – aber auch nicht weniger.

Ich bin Opfer einer für Teilnehmer wissenschaftlicher Schlafexperimente alltäglichen Prozedur. Wer freiwillig im Dienst der Forschung seine Nächte durchleuchten lässt, muss sich nun mal mit Sensoren aller Art belauschen lassen, muss akzeptieren, dass Wissenschaftler möglichst viele Körpervorgänge während des geheimnisvollen Ruhezustands erfassen wollen. Ich muss mich also wohl oder übel abfinden mit dem Kabelsalat und all den Pflastern und Elektroden, die den gewohnten Wechsel zwischen Bauch- und Seitenlage verhindern, der mich normalerweise sanft in den Schlaf wiegt.

Immerhin ist dies nur eine Probenacht. Wäre ich eine echte Versuchsperson, sollte sie mich an das unbequeme Prozedere gewöhnen und zudem klären, ob ich für spätere Experimente überhaupt tauge, weil ich zum Beispiel keine Schlafstörung

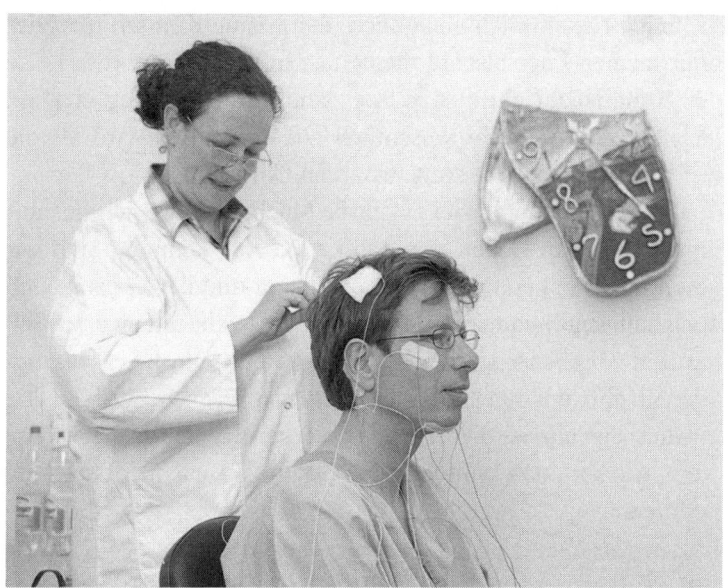

Probenacht im Schlaflabor. Die Doktorandin Mirjam Münch verkabelt den Autor Peter Spork.

habe. Dann müsste ich später wiederkommen, vielleicht sogar mehrere Testnächte im Labor bleiben und dürfte je nach Versuchsanordnung mitunter 48 Stunden kaum das Bett verlassen.

Die Kabel leiten die Daten aus meinem Innersten zu einem Computer im Nebenzimmer. Dort sitzt Mirjam Münch und kontrolliert mit Hilfe einer Infrarotkamera an der Zimmerdecke meine missliche Lage. Eine Stunde lang hatte mich die Biologie-Doktorandin zuvor verkabelt. Jetzt betrachtet sie aufmerksam, wie die Botschaften aus meinem Körper mehr oder weniger zackige Linien auf ihren Monitor malen. Sie sieht, wie meine Körperkerntemperatur sinkt, die Herzschlagfrequenz langsamer wird und die Wellen der summierten elektrischen Aktivität meiner Gehirnzellen allmählich ruhiger werden.

Mirjam Münch weiß also, was ich allenfalls ahnen kann: dass

die Schläfrigkeit mich allmählich übermannt, dass ich trotz der unbequemen Lage alsbald meine fast fünfzehntausendste Reise durch die Nacht antreten werde. Und ihre Erfahrung sagt ihr, dass diese Reise nicht wesentlich anders werden wird als die vielen zuvor – trotz der ungewohnten Umgebung.

Der Schlaf ist eine viel zu starke Macht, als dass wir uns mit unserem bloßen Willen gegen ihn auflehnen könnten. Sind wir gesund, ausreichend müde und entspannt und liegen dann auch noch halbwegs bequem, holt uns die dunkle, die unbewusste Seite unseres Lebens mit ziemlicher Sicherheit ein. Die Schläfrigkeit entführt uns in eine Welt jenseits der wachen Realität. Wie gut uns das allnächtlich tut, das merken wir meist erst, wenn wir – warum auch immer – eine Nacht fast gar nicht schlafen konnten.

Dickes Blut und üble Gase

Das Nachdenken habe ich mittlerweile aufgegeben, habe sogar meine Furcht vor der Zerstörung der fragil anmutenden, aber verblüffend widerstandsfähigen Verkabelung überwunden und mich auf die Seite gedreht. Ich möchte nur noch wegnicken und vertraue auf die Erfahrung der Wissenschaft. Fast jeder verkabelte Proband schlafe rasch ein, berichtet etwa der berühmte israelische Schlafforscher Peretz Lavie: Mehr als 15 000 Menschen hatten in seinem Schlaflabor bereits übernachtet, zumeist Menschen mit Schlafkrankheiten, als er bilanzierte: «Einige hatten Probleme mit dem Einschlafen, während andere Schwierigkeiten hatten, wach zu bleiben, aber die Gesamtzahl derer, die im Labor wirklich nicht einschlafen konnten, war nicht größer als zehn.»

Auch dass ich den ersehnten Moment des Einschlafens niemals registrieren werde, ist mir klar. Just in diesem Augenblick wird sich mein Bewusstsein nämlich abkoppeln – vielleicht einer der Gründe, warum wir uns so nach ihm sehnen. Es gehöre «zu den bestimmenden Merkmalen des Schlafs, nicht zu wissen, dass wir schlafen, während wir es tun», formuliert ein weiterer Pionier der Schlafforschung, der US-Amerikaner William Dement: «Schlaf ist ein Wahrnehmungsloch in der Zeit.»

Dement, Lavie und all ihre zahlreichen Kollegen haben jahrzehntelang hart gearbeitet, um die große Frage nach dem Sinn des Schlafs überhaupt erst konkret stellen zu können. Bis vor hundert Jahren glaubten die Menschen, der Schlummer sei ein weitgehend passiver Zustand, ausgelöst durch die unterschiedlichsten Ereignisse des zurückliegenden Tagewerks, die unser Bewusstsein zu einer Auszeit nötigen. Die verschiedenen Theorien der griechischen Vordenker hielten sich bis ins 18. Jahrhundert: Das Blut ziehe sich nachts aus dem Gehirn in den Körper zurück, weshalb wir schlafen müssten, soll laut den Schriften des Philosophen Platon sein Vorgänger Alkmaion schon 500 vor Christus vermutet haben. Auch wenn diese Idee falsch war, es im Gegenteil sogar so ist, dass das Blut im Schlaf aus dem Kern des Körpers in die Extremitäten dringt, so war es doch erstaunlich hellsichtig, die Ursache des Schlafs im Gehirn zu suchen, das Alkmaion übrigens bereits als Hort unseres Verstandes ausmachte.

Platon selbst, aber auch Hippokrates, Aristoteles und viele andere Denker dieser Zeit entwickelten dann immer neue Theorien über die Schlafentstehung, die der Wahrheit auch nicht wirklich näher kamen: Giftige, im Wachzustand angesammelte oder mit der Nahrung aufgenommene Gase müssten abgebaut werden, dachten die einen. Überhitztes, eingedicktes oder aufgestautes Blut ließe sich nur im Schlaf abkühlen, verdünnen oder verteilen, glaubten die anderen. Dem Gehirn billigten sie ausnahmslos eine besondere Rolle zu. Entweder weil sich dort das schlafauslösende Gas konzentriere oder weil die Wärme es besonders stark erhitze und es sich im Schlaf abkühlen müsse.

Erstaunlich modern hatte auch im Mittelalter die Naturheil-kundlerin Hildegard von Bingen über den Schlaf gedacht: Weil der Mensch grundsätzlich aus zwei Teilen bestehe, Ruhe und Aktivität, brauche sein Wachsein einen Gegenpol, und das sei der Schlaf. Er diene als Nahrung für das so genannte Mark – in ihren Augen eine Art Denkorgan, das durch das Wachen ver-dünnt worden wäre. Andere Naturgelehrte vermuteten, der Schlaf sei eine logische Reaktion des Körpers, der sich sozusa-gen abschalte, wenn nachts die stimulierenden Reize durch die Außenwelt ausblieben. Und noch im 19. Jahrhundert diskutierte Alexander von Humboldt einen möglichen Sauerstoffmangel im Gehirn als Schlafauslöser.

Diese Theorien waren aufregend und phantasievoll, zum Teil sogar erstaunlich gut durchdacht und gar nicht so falsch – ih-nen allen fehlte jedoch das wissenschaftliche Fundament. Das bauten in den 1920er und 1930er Jahren vor allem drei Physiolo-gen, die damit auch die Ära der modernen Schlafforschung ein-leiteten: Der Schweizer Walter Rudolf Hess untersuchte an der Züricher Universität das Gehirn von Tieren und fand Areale, die das Schlafbedürfnis regulieren. Der gebürtige Russe Nathaniel Kleitman gründete an der Universität von Chicago das weltweit erste Schlaflabor und begann, die dunkle Seite des menschlichen Lebens eingehend zu beobachten. Und der amerikanische Mil-lionär und Wissenschafts-Autodidakt Alfred Loomis untersuch-te mit studierten Mitarbeitern in seinem Privatlabor in Tuxedo Park, New York, neben vielen anderen Naturphänomenen als Erster systematisch die Hirnströme schlafender Menschen.

Das erste Etappenziel der jungen Wissenschaft war bald erreicht. Vor gut 50 Jahren setzte sich die Erkenntnis durch, dass den Menschen kein externer Auslöser in den Schlaf treibt – weder müde machende Gase noch Dickmacher fürs Blut. Die Forscher fanden heraus: Es sind aktive Signale des Gehirns, die dafür sorgen, dass wir zeitweilig unser waches Bewusstsein verlieren. Seitdem ist klar, wir müssen vor allem im zentralen Denkorgan nach Sinn und Zweck des Schlafes fahnden.

Das war der Startschuss für die zweite Etappe der modernen Schlafforschung: Zigtausende Menschen und Tiere haben die Wissenschaftler inzwischen verkabelt und in Schlaflabors überwacht. Das Rätsel Schlaf gelöst haben sie noch nicht. Einige streiten sogar noch darüber, wo die exakte Grenze zwischen Schlaf und Wachheit überhaupt verläuft. Doch derzeit sammeln Neurobiologen, Tierforscher, Physiologen, Psychologen, Schlafmediziner und viele andere Expertengruppen aus aller Welt so viele neue Daten über den Schlaf wie nie zuvor. Es scheint nur noch eine Frage der Zeit, bis uns der rätselhafte Zustand endlich seine letzten Geheimnisse offenbart.

Ein ausgezeichneter Gedanke! Vermutlich einer meiner letzten an diesem heißen Basler Tag im Mai. Denn kurz nachdem ich ihn gedacht habe, muss ich endlich eingeschlafen sein. Am nächsten Morgen erfahre ich, dass mein Wegdämmern im Kabelsalat gar nicht so lange gedauert hat. Nach 17 Minuten war ich eingeschlafen. Mir kam es vor wie eine Ewigkeit.

Lauschangriff aufs Hirn

Doch woher wissen wir, dass jemand wirklich schläft? Dafür gibt es zwei sichere Zeichen. Zum einen schiebt der Schlaf eine Mauer zwischen Innen- und Außenwelt. Unsere Sinneswahrnehmungen erreichen nicht mehr jene Teile in der Rinde des Großhirns, in denen wir die Gegenwart reflektieren, das aktuelle Geschehen mit bereits Dagewesenem vergleichen und vor dem Hintergrund der nahen Vergangenheit sowie unserer inneren Verfassung gewichten. Kurz: Das Wachbewusstsein verschwindet.

Zum anderen lässt sich der Schlaf aber jederzeit von außen beenden. Wenn wir zum Beispiel einen Wecker klingeln hören oder uns jemand unsanft am Arm stößt, löst das in unbewusst aktiven Hirnzentren einen Alarm aus, der uns schleunigst in die wache Welt zurückholt. Wer schläft, kann geweckt werden, wer im Koma liegt, bewusstlos oder narkotisiert ist, nicht. «Schlaf ist der regelmäßig wiederkehrende Zustand einer jederzeit reversiblen, mehr oder weniger ausgeprägten Bewusstlosigkeit», lautet die medizinische Definition des Schlafs.

Die Doktorandin Münch, die im Nebenzimmer sitzt und all die schlafforschungsrelevanten Messgrößen meiner Physiologie auf ihrem Computermonitor verfolgt, sucht aber nach ganz anderen, mindestens genauso untrüglichen Schlafzeichen: Sie heißen Thetawellen, Schlafspindeln und K-Komplexe und kennzeichnen typische Muster in der Hirnstromaufzeichnung.

Vor gut 80 Jahren war es ein unermüdlicher deutscher Psychiater, der diese Technik als Erster erfolgreich am Menschen testete und damit ganz nebenbei die moderne Schlafforschung erst möglich machte. Hans Berger, Leiter der Neurologie am Landeskrankenhaus Jena, klebte ein Jahr lang immer wieder dünne Silberplättchen auf die Kopfhaut von Versuchspersonen und schloss sie an empfindliche Voltmeter an. Dann maß er den Spannungsunterschied zwischen dem Silberplättchen und einer so genannten indifferenten Elektrode, die fern des Gehirns am Kopf klebte, zum Beispiel hinter dem Ohr. 1925 gelang ihm schließlich der Nachweis, dass das lebende Gehirn tatsächlich selbständig Stromschwankungen erzeugt. 1929 machte er dann die erste Hirnstromaufzeichnung eines schlafenden Menschen.

Gleichzeitig erfand Berger eine bis heute gültige Namensgebung sowohl für das gesamte Verfahren als auch für die Unterscheidung der verschiedenen Hirnstrommuster. Das mehr oder weniger systematische Krickelkrakel nannte der Psychiater Enzephalogramm. Heute heißt es Elektroenzephalogramm und wird meist EEG abgekürzt. Es misst die Summe der Stromschwankungen jener Abermillionen Nervenzellen des Gehirns, die sich in der Nähe der Elektrode befinden.

Diese sind manchmal sehr rhythmisch und im Gleichklang aktiv, manchmal feuern sie aber auch ziemlich unsynchron durcheinander. Das EEG ist im einen Fall regelmäßig und schwingt wellenförmig, etwa zehnmal pro Sekunde auf und nieder. Im anderen Fall gleitet es in ein chaotisches Zickzack ab, in dem Frequenzen von 13 bis 30 Schwingungen pro Sekunde vorherrschen. Das regelmäßige Muster nannte Berger Alpharhythmus, das unregelmäßigere, schnellere Betarhythmus. Weil beim Alpharhythmus viele Nervenzellen synchronisiert sind, sie sich also in ihrer Spannung addieren, zeigt bei ihnen die Hirnstromkurve meist einen stärkeren Ausschlag als bei den Betawellen.

Moderne Hirnforscher gewinnen heute mit vielen über den Kopf verteilten Elektroden ein detailliertes Bild der Arbeit der Großhirnrinde. Wenn wir wach sind, können sie sehen, welches Areal gerade heftig erregt ist – sprich einen besonders raschen Betarhythmus erzeugt – und welches weniger stark gefordert wird – sprich langsame Beta- oder Alphawellen generiert. Bei Schlafenden haben sie sogar entdeckt, dass verschiedene Teile unseres Gehirns zur gleichen Zeit unterschiedlich tief schlummern können.

Für eine normale Schlafbeobachtung reichen aber wenige Stromabnehmer aus. Mich zum Beispiel zieren im Basler Labor gerade mal drei Elektroden auf der Stirn und zwei im Haar. Sie liefern die ganze Nacht hindurch ein völlig normales, unauffälliges EEG. Der Computer speichert aber noch mehr, er erstellt ein umfangreiches so genanntes Somnogramm. Was früher nur auf einer 300 Meter langen Papierrolle Platz fand, passt heute zum Glück bequem auf den Bruchteil einer Festplatte: mein Schlaf, zerstückelt in fast 60 Millionen Einzeldaten und wieder zusammengesetzt in knapp tausend handliche 30-Sekunden-

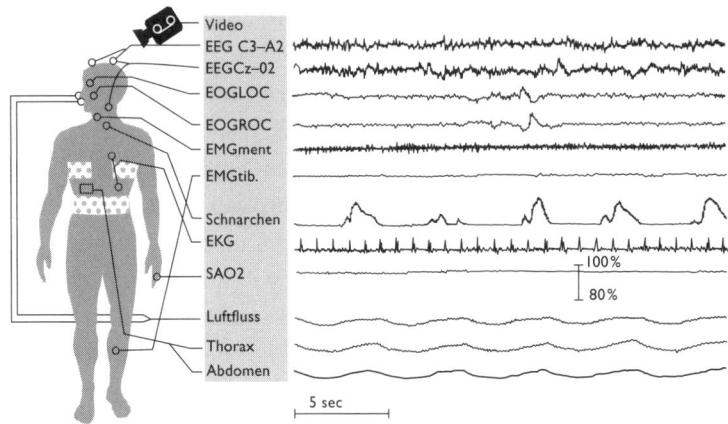

Polysomnographie. Was Ärzte im Schlaflabor messen: Hirnströme (EEG), Augenbewegungen (EOG) links und rechts, Muskelspannung (EMG) an Kinn und Wade, Schnarchgeräusche, Herzströme (EKG), Blutsauerstoffgehalt (SaO₂), Luftfluss durch Nase und Mund sowie die Atembewegungen.

Häppchen mit mehreren parallel verlaufenden Zickzacklinien, die man nacheinander am Bildschirm betrachten kann.

Etwa acht Stunden lang speichert der Rechner 128-mal pro Sekunde 16 Werte ab: das EEG an allen fünf Elektroden, die Spannung an beiden Augenmuskeln, Elektrookulogramm oder EOG genannt, die elektrische Aktivität der Kinnmuskeln, namens Elektromyogramm oder EMG, und die Herzmuskelaktivität, allgemein bekannt als Elektrokardiogramm oder EKG. Hinzu kommt die Körpertemperatur an mehreren Stellen des Rumpfes und der Extremitäten.

Eine solche Aufzeichnung, die nicht nur für die Wissenschaft, sondern auch für die Medizin eine große Rolle spielt, heißt Polysomnographie. Je nachdem, worauf es den Experten besonders ankommt, zeichnen sie zusätzlich Atemfluss und -bewegung, den Blutsauerstoffgehalt, eventuelle Schnarchgeräusche, die Bewegungen von Armen und Beinen oder, bei Männern mit Verdacht auf Potenzstörungen, das Auftreten oder Ausbleiben nächtlicher Erektionen auf. Die bekommen nämlich alle körperlich gesunden Männer, auch solche mit psychisch bedingten Potenzproblemen. Bei körperlich verursachter Impotenz bleiben sie indes aus.

Die wichtigsten Informationen über Art und Qualität des Schlafs liefert aber der Lauschangriff auf das Gehirn. In meinem Basler EEG zum Beispiel dominieren kurz vor dem Zubettgehen, als ich noch aufgeregt und aktiv bin, wie bei jedem normalen Menschen die unregelmäßigen Betawellen. Kein Wunder, denn sie sind typisch für Erregungen und eine gespannte Aufmerksamkeit und umso kurzwelliger, je mehr das Hirn zu tun hat. Als ich dann aber im Bett liege und mich allmählich entspanne, kommen die gleichmäßigen Alphawellen, die ein sicheres Indiz für innere Einkehr und Ruhe sind.

Jetzt befinde ich mich in einem Zustand, der an Meditation oder Selbsthypnose erinnert. Ich bin noch wach, aber vollkommen entspannt und damit bereit, die Reise in den unbewussten Teil der Nacht anzutreten.

Im Halbschlaf

Während des Einschlafens beginnen die Abermilliarden Nervenzellen im Großhirn mit einem eigenartigen Spiel. Sie koppeln ihre elektrische Aktivität noch stärker aneinander als im Alphawellenstadium, und gleichzeitig fahren sie ihre Erregbarkeit zurück. Sie scheinen sich zunehmend auf sich selbst und ihre eigene Vernetzung konzentrieren zu können, weniger auf die Verarbeitung äußerer Reize. Als sichtbarste Folge verlangsamt sich das synchrone Auf und Nieder ihrer Spannung. Der Hirnstromrhythmus wird langsamer.

Auch mein EEG macht da keine Ausnahme: Es mischen sich zunehmend Wellen unter den Alpharhythmus, die ungefähr die doppelte Länge haben. Diese Thetawellen sind typisch für den leichten Schlaf, gewinnen aber noch keine endgültige Macht über mich. Ich befinde mich in einem üblicherweise mehrere Minuten dauernden Übergangszustand zwischen Wachen und Schlafen, dem Halbschlaf, von Experten «Schlafstadium eins» genannt.

Meine Muskulatur entspannt sich, und so kann es immer wieder passieren, dass einzelne Gliedmaßen als Reaktion auf unbedeutende Signale heftig zucken. Das sind völlig normale Einschlafbewegungen, die jeder kennt. Im Wachzustand würde der Gegenspieler des zuckenden Muskels sofort reflexartig gegen die falsche Aktivität seines Kollegen anarbeiten. Jetzt ist seine Spannung aber schon so weit heruntergefahren, dass er nicht mehr reagiert.

Ich döse vor mich hin, nicke immer wieder für einen Augenblick ein und werde kurz darauf nochmal wach. Klare Gedanken fasse ich vermutlich keine mehr – und selbst wenn, könnte ich mich später nicht an sie erinnern, weil das zwischenzeitige Wegdämmern immer wieder meinen Kurzzeitspeicher löscht. Schon jetzt blendet das Gehirn also zeitweilig die Umwelt aus, und zwar genau dann, wenn die Thetawellen auftauchen.

Das bewies mit einem erschreckend simplen Versuch vor mehr als 30 Jahren William Dement, der 1970 an der Universität von Stanford, USA, eines der weltweit ersten Schlafforschungszentren gründete: Er fixierte im Bett liegenden Testpersonen die Augenlider, damit sie nicht mehr blinzeln oder beim Einschlafen die Augen schließen konnten, überwachte ihr Gehirn per Enzephalogramm und blitzte ihnen dann in unregelmäßigen Abständen alle paar Sekunden mit einer hellen Lampe ins Gesicht. Sobald sie einen Lichtblitz sahen, mussten die Probanden einen Knopf drücken.

Das fast an Folter grenzende Experiment gelang, weil die Testpersonen die Nacht zuvor kaum schlafen durften. Sie waren reichlich übermüdet. So fielen sie trotz der zwanghaft geöffneten

Augen und der ungemütlichen Situation immer wieder in leichten Schlaf und nahmen den Lichtblitz nicht mehr wahr. Wachten sie gleich danach auf oder wurden sie geweckt, leugneten sie, geschlafen zu haben, und behaupteten, es hätte keinen Blitz gegeben. Die Wissenschaftler wussten es natürlich besser – und hatten einen unzweideutigen Beleg: Immer wenn die Probanden auf das Licht nicht mehr reagierten, zeigte ihr EEG die typischen, etwa fünfmal pro Sekunde schwingenden Thetawellen.

«Nun konnten wir den Schlafbeginn als den Punkt bestimmen, an dem sich das Hirnwellenmuster eindeutig und unübersehbar veränderte», erinnert sich Dement: «Der Moment des Schlafens tritt ein, wenn das Gehirn einen Schalter knipst und sich von der Außenwelt abschottet.» Allerdings legt das Denkorgan diesen Schalter ein paar Minuten lang immer wieder hin und zurück.

Vom leichten und vom tiefen Schlaf

Im Halbschlaf kämpfen Wach- und Schlafbewusstsein also für eine Weile miteinander. Theta-, Alpha- und gelegentlich sogar noch Betawellen ringen um die Vorherrschaft im EEG. Und nur wenn wir innerlich nicht mehr zu sehr aufgewühlt sind und nichts Störendes in unserer Umgebung passiert, gewinnt der Schlaf. Dann zeigt das EEG fast nur noch Thetawellen.

Erst dann sind wir per Definition richtig eingeschlafen. Das «Schlafstadium zwei» ist erreicht. In dieser Phase tauchen im EEG erstmals zwei eigenartige Muster auf, die typisch für das schlafende Gehirn sind und von allen Assistenten, die überall auf der Welt Schlaflaboraufzeichnungen nach den gleichen Regeln auswerten, als erste untrügliche Zeichen dafür gedeutet werden, dass der Proband endgültig in die geheimnisvolle Welt des Schlummers entschwunden ist.

Das eine Muster sieht aus wie eine quer gelegte Spindel und

heißt auch so: Schlafspindel. Sie dauert eine knappe Sekunde und erinnert an allmählich auf und ab schaukelnde Alphawellen. Ausgehend von einer bestimmten Region im Mittelhirn, breitet sich in diesem Moment ein kleiner, von Nervenzelle zu Nervenzelle weitergeleiteter Erregungsschauer über das gesamte Gehirn aus. Immer mehr Nervenzellen in der Umgebung einer Mess-Elektrode finden sich zu einem raschen, starken Rhythmus zusammen, erzeugen ein kurzes, aber deutlich sichtbares gemeinsames Konzert, um danach wieder auseinanderzudriften und erneut in der Anonymität der flachen Thetawellen unterzutauchen.

Das zweite sichere Schlafzeichen sind die K-Komplexe, einzelne große Wellen, die das EEG für eine halbe bis ganze Sekunde überlagern, als wären sie ein Tsunami in der gemächlichen

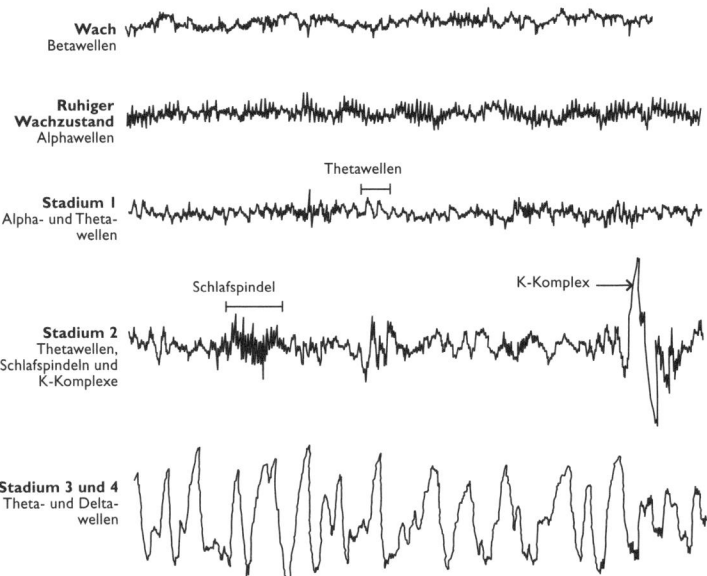

Zehn Sekunden aus fünf typischen EEGs verschiedener Schlaf- und Wachzustände

Dünung eines windstillen Meeres. Während dieser Momente sind die Nervenzellen besonders gut synchronisiert, plötzliche Erregungen leiten sie kaum noch weiter. Stattdessen steigt ihre elektrische Spannung kontinuierlich auf einen erstaunlich hohen Wert, um anschließend entsprechend tief zu fallen.

Dieser Zustand des leichten Schlafes, den auch geübte Laien unschwer am Thetawellenmuster des EEGs erkennen, das mehrfach pro Minute von Schlafspindeln und K-Komplexen durchsetzt ist, ist der Geisteszustand, in dem wir uns im Laufe unserer Nächte am häufigsten aufhalten. Wir verbringen im Stadium zwei etwa unsere halbe Schlafenszeit – oder, wenn wir 75 Jahre alt werden, ungefähr zwölfeinhalb Jahre unseres Lebens.

Doch der Leichtschlaf ist zunächst nur eine Durchgangsstation, in der man etwa eine Viertelstunde verweilt. Dann scheinen die K-Komplexe häufiger und länger zu werden. Es sind plötzlich nicht mehr nur einzelne, isolierte Wellen, sondern ganze Folgen hoher Berge und tiefer Täler, die ein- bis viermal pro Sekunde auf und nieder schwingen. Das ist der berühmte Deltarhythmus, der Bote des Tiefschlafs, den Experten sinnigerweise auch Deltaschlaf nennen. Er scheint für die Gesundheit aller hochentwickelten Tiere und auch des Menschen so wichtig zu sein, dass sich der Körper davon umso mehr nimmt, je länger er zuvor nicht schlafen konnte.

Zunächst befinden wir uns wieder in einem Zwischenzustand, in dem sich Theta- und Deltawellen abwechseln. Er heißt «Schlafstadium drei», ist ein leichter Tiefschlaf, aus dem wir nur noch schwer geweckt werden können. Doch rasch ist «Schlafstadium vier», der echte, der besonders erholsame Tiefschlaf erreicht, aus dem wir nur mit äußerster Mühe zu wecken sind, und danach haben wir ziemlich schlechte Laune. Anders als nach dem Wecken aus dem Leichtschlaf sind wir anfangs extrem schlaftrunken, und es dauert oft mehrere Minuten, bis wir uns an die wache Welt gewöhnen.

Die Thetawellen sind im Stadium vier weitgehend verschwunden, Schlafspindeln und K-Komplexe kaum noch zu erkennen. Auf dem EEG zeigt sich nur noch das gleichmäßig langwellige, aber extrem stark auf und nieder wogende Bild des Deltaschlafs. Ihn zu ergründen, haben sich derzeit einige der renommiertesten Gruppen von Schlafforschern vorgenommen. Sie wollen verstehen, was die Nervenzellen anstellen, während ihre elektrische Aktivität so streng aneinandergekoppelt ist und sich so langsam, aber intensiv verwandelt, dass auf dem EEG die riesigen, langgestreckten Wellen erscheinen.

Immer mehr Forscher glauben, dass das Gehirn in diesen Momenten auf vielen Ebenen entscheidende Grundlagen für unser Erinnerungsvermögen legt. Es häufen sich die Hinweise, dass es intensiv verarbeitet, was es in den Tagen zuvor erlebt hat. Es trainiert neu gelernte Bewegungsabläufe, wiederholt Formeln und Vokabeln, gewichtet, vergleicht und sortiert Sinneseindrücke und besetzt sie mit emotionalen Zusammenhängen.

Der dritte Zustand

Die Upanishaden gehören zu den ältesten philosophisch-theologischen Texten der Welt. Zwischen 800 und 600 vor Christus formulierten darin Brahmanen die wesentlichen Grundaussagen der indischen Religion. Der angesehene Schlafforscher Alexander Borbély von der Züricher Universität macht mich darauf aufmerksam, dass sie sich auch mit den Seinsformen des Menschen beschäftigten und vier Zustände unterschieden: das Wachsein, den Tiefschlaf, das Träumen und einen überbewussten Zustand des eigentlichen Selbst.

Ob das vierte, überbewusste Leben existiert, darüber mag man sich heute wie damals trefflich streiten. Doch sogar die Anerkennung einer dritten Bewusstseinsform ließ in unserem Kulturkreis mehr als 2500 Jahre auf sich warten: Es gehört zu den wichtigsten Erkenntnissen der modernen Schlafforschung, dass wir nicht nur entweder wach sind oder schlafen, sondern nachts immer wieder einen dritten Zustand erreichen, der sich von den anderen beiden völlig unterscheidet.

Auch in meiner Baseler Schlaflabornacht wird das nicht anders sein. Noch befinde ich mich zwar im Deltaschlaf. Etwa eine halbe Stunde genießt mein Körper das vollkommene, naturgegebene Regenerationsprogramm. Doch das wird sich bald ändern. Der Schlaf wird wieder leicht, und schließlich passiert etwas Eigenartiges: Mein EEG wird unruhig, zackig, liefert schnelle, fast unrhythmische Signale, ganz so, als sei ich wieder aufgewacht. Doch nichts dergleichen. Ich schlafe offensichtlich gut. Die Augenlider sind geschlossen, aber die Augäpfel zucken darunter heftig hin und her.

Die Biologin Münch ist kein bisschen überrascht. Für sie bietet sich ein gewohntes Bild. Aber noch vor einem halben Jahrhundert stand ein junger Neurophysiologe an der Universität von Chicago beim Anblick ähnlicher Daten vor einem Rätsel. Eugene Aserinsky arbeitete 1953 für den Vater der modernen Schlafforschung, Nathaniel Kleitman, und sollte den Schlaf von Testschläfern überwachen. Anfangs ging es um die Analyse langsamer Bewegungen der geschlossenen Augen, wie sie bei jedem Menschen zu Beginn und Ende des Schlafs auftreten. Kleitman vermutete, sie würden nachts in regelmäßigen Abständen wiederkehren.

Deshalb erfanden die Chicagoer Physiologen die bis heute gängige Methode, auch die Ströme der Augenmuskulatur mit Elektroden zu überwachen, das EOG. Allerdings traute Aserinsky der Erfindung nicht recht über den Weg. Als sich nämlich immer wieder ungewöhnlich heftige und schnelle Ausschläge in die Aufzeichnungen der Augenbewegungen einschlichen, vermutete der Jungforscher eine Störung der Versuchsapparatur. Doch das rätselhafte Phänomen kam immer wieder, und nach

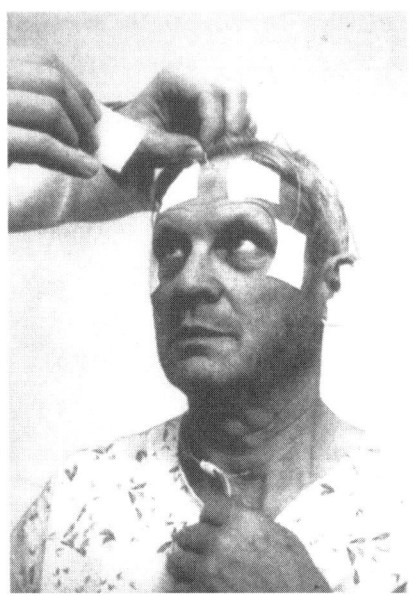

Vater der modernen Schlafforschung. Hier lässt sich Nathaniel Kleitman im eigenen Schlaflabor verkabeln. Der in Russland geborene Mediziner wanderte vor dem Ersten Weltkrieg in die USA aus. Dort wurde er Professor für Physiologie und gründete in den 1920er Jahren an der Universität von Chicago das erste Schlaflabor der Welt. Er starb 1999 im Alter von 104 Jahren.

mehreren Nächten war es endlich so weit: Aserinsky hatte einmal zu viel gestutzt und ging zum Schläfer, um der Sache auf den Grund zu gehen. Seine Überraschung soll grenzenlos gewesen sein, als er den Schein der Taschenlampe auf die Augenlider der Testperson richtete und bemerkte, wie sich die leichte Wölbung der darunterliegenden Iris ungewöhnlich rasch bewegte.

Das war der Moment, als der dritte natürliche Zustand unserer Existenz wiederentdeckt wurde, der lange zuvor als Stadium des Träumens in die Upanishaden Eingang gefunden hatte. Der Mensch, den Kleitmans Assistent fassungslos beobachtete, war nicht wach, und er schlief auch nicht richtig. Er verhielt sich dennoch völlig normal, wie die Forscher in den nächsten Monaten erkannten. In ihrer Begeisterung suchten sie bei zukünftigen Experimenten gezielt nach den schnellen Augenbewegungen – und wurden bei allen Testschläfern fündig. Seitdem ist klar: Unabhängig von Alter und Geschlecht beginnen alle gesunden Menschen immer mal wieder für einige Minuten mit dem eigenartigen Zucken der Augen.

Selbst bei den meisten schlafenden Säugetieren konnten die Wissenschaftler das heftige Augenrollen finden. Und bald darauf entdeckten sie, dass menschliche Säuglinge besonders viel Zeit im neu entdeckten Zustand verbringen, dem Experten Namen wie «aktiver» oder «paradoxer Schlaf» gaben. Neugeborene widmen ihm sogar die Hälfte ihres etwa 16-stündigen täglichen Schlafes. Die Vermutung, er sei zuständig für die Entwicklung und das Wachstum des Gehirns, tauchte deshalb schon früh auf und ist bis heute nicht widerlegt.

1954 publizierten Aserinsky und Kleitman ihre Studien und nannten das Phänomen «REM-Schlaf». Die Abkürzung steht für sein typischstes Zeichen, die schnellen Augenbewegungen, auf Englisch «Rapid Eye Movements». Doch die sind nicht das einzig Sonderbare an dem dritten Zustand. Tatsächlich scheint das Gehirn in diesen Momenten Schwerstarbeit zu verrichten. Unser Denkorgan ist dann nämlich genauso aktiv wie beim erregten Wachsein. «Die Ähnlichkeit zwischen dem Gehirn im REM-Schlaf und dem wachen Gehirn ist frappierend», schreibt William Dement, der als junger Student bei Kleitman bereits die Entdeckung der schnellen Augenbewegungen hautnah miterleben durfte und viele der Folgeexperimente durchführte.

Und der REM-Schlaf hat noch eine weitere Besonderheit zu bieten. Im Jahre 1959 machte der französische Hirnforscher Michel Jouvet von der Universität Lyon eine kuriose Entdeckung. Während das schlafende Gehirn in der REM-Phase auf Hochtouren läuft, ist der Rest des Körpers noch viel stärker abgeschaltet, als er es im gewöhnlichen Schlaf ohnehin schon ist.

Das elektrische Signal der Muskelaktivität (EMG), dessen Aufzeichnung der US-Amerikaner Anthony Kales kurz darauf einführte, zeigt praktisch keine Ausschläge. Unsere Muskulatur kann im REM-Schlaf noch nicht mal richtig zucken. Würden wir mitten im REM-Schlaf unser Bewusstsein zurückerlangen, ohne richtig aufzuwachen, was bei manchen Menschen tatsächlich gelegentlich passiert, müssten wir voller Panik feststellen, dass wir uns nicht bewegen können und Gefangene in unserem eigenen Körper sind.

Tatsächlich ist es der paradoxe Schlaf, der uns nahezu vollständig paralysiert. Jouvet entdeckte ein kleines Nervenbündel in einem ursprünglichen Teil an der Basis des Gehirns, dem so genannten Brückenhirn, das alle Nervenbahnen blockiert, die über das Rückenmark zu den Muskeln des Körpers führen. Unser Körper ist so still und unbeweglich wie in keinem anderen lebendigen Zustand, weshalb die Experten von REM-Paralyse sprechen. Nur die Augenmuskeln, deren sie steuernde Nerven nicht über das Rückenmark führen, dürfen sich zusammenziehen, soviel sie wollen.

Rasch kamen die Schlafforscher auf die Idee, Menschen während ihrer REM-Phasen zu wecken und zu fragen, ob sie gerade etwas erlebt hätten. Sie vermuteten, die aufgewühlten EEGs spiegelten die Aktivität eines träumenden Gehirns. Und tatsächlich erzählten die Probanden fast immer von Träumen oder traumähnlichen Erlebnissen. Schlafende, die die Forscher aus einem anderen als dem REM-Stadium weckten, berichteten dagegen fast nie von den surrealen, jedem Menschen vertrauten Ausflügen in eine meist sehr seltsame, nicht vergegenständlichte Welt.

Auch mit ihrer Einschätzung, den dritten Zustand schlicht «das Träumen» zu nennen, hatten die Brahmanen vor 2500 Jahren also gut gelegen. Bis heute bezeichnen manche Experten die REM-Phasen als Traumschlaf. Die meisten sind davon aber inzwischen wieder abgekommen, weil wir in Wahrheit auch in den anderen Schlafphasen träumen – dann allerdings weniger lebendig und bruchstückhafter.

Der Schlaf hat eine Architektur

Ob ich in meiner verkabelten Basler Nacht von langen, dünnen Giftschlangen, Blutegeln, die an meiner Stirn kleben, der Fesselung an einen Marterpfahl oder dem Horrortrip in die Schlafentzugskammer eines verrückt gewordenen Neuroforschers träume, daran kann ich mich nicht erinnern. Ich weiß nur, dass ich ungewöhnlich oft und lange aufgewacht bin.

Aus den Aufzeichnungen im Computer kann selbst der erfahrenste Biologe noch nicht mal ansatzweise auf Art und Inhalt von Träumen schließen. Was die Forscher aber deutlich sehen, ist, wann und wie lange ich am häufigsten und intensivsten geträumt habe: Bei normalen erwachsenen Schläfern wie mir setzen das Augenrollen und das krickelige EEG des REM-Schlafs nämlich mit einer verblüffenden Regelmäßigkeit ein, mehrmals pro Nacht, etwa alle eineinhalb Stunden.

Das ist keine wirklich neue Erkenntnis: Lange Zeit bevor er den REM-Schlaf entdeckte, schon in «Sleep and Wakefulness», dem 1939 erschienenen ersten Standardwerk seiner Zunft, beschrieb der begnadete Beobachter Nathaniel Kleitman, wie schlafende Menschen in regelmäßigen Abständen unruhig werden, sich bewegen und manchmal sogar kurz aufwachen. Er vermutete zu Recht, diese Momente seien die Höhepunkte eines angeborenen zyklischen Aktivitätsprogramms, an dessen Tiefpunkten wir besonders fest schlafen und schwer zu wecken sind. Eine innere 90-Minuten-Uhr takte den Schlaf erwachsener Menschen in diesem grundlegenden Rhythmus aus Ruhe und Aktivität, den er «Basic Rest Activity Cycle», kurz BRAC, nannte. Bei Säuglingen dauert ein solcher Zyklus übrigens nur 50 bis 60 Minuten.

Bis heute ist die BRAC-These umstritten, aber es gibt inzwischen sogar Hinweise, dass sich die periodisch wiederkehrenden Aktivitätsschübe nicht nur im Schlaf zeigen, sondern unterschwellig den wachen Alltag eines jeden von uns durchdringen. In den Hochphasen sind wir besonders fit und können schwer einschlafen, in den Tiefs fühlen wir uns eher schlapp und müde, nutzen sie nachmittags häufig für ein mehr oder weniger gewolltes Nickerchen und abends für den endgültigen Einstieg in den Nachtschlaf. Verschiedene Studien haben zudem ergeben, dass arbeitende Menschen gerne alle 90 Minuten eine Pause einstreuen, sich in Tagträumen ergehen oder eine Kleinigkeit essen. Und dass die meisten Kinofilme, viele wissenschaftliche Vorträge oder die Zeit zwischen zwei Schulpausen ebenfalls 90 Minuten dauern, ist sehr wahrscheinlich auch eine unbewusste Anpassung an die geheime Macht der BRACs.

Das beständigste und deutlichste Zeichen des 90-Minuten-Rhythmus ist jedoch der von Kleitman schon so früh beobachtete Wechsel der Schlafphasen. Die detaillierte Aufklärung dieser so genannten Schlafzyklen gelang allerdings erst mit der Erfindung der Polysomnographie und der Entdeckung des REM-Schlafs. Als Kleitman und seine Mitarbeiter nämlich weitere Testschläfer analysierten, entdeckten sie, dass sich der äußerliche Eindruck vom mehr oder weniger festen Schlaf in den Hirnstrommustern widerspiegelt – und dass sich eine typische, mehrmals pro Nacht wiederholende Abfolge der Schlafstadien bei allen Menschen verblüffend stark ähnelt.

Jeder Schlafzyklus beginnt mit dem Schlafstadium eins oder zwei, dann wird der Schlaf immer tiefer, um nach einiger Zeit des Tiefschlafs wieder zum Leichtschlaf zurückzukehren. Das Ende jedes Schlafzyklus, der auch bis zu 20 Minuten länger oder kürzer als 90 Minuten sein kann, bildet schließlich die REM-Episode. Während oder nach dem REM-Schlaf wachen wir oft kurz auf, woran wir uns später aber nur selten erinnern – und dann gleiten wir erneut in den Leichtschlaf ab. Der nächste von insgesamt vier bis sechs Zyklen beginnt.

Schlafprofil eines jungen Menschen

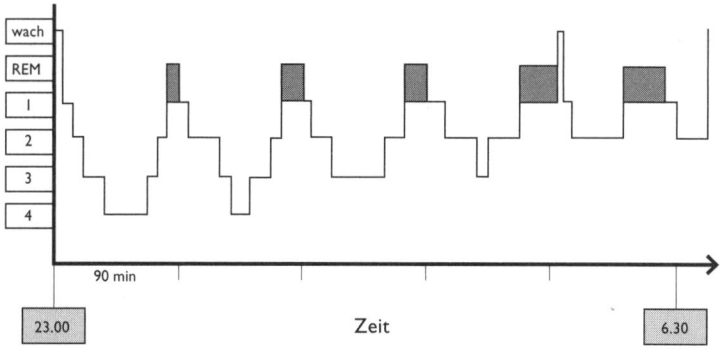

Schlafprofil eines älteren Menschen

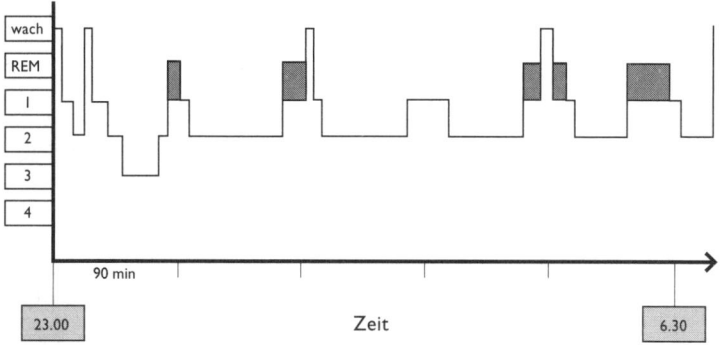

Typische Schlafprofile. Im Laufe einer Nacht durchwandern wir mehrere, etwa 90 Minuten lange Zyklen aus den Schlafstadien eins bis vier und dem REM-Schlaf. Mit zunehmender Schlafdauer wird der Schlaf insgesamt weniger tief, und die REM-Phasen werden länger. Ältere Menschen haben einen flacheren Schlaf und wachen häufiger für längere Zeit auf.

Über die ganze Nacht betrachtet, kommt ein zweiter Trend hinzu: Die Tiefschlafphasen werden von Zyklus zu Zyklus kürzer und seltener. Später in der Nacht erreichen wir die Schlafstadien drei und vier überhaupt nicht mehr, wachen dafür aber öfter auf und verbringen die meiste Zeit im Stadium zwei. Der paradoxe Schlaf mit Augenrollen und heftigen Träumen folgt einem gegenläufigen Trend: Dauert der erste REM-Schlaf im Durchschnitt nur etwa zehn Minuten, werden es von Mal zu Mal etwa zehn Minuten mehr. Die letzte REM-Episode am Morgen kann dann sogar eine Dreiviertelstunde lang für aufregende Träume sorgen.

Wer also besonders lange schläft und morgens gerne «bis in die Puppen» im Bett bleibt, um immer wieder wegzunicken, verlängert vor allem seinen Leichtschlaf und durchlebt besonders lange REM-Episoden. Die Beobachtung, am späten Morgen ungewöhnlich viel und lebendig zu träumen, die wohl jeder schon einmal gemacht hat, hängt damit zusammen.

William Dement, der als wissbegieriger Medizinstudent und später als Doktorand an Kleitmans Schlafzyklus-Experimenten teilnahm, erinnert sich an diese aufregende Zeit der frühen Schlafaufzeichnungen: «Ohne Ausnahme zeigte jede Person grundsätzlich denselben Schlafzyklus. Manchmal konnte das Acht-Stunden-Muster der einen Nacht mit dem einer anderen fast völlig zur Deckung gebracht werden. Dies war eine große Entdeckung.»

Dement und Kleitman erfanden schließlich die Einteilung der EEG-Muster in die vier noch heute üblichen Schlafstadien und grenzten sie als so genannten Non-REM-Schlaf vom REM-Schlaf ab. Seitdem gilt: Normaler Schlaf hat eine Architektur. Er besteht aus Phasen, deren Abfolge bei gesunden Menschen ähnlich ist und sich in jedem Schlafzyklus wiederholt.

Warum wir nachts aufwachen

Bei Säuglingen sind die REM-Phasen allerdings viel länger als bei Erwachsenen. Und wenn wir älter werden, wird unser Schlaf immer leichter. Die Dauer des Tiefschlafs nimmt ab, und wir erreichen selbst im ersten Schlafzyklus meist nur noch das leichtere Tiefschlafstadium drei. Während junge Menschen in ihrem ersten nächtlichen Schlafzyklus für gewöhnlich eine ganze Stunde im Tiefschlaf verbringen, erzeugt das Gehirn von Senioren die langen Deltawellen zur gleichen Schlafenszeit oft nur noch für fünf bis zehn Minuten. Auch längere, im Gedächtnis bleibende Aufwachmomente werden wegen des leichteren Schlafs im Alter immer häufiger – der Schlaf wird fragmentierter. Das ist einer der Hauptgründe, warum alte Menschen so oft über wenig erholsame Nächte klagen.

Doch nicht nur alte Menschen wachen nachts auf. Jeder erwachsene Mensch verlässt im Laufe einer Nacht zigmal das Reich des Schlafes, meist während oder nach den REM-Phasen. Manche Forscher sehen es sogar als eine der Hauptaufgaben des paradoxen Schlafes an, unser Gehirn auf die kurzen Aufwachmomente vorzubereiten. In ihnen müssen wir möglichst aufmerksam sein, unser Bewusstsein rasch auf Touren bringen, um abzuklären, ob um uns herum alles in Ordnung ist oder ob irgendeine Gefahr droht.

Für unsere Vorfahren, die noch im Freien oder in Höhlen schliefen, dürfte es überlebenswichtig gewesen sein, auch während der Nacht gefährliche Situationen wahrzunehmen. Kinder waren diesem Druck nie ausgesetzt. Außerdem brauchen sie ungleich mehr Schlaf als Erwachsene. Kein Wunder, dass sie besonders tief schlafen und viel seltener wach werden. Doch auch junge Erwachsene empfinden ihren Schlaf meist als störungsfrei. Tatsächlich wachen sie aber wie jeder Durchschnittsmensch 28-mal pro Nacht auf, sagt der deutsche Schlafmediziner Jürgen Zulley von der Universität Regensburg.

Befinden wir uns in vertrauter Umgebung und hören wir keine besonderen Geräusche, schlafen wir aber meist nach wenigen Sekunden, spätestens nach drei Minuten, wieder ein. Das ist zu kurz, um von unserem Gedächtnis dauerhaft abgespeichert zu werden. Nur wenn etwas ungewohnt ist, etwa wenn wir in einem fremden Hotelzimmer liegen, es eigenartig riecht oder uns die Musik aus der Nachbarwohnung ärgert, dann kann es eine Weile dauern, bis wir zurück in den Schlaf finden.

Wenn Menschen älter werden, gelingt ihnen selbst in gewohnter Umgebung wegen des insgesamt leichteren Schlafs das Wegdämmern oft erst nach einer längeren Zeit. Plötzlich erinnern sie sich morgens daran, nachts oft wach gewesen zu sein, fürchten womöglich, sie hätten ein ernstes Schlafproblem – und schlafen doch nahezu genauso viel wie zuvor.

Auch ich wache in meiner ersten Schlaflabornacht ständig auf. Und niemand wird es wundern, dass ich angesichts der eigenartigen Lage Probleme mit dem raschen Wiedereinschlafen habe. Doch mein Wissen um die Zusammenhänge zahlt sich aus: Ich versuche, ruhig zu bleiben, weiß, dass alles in Ordnung ist, weiß auch, dass die Zeit jetzt viel langsamer vergeht als sonst und ich bei weitem nicht so lange wach liege, wie es mir vorkommt. Tatsächlich erfahre ich später, dass die Schlafunterbrechungen nur fünf bis 15 Minuten lang gewesen sind.

Der Morgen danach

Dann – endlich – wird es Morgen. Ich bin wach, fühle mich auch ausgeschlafen, weiß aber nicht so recht, wie viel Uhr es ist. Tageslicht dringt natürlich keines in das triste Zimmer. Hier schläft man für die Wissenschaft – und die überlässt die Einwirkung eines so wichtigen, den Schlaf beeinflussenden Faktors wie Helligkeit natürlich nicht dem Zufall. Es dauert noch eine ganze Weile, bis ich mich wieder in meiner Welt zurechtfinde. Wie früh ist es wirklich? Darf ich endlich aufstehen? Hat der Computer genug Daten von mir gefressen?

Ich bin schlaftrunken. Mein Gehirn arbeitet noch nicht auf

der Höhe der Zeit. Das volle Wachbewusstsein ist noch nicht zurückgekehrt. Also bleibe ich einfach liegen. Das scheint mir vorerst das Beste zu sein. «Es ist schon gut, dass im Allgemeinen morgens das Badezimmer nicht plötzlich am anderen Ende der Wohnung liegt und dass wir auch die Zahnbürste da finden, wo sie immer steht», kommentiert der Münchner Biologe Till Roenneberg diese seltsame Phase nach dem Aufwachen, die bei normalen Menschen etwa eine halbe Stunde anhält, in Extremfällen aber bis zu eine Stunde dauern kann.

In den ersten zehn Minuten nach dem Aufwachen erreichen wir nur zwei Drittel unserer normalen Leistungsfähigkeit, fanden im Jahr 2006 Adam Wertz und Kollegen von der Universität in Boulder, USA, heraus. In einem Test sollten Probanden simple Rechenaufgaben lösen: Eine Minute nach dem Aufwachen lagen sie nur bei 65 Prozent der Aufgaben richtig, nach 26 Stunden Schlafentzug lösten sie dagegen immerhin 85 Prozent der Rechnungen korrekt.

Abgesehen vom Gewinn der wissenschaftlichen Erkenntnis, dass wir direkt nach dem Aufwachen weniger leisten als im Zustand extremster Müdigkeit, wollten die Schlafforscher mit diesem Experiment alle Menschen warnen, die im Rahmen eines Bereitschaftsdienstes kurz nach dem Aufwachen wichtige Entscheidungen treffen müssen: Ärzte, Krankenpfleger, Wachpersonal oder Piloten haben oft direkt nach einem Wecksignal hellwach zu sein. Um sich in dieser Situation nicht zu überschätzen, sollten sie sich die möglichen Folgen ihrer schläfrigen Benommenheit bewusst machen und viel mehr Zeit mit der Entscheidung lassen. Das könnte Menschenleben retten.

Regeln für das Schlaflabor

Draußen klappert etwas. Und dann höre ich auch schon, wie die Schlaflaborassistentin Claudia Renz die erste der beiden als Schleuse funktionierenden Türen aufmacht und mir freundlich «Guten Morgen» wünscht. Es ist halb acht, die Zeit, zu der ich geweckt werden wollte. Kaum zu glauben, aber ich habe tatsächlich bis jetzt schlafen können.

Renz entkabelt mich und sagt, ich dürfe erst mal in Ruhe duschen und frühstücken. Danach schauen wir uns mein Somnogramm an. Die Zickzacklinien auf dem Monitor spulen die Nacht noch einmal wie im Zeitraffer vor meinem inneren Auge ab: Das erstaunlich kurze, mir aber ewig lang vorgekommene Einschlafen, den ersten Tiefschlaf, dem zum ersten Mal das heftige Augenrollen des REM-Schlafs folgt, und dann eine schrecklich lange Aufwachphase von etwa 15 Minuten. Danach schlafe ich gut: Es folgen ein paar weitere, kaum gestörte Schlafzyklen, die so oder so ähnlich in jedem Lehrbuch zu finden sind. Und schließlich werde ich endgültig wach.

Die Assistentin beherrscht eine schwierige und mühsame Kunst. Während sie die elektrischen Daten meiner vergangenen Nacht durchgeht, entscheidet sie mit sicherem Blick in überraschend kurzer Zeit, in welchem Stadium ich mich gerade befinde. Sie folgt einem standardisierten Schema, das überall auf der Welt identisch funktioniert. Das war nicht immer so: Als die Schlafforschungspioniere in den späten 1950er Jahren die erste Einteilung ihrer Schlaflaboraufzeichnungen anhand bloßer EEGs in vier Stadien Non-REM-Schlaf plus REM-Schlaf vornahmen, machte das jeder, wie er wollte. Für die Analyse von Details, die mehr verraten als die ungefähre Schlaftiefe, fehlten feste Regeln, welches EEG welchem Schlafzustand zuzuordnen ist. Der wachsenden Gemeinde der Experten fiel der Vergleich ihrer Resultate schwer. Außerdem reichte die Aufzeichnung der

Hirnstromkurven für die Bestimmung der Schlaftiefe nicht immer aus.

Das änderte sich erst im Jahre 1968, als eine Gruppe internationaler Schlafforscher begann, die bahnbrechenden Erkenntnisse der vergangenen zwei Jahrzehnte zusammenzufassen und daraus allgemeingültige Regeln für die Analyse des menschlichen Schlafs abzuleiten: Allan Rechtschaffen aus Kleitmans Chicagoer Arbeitsgruppe und Anthony Kales aus Los Angeles, der die Technik der Elektromyographie entwickelte, verbanden mit Kollegen die Erkenntnisse über Augenbewegungen, Hirnstromwellen und Muskelspannungsmessungen und schrieben eine Art Anleitung, mit deren Hilfe bis heute jeder Mensch die Architektur des Schlafes nachvollziehen kann, vorausgesetzt, er hat die Geräte zur Messung einer Basis-Somnographie, bestehend aus EEG, EOG und EMG.

Das «Manual der standardisierten Terminologie, Techniken und Auswertung der Schlafstadien beim Menschen» ist 64 Seiten lang, liegt seitdem in jedem Schlaflabor und ist Pflichtlektüre aller Assistenten. Nach seinen Regeln zerlegen sie die Signale in kurze Abschnitte, die sie aufgrund des Anteils der verschiedenen Arten von Hirnwellen, des Grades der Muskelspannung und der Stärke und Geschwindigkeit der Augenbewegungen in eines der fünf möglichen Schlafstadien oder in das Wachsein einordnen.

Am Ende der Auswertung halten Ärzte oder Forscher ein Schlafprofil in Händen, auch Hypnogramm genannt, dem Laien niemals ansehen, was für eine Heidenarbeit darin steckt. Doch Alternativen gibt es derzeit keine. Der Schlaf ist zu komplex, noch gröbere Vereinfachungen oder gar die Übertragung der Verantwortung auf Maschinen funktionieren nicht. «Alle Versuche, Computerprogramme für die Auswertung von Hypnogrammen zu schreiben, sind bisher kläglich gescheitert», sagt Dieter Kunz, Chefarzt der Psychiatrischen Universitätsklinik der Charité im

St. Hedwig Krankenhaus, Berlin, der selbst in einer Kommission zur Entwicklung einer automatisierten Messung von Schlafstadien gesessen hat. Letztlich sei die grobe Einteilung in fünf verschiedene Schlafstadien ohnehin eine zu große Vereinfachung, die viele wichtige Informationen unter den Tisch fallen lasse. «In 20 Jahren werden Schlafforscher über uns nur lachen», sagt Kunz. «Dann wird man viel genauer wissen, worauf es im Schlaf wirklich ankommt.»

Mein ganz persönliches Hypnogramm wird mir also auch nicht alle Fragen beantworten können. Aber ich habe in dieser Nacht ungewöhnlich viel über den Schlaf und seinen Sinn nachgedacht. Ich habe auch die Erkenntnis gewonnen, dass Schlafforscher selbst 80 Jahre nach der Erfindung ihrer Wissenschaft vor allem eines sind: ideenreiche, ausgebuffte Tüftler, die mit unzähligen Tricks einem fast unlösbaren Rätsel auf der Spur sind. Schließlich sollen sie etwas ergründen, zu dessen inhärenten Eigenschaften es gehört, sich dem Bewusstsein zu entziehen.

Kapitel 2

Wie das Gehirn den Schlaf steuert

Wach bleiben und einschlafen nach Plan

Wer wünschte sich nicht, ein Mittel in Händen zu halten, das uns beliebig schlafen und wachen lässt? Wer sehnte sich nicht nach unbegrenzter Leistungsfähigkeit, nach der Kraft, tagelang rund um die Uhr arbeiten zu können oder auf den schönsten Partys immer bis zum Schluss zu bleiben – ohne pausenloses Gähnen, ohne bleiernes Müdigkeitsgefühl in den Beinen? Und umgekehrt: Wer träumte nicht davon, im richtigen Augenblick – egal, an welchem Ort – auf der Stelle einschlafen zu können, sei es, um irgendeinen quälenden Gedanken zu vergessen, einer ganz besonders entsetzlichen Langeweile durch gezieltes Ausschalten des Wachbewusstseins zu entfliehen – oder schlicht den schönen, erholsamen Zustand Schlaf in vollen Zügen und ohne Gewissensbisse genießen zu können?

Es ist ein uralter Menschheitstraum, endlich Herrscher über Schlaf und Wachheit zu werden. Für diesen Traum experimentieren wir seit Menschengedenken mit den verschiedensten Substanzen. Und wir verdanken ihm so fürchterliche Dinge wie Coca-Cola, die erfunden wurde, um Menschen länger wach zu halten, oder «Schlummer-CDs», die seltsam schwebende, unhörbare Töne erzeugen und unser Gehirn angeblich in den Deltawellenschlaf wiegen. Kräuterkundler und Pharmaindustrie entdecken und entwickeln immer neue, mehr oder weniger gute Rezepte zum Einschlafen oder Aufputschen. Weltweit gesehen, sind Schlafmittel und Wachmacher nach Schmerzdämpfern die populärste Medikamentengruppe überhaupt. Perfekt und völlig nebenwirkungsfrei ist keines.

Noch gleicht die Suche nach dem idealen Wachhalter oder dem perfekten Schlafmittel einem frustrierenden Stochern im Ungewissen mit äußerst mäßigen Resultaten. Kein Wunder, dass der Traum vom gezielten Wachbleiben und Einschlafen auch eine der kraftvollsten Antriebsfedern der Schlafforschung ist. Am Anfang der Rätselsuche steht dabei die Frage, wie unser Gehirn das Schlafen und das Wachen überhaupt steuert. Die Wissenschaftler fahnden deshalb schon ewig nach einem alles überwachenden und regelnden Schlafzentrum, das irgendwo im Denkorgan sitzen soll und wie eine Relaisstation die verschiedensten Signale des Körpers integriert, um im richtigen Moment einen Schlafschalter umzulegen.

Hätte man dieses Zentrum erst entdeckt, wüsste man sicher binnen kürzester Zeit, welche biologischen Moleküle es erregen oder hemmen, welche Nervenbahnen es mit anderen Hirnzentren verbinden und welche Botenstoffe es aussendet, um den Körper schläfrig oder wach zu machen. Dann wäre es vermutlich kein großes Problem, sein Wirken gezielt zu beeinflussen. Es gäbe unzählige Angriffspunkte – im Pharmakologen-Neudeutsch «Targets» genannt –, an denen eine neue Generation perfekter Schlaf- und Aufputschmittel ansetzen könnte. Wir wären nicht mehr Opfer unseres unberechenbaren Schlafbedürfnisses, sondern könnten jederzeit frei wählen zwischen den beiden möglichen Bewusstseinszuständen.

So weit die Theorie. Heute, etwa 90 Jahre nach den ersten Hinweisen auf eine Schlafzentrale im Gehirn, sind die Experten ernüchtert: «Ein einzelnes Schlafzentrum, das man einfach aus dem Gehirn herausschneiden kann, gibt es nicht», sagt der Berliner Schlafmediziner Dieter Kunz, «alle bisherigen Resultate deuten auf ein Netzwerk vieler beteiligter Hirnareale hin.» Wie die Forscher dieses Netzwerk Stück für Stück entdeckten, ist ein ganz besonderes Kapitel der Hirnforschung. Es liefert spannende Geschichten mit kuriosen Geisteskrankheiten und akribisch experimentierenden Forschern in den Hauptrollen.

Die Suche nach dem Schlafzentrum

Im Jahr 1990 begeistern die Schauspieler Robert De Niro und Robin Williams in dem Hollywoodfilm «Zeit des Erwachens» ein Millionenpublikum. Williams spielt den Psychiater Oliver Sacks, der die zugrunde liegende Geschichte in den späten 1960er Jahren wirklich erlebte und in seinem faszinierenden Buch «Awakenings» beschrieb: Der Psychiater betreut im New Yorker Mount-Carmel-Krankenhaus eine seltsame Gruppe von 80 gealterten Patienten, die allesamt seit mehr als vier Jahrzehnten an einer eigenartigen Krankheit leiden und zum größten Teil seit vielen Jahren in einem Zustand vor sich hin dämmern, der an Autismus oder die Parkinson'sche Krankheit erinnert.

Die Patienten sind zumindest zeitweilig gefangen in einem unbrauchbaren Körper und beherrscht von einem fremden Geist. Sie erleben Anfälle, während deren sie mit verstellten Stimmen sprechen, eigenartige Schmerzen empfinden, schwere Depressionen erleiden oder für lange Zeit regelrecht «einfrieren». Manche folgen zwanghaften Verhaltensmustern. Ein Mann spinnt sich in eine seltsame, genial witzige und von ihm selbst als «Gedankenstörung» bezeichnete irreale Welt. Ein anderer fasst sich pausenlos, in unglaublichem Tempo und immer in der gleichen Reihenfolge an Ohren, Nase und Brille. Eine Frau zählt den Buchstaben E in Klappentexten und liest ganze Sätze rückwärts. Die Patienten können teilweise nicht mehr sprechen und haben insgesamt große Probleme, mit ihrer Umwelt Kontakt aufzunehmen. Fast alle haben ein weit überdurchschnittliches Schlafbedürfnis. Manche schlafen eigentlich die ganze Zeit.

Williams, alias Sacks, holt die Patienten durch die Gabe des gerade neu entwickelten Medikaments Levadopa in die wahre Welt zurück. Sie können sich kaum an die zurückliegenden Jahrzehnte erinnern, dafür aber noch gut an die Zeit vor dem Ausbruch ihrer Krankheit. Ein Patient zeichnet plötzlich Autos wie vor 40 Jahren, als sei die Zeit für ihn einfach stehen geblieben. Alle erleben eine kurze, herrliche Periode eines funktionierenden, wachen Bewusstseins. «Ich kann nicht ohne große innere Bewegung an diese Zeit zurückdenken – sie war die bedeutsamste und aufwühlendste in meinem und im Leben der Patienten. Wir alle in Mount Carmel waren überwältigt von Emotionen, Erregung, Verzückung, ja fast von Ehrfurcht», schreibt Sacks.

Doch leider wirkt das Medikament, eine Vorstufe des Botenstoffes Dopamin, das eigentlich zur Behandlung der Parkinson'schen Krankheit dient, nur kurz, und seine Nebenwirkungen werden immer unberechenbarer. Schließlich muss der Psychiater das Mittel absetzen. Die «Zeit des Erwachens» für das bedauernswerte Häuflein Kranker geht viel zu schnell vorbei.

Sacks' Patienten waren einige der letzten noch lebenden Opfer einer rätselhaften Epidemie, die im Winter 1916/17 plötzlich in Europa ausbrach, sich schließlich über die ganze Welt ausbreitete und in der Zeit nach dem Ersten Weltkrieg gut fünf Millionen Menschenleben kostete, bevor sie 1927 schlagartig verschwand. Betroffene wurden rasch apathisch, hatten hohes Fieber, Sehstörungen und Halluzinationen. Schließlich entwickelten sie ein chronisches Krankheitsbild, das so verschieden sein konnte, dass die Ärzte sich mit der Diagnose schwertaten: Sie sprachen von Delirium, Kinderlähmung, Schizophrenie, Multipler Sklerose, Morbus Parkinson, atypischer Tollwut – alle diese Leiden sollte es nun in einer neuen, ansteckenden Variante geben.

Der Wiener Nervenarzt Baron Constantin von Economo

mochte an ein gleichzeitiges Auftreten so vieler neuer Erreger nicht glauben. Er verfasste als Erster eine zusammenfassende Krankheitsbeschreibung und entdeckte dabei das entscheidende Bindeglied zwischen allen Infizierten: Sie litten an gravierenden Schlafstörungen. Fast alle schliefen viel zu viel. Etwa ein Drittel der Patienten wachte wochen-, monate-, in Ausnahmefällen sogar jahrelang nur noch kurz zum Essen und Trinken auf. Viele starben, ohne zuvor je wieder wach geworden zu sein. Ein kleiner Teil der Kranken konnte dagegen fast gar nicht schlafen. Diese Menschen waren extrem müde, nickten aber immer nur für kurze Zeit ein, wachten rasch wieder auf und dämmerten den Rest des Tages nicht mehr weg.

Von Economo gab der Krankheit den Namen *Encephalitis lethargica*, was so viel bedeutet wie schläfrig machende Gehirnentzündung. Sie heißt auch Economo-Krankheit oder Europäische Schlafkrankheit. Der Krankheitserreger, vermutlich ein Virus, wurde nie entdeckt. Was von Economo aber entdeckte, ist für die Schlafforschung bis heute interessant. Der Mediziner untersuchte die Gehirne verstorbener Schlafkranker und stieß auf eine verbindende anatomische Besonderheit: In einem bestimmten Teil des Zwischenhirns waren haufenweise Nervenzellen abgestorben.

Dieser Hirnteil heißt Hypothalamus, weil er unter dem so genannten Thalamus liegt. Wir könnten ihn tasten, würden wir unseren Zeigefinger auf Höhe der Nasenwurzel mitten in den Kopf stecken. Er ist eines der wichtigsten Steuerzentren des unbewussten, vegetativen Nervensystems und regelt zum Beispiel Körpertemperatur, Blutdruck, Appetit, Sexualtrieb und Durst. Das alles wusste von Economo natürlich nicht. Er vermutete dennoch, hier müsse ein Zentrum für die Steuerung des Schlafes liegen, was heute, mit Blick auf die anderen Funktionen dieser Hirnregion, nahe liegend erscheint.

Und von Economo ging noch weiter: Er fand, dass bei jenen Schlafkranken, die Probleme mit dem Ein- und Durchschlafen hatten, nur Zellen im vorderen Hypothalamus betroffen waren. Diese Zellen müssten irgendetwas tun, was uns einschlafen lässt, folgerte er und war damit einer der ersten Forscher überhaupt, die den Schlaf als aktiven, vom Gehirn gesteuerten Prozess begriffen. Die große Mehrheit der Patienten, die zu viel schlief, hatte dagegen Schäden in der Nähe des hinteren Hypothalamus, an der Grenze zwischen Mittel- und Zwischenhirn. Vermutlich würden hier erregende, wach machende Signale erzeugt oder weitergeleitet, schrieb von Economo.

Wie recht er mit seinen Theorien hatte, sollte die Fachwelt spätestens im Jahr 1996 durch eine Veröffentlichung des Teams um den Neurophysiologen Clifford Saper von der Harvard Universität in Boston, USA, erfahren. Die Hirnforscher hatten in mühevoller Kleinarbeit und mit Hilfe moderner, hochspezifischer Antikörper in den Gehirnen von Ratten nach einem speziellen Eiweiß gesucht, das nur solche Nervenzellen in großer Menge enthalten, die besonders aktiv sind. Immer wenn die Nagetiere schliefen, fand sich dieses FOS-Protein vor allem in einem Zellhaufen namens VLPO im vorderen Hypothalamus – genau dort, wo von Economo das Einschlafzentrum vermutet hatte. Waren die Tiere dagegen wach, ruhten diese Zellen. Irgendetwas mussten sie also mit der Steuerung des Schlafs zu tun haben.

Saper und Kollegen verfolgten jetzt, in welche Teile des Gehirns die Ausläufer der schlafaktiven Zellen reichen. Sie wollten herausfinden, welche Hirnareale das vermutete Schlafzentrum direkt beeinflusst, und entdeckten, dass die Ausläufer nach unten ins Mittelhirn und weiter ins Brückenhirn führen, genau dorthin, wo eine Reihe von Wissenschaftlern in den zurückliegenden Jahren mehrere erregende, uns wach haltende Areale entdeckt hatten. Damit diese Areale uns am Einschlafen hindern können, müssen sie wiederum Leitungen durch das Gebiet am hinteren Hypothalamus schicken, das laut von Economo bei der Mehrheit der Schlafkranken kaputtgegangen war.

Als Fazit aus ihrer Studie folgerten Saper und Kollegen: Die Zellen im vorderen Hypothalamus bilden eine Art Einschlafzentrum, das mit seinen Zellausläufern die Wachheitszentren im Stammhirn – zu dem Mittel- und Brückenhirn gehören – unterdrückt. Dieser Prozess führe letztlich zum Schlafen: «Dies mag der Schlüssel zur Aufklärung des gesamten Mechanismus sein, über den der Hypothalamus den Schlaf- und den Wachzustand beeinflusst.»

Einschlafen im Flip-Flop-Stil

Clifford Saper und viele andere Neurowissenschaftler forschten noch ein paar Jahre weiter, bis endlich ein umfassendes Modell zur Steuerung des menschlichen Schlafs entstand, das Saper 2005 im Wissenschaftsmagazin «Nature» publizierte: Es besteht aus einem Netzwerk mehrerer miteinander kommunizierender Nervenbündel, deren Zusammenspiel darüber entscheidet, ob wir wach sind oder schlafen.

Den einzigen in entwicklungsgeschichtlich tiefere Hirnteile absteigenden Ast des Netzwerks bildet das VLPO genannte Einschlafzentrum mit seinen langen Ausläufern, das Saper 1996 im Gehirn von Ratten entdeckt hatte. Wenn seine Zellen erregt sind – sprich, wenn wir schlafen –, hemmt es die Aktivität zweier paralleler Äste, die aus dem Brückenhirn über das Mittel- und Zwischenhirn bis in die Großhirnrinde aufsteigen und unser gesamtes Denkorgan mit erregenden Signalen versorgen. Dieses «Arousal-System» ist besonders aktiv, wenn wir wach sind.

In dem Netzwerk-Modell stecken natürlich nicht nur die Resultate von Saper und von Economo. Viele große Hirnforscher steuerten wichtige Puzzleteile bei. Der belgische Neurophysiologe Frederic Bremer hatte zum Beispiel noch vor dem Zweiten Weltkrieg bei Versuchstieren das Stammhirn vom Großhirn

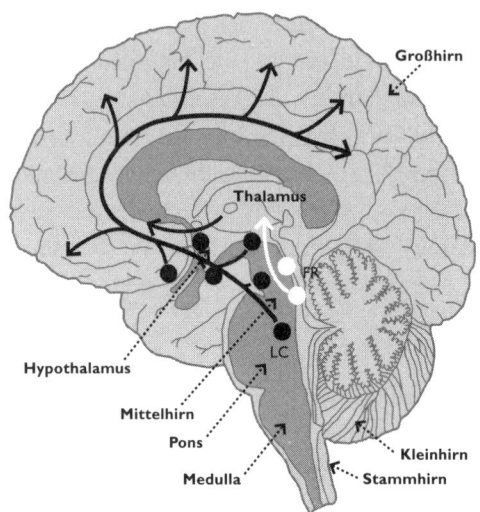

Das Schlaf-Wach-Netzwerk. Oben: Ein Netz aus mehreren Nervenzentren lässt zwei Wellen der Erregung vom Brückenhirn (Pons) über das Mittel- und Zwischenhirn (Hypothalamus und Thalamus) ins Großhirn aufsteigen. Das eine (weiß) entstammt einer Region namens *Formatio reticularis* (FR). Das andere (schwarz) dem *Locus coeruleus* (LC). Dieses «Arousal-System» hält uns wach. Abb. S. 49: Ausgehend von einem Einschlafzentrum im vorderen Hypothalamus (VLPO), läuft eine Hemmungswelle zu den wach machenden Erregungszentren. Diese werden unterdrückt, und wir können schlafen.

abgetrennt und sie damit umgehend in Schlaf versetzt. Ähnlich wie die Menschen mit der Europäischen Schlafkrankheit fehlten den Tieren die erregenden Signale aus Mittel- und Brückenhirn. Bremer folgerte daraus zu Unrecht, dass der Schlaf einfach dann über uns komme, wenn unser Gehirn wegen der abgeschirmten, reizarmen Situation vor dem Einschlafen kaum noch Signale aus dem Körper zu verarbeiten hat.

Erst der Schweizer Hirnforscher Walter Rudolf Hess sorgte dafür, dass sich die These vom Denkorgan als aktivem Schlafauslöser durchsetzte. Er stimulierte das Gehirn seiner Tiere gezielt

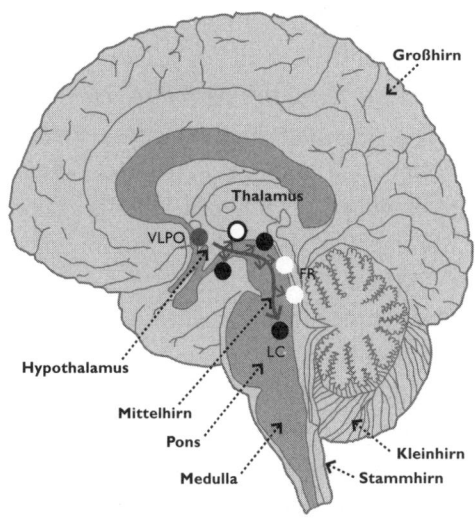

mit dünnen, stromleitenden Elektroden und entdeckte dabei neben vielen anderen wichtigen Hirnzentren auch den schlafauslösenden Nervenknoten im vorderen Hypothalamus. Reizte er diesen, fielen die Tiere sofort in Schlaf. Hess bekam für seine bahnbrechenden Arbeiten über die funktionale Organisation des Zwischenhirns und die Koordination der Tätigkeit innerer Organe im Jahr 1949 den Medizin-Nobelpreis.

Den zweiten Teil des Schlaf-Wach-Systems, die erregenden Zentren im Stammhirn, entdeckten Ende der 1940er Jahre der italienische Neurobiologe Giuseppe Moruzzi und der Amerikaner Horace Magoun. Sie reizten schlafende Tiere im Stammhirn und entdeckten mehrere Bündel von Nervenzellen, die alle eine Gemeinsamkeit hatten: Wurden sie stimuliert, waren die schlafenden Tiere sofort hellwach. Moruzzi und Magoun nannten den gesamten Bereich *Formatio reticularis* – Netzformation.

In den folgenden Jahren entdeckten viele Forscher eine Reihe weiterer stimulierender Nervenzentren, die uns wach halten können. Deshalb fußt das Arousal-System in Sapers Schlaf-

Wach-Netzwerk auf insgesamt acht Nervenknoten, die zwei parallele Äste bilden, die Erregungswellen in Richtung Großhirn transportieren. Der eine Ast startet in der *Formatio reticularis*, der andere im so genannten *Locus coeruleus,* was himmelblauer Ort bedeutet, weil diese Nervenansammlung auffallend bläulich gefärbt ist. Hiesige Zellen erzeugen einen Großteil des gesamten im Hirn vorhandenen, erregenden Botenstoffs Noradrenalin. Hier entstehen Gefühle wie Angst oder Panik – und offenbar auch ein wichtiger Teil jener Erregung, die uns wach hält.

Ein drittes Areal spielt eine besondere Rolle bei Menschen, die an der Schlafanfallkrankheit Narkolepsie leiden. Dort, in einer Ansammlung aus einigen zehntausend Nervenzellen im seitlichen Hypothalamus, wird der Botenstoff Orexin – auch Hypocretin genannt – produziert, den Forscher erst 1998 bei narkoleptischen Hunden entdeckten. Ist Orexin zu selten oder fehlen die Empfängermoleküle, an die es andocken soll, löst das offenbar die seltene Krankheit aus, bei der man tagsüber ungewollt und aus heiterem Himmel sehr tief einschläft und rasch wieder hellwach wird.

Diese Symptomatik unterstreicht, wie störungsanfällig unser Schlaf-Wach-Netzwerk ist, sobald es nur geringfügig aus dem Gleichgewicht gerät. Vor allem aber zeigt es, was passieren würde, wenn der schlagartige Wechsel zwischen dem Wach- und dem Schlafzustand nicht eingebettet wäre in einen kontinuierlichen Prozess des Müdewerdens und der allmählichen Zunahme der Schlaftiefe.

Das Netzwerk der Schlafregulation funktioniert nämlich wie ein Kippschalter, der nur ein Flip oder ein Flop beherrscht, aber kein Zwischenstadium. Es ist ein System, das keine Übergangsstadien kennt, sondern immer nur in einem von zwei möglichen Extremzuständen stabil ist. Ausschlaggebend ist, dass sich Einschlaf- und Erregungszentren wechselseitig hemmen. Sobald eine der beiden Seiten das Übergewicht bekommt, kippt schlag-

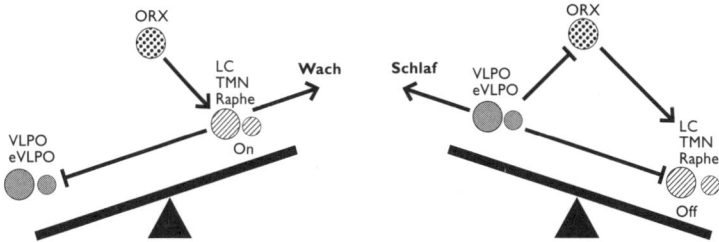

Flip-Flop-Schlafschalter. Links: Sind wir wach, hemmen die Aktivitätszentren (LC, TMN, Raphe) das Einschlafzentrum (VLPO). Das Orexinsystem (ORX) stabilisiert den Zustand. Rechts: Schlafen wir, hemmt das
Einschlafzentrum die Aktivitätszentren und das Orexinsystem.

artig das gesamte System. Damit es jedoch nicht andauernd
hin und her schlägt, scheint der Orexin produzierende Nervenknoten eine Sonderrolle zu übernehmen. Er erregt sämtliche
Wachzentren, ohne das Schlafzentrum zu hemmen. Diese kleine
Unwucht erschwert dem Schalter das Umlegen gerade so sehr,
dass wir nur vergleichsweise selten zwischen Wach- und Schlafbewusstsein wechseln.

Damit wir einschlafen können, muss sich gleichzeitig das
Arousal-System abschwächen und die Aktivität des Einschlaf-
zentrums verstärken. Diesen meist sehr langsam ablaufenden
Prozess kennen wir als Müdewerden. Während des Verweilens
im Schlafstadium eins steht der Schalter dann für einen kurzen
Moment lang auf der Kippe und wechselt ständig hin und her.

Manchmal überkommt uns der Schlaf aber auch unvorher-
gesehen, etwa wenn wir nach einem anstrengenden Tag abends
vor dem Fernseher sitzen. Daran ist vor allem das Arousal-
System schuld. Es verleiht uns nämlich die Fähigkeit, uns bis
spät in den Abend hinein zu konzentrieren, obwohl das Einschlafzentrum dann schon sehr aktiv sein kann. Solange wir
eine wichtige, geistig oder körperlich fordernde Aufgabe erledigen müssen, feuern die erregenden Nerven aus dem Stammhirn

besonders stark, und der Kippschalter bleibt wie einzementiert auf der Wachseite liegen.

Lässt die Erregung dann jedoch nach, etwa weil die Arbeit getan ist und wir es uns auf dem Fernsehsessel bequem gemacht haben, übermannt uns die Müdigkeit viel rascher und unangemeldeter als sonst. Das unterschwellig schon lange hochgedrehte Einschlafzentrum kommt erst jetzt zu seinem Recht.

Lebensgefährlich wird dieser Vorgang übrigens für Menschen, die nach einem anstrengenden Arbeitstag weite Strecken alleine mit dem Auto nach Hause reisen müssen. Denn zumindest auf großen Straßen ist das Fahren ein sehr gleichförmiger Vorgang, der wenig Anregung oder Ablenkung bietet. Zwangsläufig sinkt die Erregung in unserem Gehirn mindestens genauso rasch wie vor dem Fernseher. Nur dass das Einschlafen bei Tempo 150 auf der Autobahn ungleich schlimmere Folgen haben kann als auf dem Sofa.

Ein Riegel fürs Bewusstsein

Die fatale familiäre Insomnie ist eine fürchterliche Krankheit. Betroffene haben eine extrem seltene angeborene Störung, die bestimmte Nervenzellen im Zwischenhirn absterben lässt. Sie wird ähnlich wie die Creutzfeldt-Jakob-Krankheit oder der «Rinderwahnsinn» BSE von so genannten Prionen ausgelöst. Weltweit gibt es nur eine Hand voll Familien, in denen das verantwortliche Gen vererbt wird. Wer ein erkranktes Elternteil hat, besitzt selber ein 50-prozentiges Risiko, dass die Krankheit irgendwann, meist im mittleren Lebensalter, beginnt.

Dann setzt zunächst ein bleibender Anstieg von Körpertemperatur und Blutdruck ein. Der Körper kommt immer schlechter zur Ruhe. Nach einiger Zeit gelingt es den Patienten kaum noch, einzuschlafen. Schließlich finden sie praktisch gar nicht mehr in den Schlaf, werden immer schwächer und verlieren die Kontrolle über ihren Körper, manchmal auch über ihren Geist. Etwa 15 Monate nach Einsetzen der Krankheit werden sie apathisch, fallen ins Koma und sterben.

Der italienische Schlafforscher Elio Lugaresi von der Universität in Bologna untersuchte in den späten 1980er Jahren eine Familie, in der diese Krankheit gehäuft auftritt. Dabei entdeckte er mit Kollegen, dass das Erbleiden dem Hypothalamus kaum schadet, dafür aber überwiegend Zellen im Thalamus zerstört. Dieser Hirnteil liegt direkt über jenen, die das Einschlafen und Wachbleiben steuern, und viele der erregenden Nervenbahnen laufen hier vorbei. Eine seiner wichtigsten Funktionen im Wachzustand ist es, die unendlich vielen Informationen von unseren Sinnesorganen einzuordnen und nur die bedeutsamen an die Großhirnrinde weiterzuleiten, wo schließlich unsere bewussten Assoziationsprozesse stattfinden.

Doch was hat diese Aufgabe mit dem Einschlafen zu tun? Sehr viel, wie sich mit der Zeit herausstellte. Das Schicksal von Lugaresis Patienten machte klar, dass der Thalamus auch eine der ganz entscheidenden Schaltstellen auf unserer komplexen Reise durch die Nacht ist. Vieles spricht dafür, dass der Kippschalter des Einschlafnetzwerks im Schlafmodus Signale an den Thalamus sendet, die unserem Wachbewusstsein einen Riegel vorschieben. Ist dies geschehen, lässt das Zwischenhirn so gut wie gar keine Sinneseindrücke mehr durch, und wir können ungestört schlafen. Bei Menschen mit der tödlichen angeborenen Schlaflosigkeit geht dieser Grenzposten zugrunde. Ihr Bewusstsein kann irgendwann gar nicht mehr abschalten. Sie verlieren die Fähigkeit, einzuschlafen.

Ganz genau besehen ist allerdings auch das Abschalten des Bewusstseins ein kontinuierlicher Prozess. Im leichten Schlaf lässt der Thalamus noch recht viele Sinneseindrücke passieren. Wir wachen bereits durch leise Geräusche oder andere, vergleichsweise unauffällige Störungen auf. Je tiefer wir schlafen, desto weniger Eindrücke erreichen unser Bewusstsein, und desto schwerer sind wir zu wecken. Der Thalamus wird im Schlaf zum Alarmzentrum. Er entscheidet, welche Signale wichtig genug sind, um uns zu wecken.

Verblüffenderweise lässt er auch ganz schwache Reize durch, wir müssen auf sie nur aus irgendeinem Grund besonders sensibel reagieren. Bei Müttern von Neugeborenen lässt der Thalamus zum Beispiel Bewegungen oder Geräusche des Säuglings immer passieren. Ihre Sensoren sind deshalb unbewusst während des gesamten Schlafs mit voller Empfindlichkeit auf das Bettchen ihres Kindes gerichtet. Nur wenn von dort kein ungewöhnliches Geräusch zu hören ist, kein Quengeln, leises Weinen oder Schmatzen, schlafen sie gut. Sollte ihr Kind jedoch schreien, etwa weil es Bauchweh oder Hunger hat, wachen sie sogar aus dem Tiefschlaf rasch auf. Dieses «Ammenschlaf» genannte Phänomen, das Mütter die ganze Nacht über einen Kanal zu ihrem Säugling offen halten lässt, sorgt dafür, dass die Kinder rechtzeitig gestillt oder beruhigt werden, wenn es ihnen nicht gut geht.

Bei Menschen, die mit ihrem Nachbarn im Dauerstreit liegen, weil er tags viel zu viel Lärm macht, reicht aus dem gleichen Grund schon eine vergleichsweise leise, durch die Wand dringende Musik, um sie aus dem Schlaf zu holen und «auf die Palme» zu bringen. In solchen Fällen ist es sinnvoll, die innere Einstellung zu der Störung zu ändern, sich möglichst mit dem Nachbarn zu versöhnen und anzuerkennen, dass die Musik in Wahrheit gar nicht so laut ist oder einen gar nicht wirklich stört. Dann schläft man auf einmal über zehnfach lautere Tonfolgen lässig hinweg.

Doch das Trennen zwischen vermeintlich wichtiger und eher unwichtiger Information ist nicht die einzige Aufgabe des oberen Teils des Zwischenhirns im Schlaf: Der Thalamus scheint auch unsere Schlaftiefe zu kontrollieren. Anfangs schiebt er dem Bewusstsein einen Riegel vor und ermöglicht so das Einschlafen, später entscheidet er zumindest mit, in welches der vier möglichen normalen Schlafstadien wir absinken. Die Hirnforscher entdeckten nämlich, dass der Thalamus einige der typischen Hirnwellen der Schlafstadien zwei bis vier generiert oder zumindest massiv unterstützt.

Sicher ist, dass die Schlafspindeln als kurzer Erregungsschub in dieser Hirnregion entstehen und sich danach über das ganze Denkorgan ausbreiten. Und auch den Rhythmus der langsameren Hirnwellen scheint das obere Zwischenhirn mit seiner eigenen, auf und nieder schwingenden Aktivität mitzubestimmen. Der Schlafforscher Alexander Borbély erklärt das so: «Beim Übergang vom Wachzustand in den tiefen Non-REM-Schlaf ändert sich die elektrische Tätigkeit der in die Hirnrinde projizierenden Nervenzellen des Thalamus: Die regelmäßige Abfolge von Entladungen geht in ein Muster über, bei welchem auf Perioden von Inaktivität Perioden starker Aktivität folgen. Dieses Entladungsmuster ist das zelluläre Analogon der langsamwelligen Aktivität im EEG.»

Das Modell legt nahe, dass die Thalamuszellen wie ein Rhythmusgenerator arbeiten, weil sie regelmäßig mal mehr, mal weniger stark elektrisch geladen sind. Das sorgt zwar für Ordnung im riesigen neuronalen Netzwerk. Doch das Großhirn scheint neueren Erkenntnissen zufolge auf einen solchen Taktgeber gar nicht angewiesen zu sein. Künstlich am Leben gehaltene isolierte Präparate vieler Großhirnzellen können jedenfalls auch aus eigener Kraft die langen Wellen des Tiefschlafs erzeugen.

«Wenn unsere Großhirnrinde im Laufe eines langen Tages sehr viele Eindrücke verarbeitet hat, ist sie irgendwann gesättigt», vermutet der Lübecker Hirnforscher Jan Born: «Dann tendieren die Zellen der Großhirnrinde dazu, ihre Aktivität selbständig zu synchronisieren, und dies könnte ein Signal auch für den Rest des Gehirns sein, es solle in den Schlaf gehen.» Es könnte also sein, dass wir nicht zuletzt deshalb müde werden, weil sich immer mehr Großhirnzellen zu einem Verbund zusammentun und ihre Aktivität beginnt, aus eigener Kraft langsam auf und nieder zu schwingen. Mit zunehmender Synchronisation der Zellen schalten wir irgendwann das Bewusstsein ab und schlafen schließlich ein.

Tatsächlich sei denkbar, dass dieser Prozess auch künstlich ausgelöst werden kann, sagt Born: «Wenn man unsere Großhirnrinde über Elektroden auf der Kopfhaut weitflächig elektrisch in der Frequenz von Deltawellen stimuliert, dann beobachtet man bei manchen Probanden, dass sie müde werden und unter Umständen einschlafen.»

Ob der Schlaf allerdings tatsächlich, wie Born sagt, «von oben nach unten» ausgelöst wird, also der entscheidende Impuls zum Wegdämmern von den höchsten informationsverarbeitenden Zentren der Großhirnrinde ausgeht, ist derzeit völlig offen. Sicher ist, dass die Synchronisation der Großhirnrindenzellen einen zusätzlichen Strang im Einschlafnetzwerk bildet, der die Signale aus Zwischen- und Stammhirn ergänzt. Der Prozess des Einschlafens und die Abstimmung der Schlaftiefe ist demnach eine Gemeinschaftsleistung des gesamten zentralen Nervensystems, nicht eines einzelnen, besonders hervorzuhebenden Areals. Das eine, alles entscheidende Schlafzentrum kann es also gar nicht geben.

Die Quelle unserer Träume

Doch was passiert, wenn unser Gehirn auf seinen dritten Zustand umschaltet? Wo und wie fällt die Entscheidung zum Wechsel vom Non-REM- in den REM-Schlaf? Auch hier hat sich die Arbeitsgruppe von Clifford Saper auf Ursachensuche begeben und so etwas wie einen Kippschalter gefunden. Wieder sind verschiedene Nervenknoten beteiligt, von denen einige bereits als wichtig für das Umschalten vom Wachen zum Schlafen bekannt sind.

Sie alle beeinflussen zwei kleine Bereiche im Brückenhirn mit gegensätzlichen Aufgaben: Der eine schaltet den REM-Schlaf an, der andere schaltet ihn ab. Und weil sich die Zellen der beiden Gehirnareale gegenseitig hemmen, gewinnt genau wie bei der Schlaf-Wach-Regulation immer nur einer von beiden die Oberhand. In welche Richtung das System gerade kippt, hängt letztlich davon ab, welche der Nervenknoten, die es beeinflussen, gerade dominieren. Einige fördern den Drang zum REM-Schlaf, andere verringern ihn.

Sind wir zum Beispiel wach, bleibt der REM-Schlaf-Schalter immer auf «Aus» stehen. Nur bei Menschen mit Narkolepsie kann das anders sein. Dann bekommen sie am helllichten Tag einen Anfall, bei dem ihre Muskulatur völlig erschlafft und sie traumähnliche Halluzinationen erleben. Früher dachten Ärzte deshalb, die Narkolepsie sei eine Form der Epilepsie. Heute ist klar, die Betroffenen erleben kurze REM-Phasen mitten im Wachzustand.

Schlafen wir, entscheiden verschiedene zusätzliche Faktoren, ob und wann der Schalter kippt. Besonders wichtig scheint die innere Uhr zu sein. «Wenn man zur falschen Zeit zu Bett geht, kommt der REM-Schlaf dennoch zur gleichen Zeit wie sonst», sagt der Berliner Psychiater Dieter Kunz. Allerdings scheinen wir mit Schlafbeginn auch schwerer in REM-Schlaf zu fallen, weil unser Drang zum Tiefschlaf besonders groß ist, sagt der Züricher Alexander Borbély: «Auch weil der Druck zum Non-REM-Schlaf mit der Zeit nachlässt, nimmt die Dauer des REM-Schlafs im Laufe der Nacht zu.» Erst wenn jene Signale überwiegen, die den REM-Schlaf fördern, legt sich der Schalter schlagartig um. Unsere Hirnströme werden lebhaft, wir beginnen, ruckartig mit den Augen zu rollen, besonders intensiv zu träumen, und sind zugleich total gelähmt.

Während das Modell des REM-Kippschalters noch sehr neu ist, kennen die Forscher das eigentliche REM-Zentrum im Brückenhirn schon lange. Es liegt in direkter Nachbarschaft des neu entdeckten Schalters und wird von ihm an- oder abgestellt. Ist es aktiv, sorgt es für die beiden typischen Eigenschaften des REM-Schlafs. Zum einen hemmt es sämtliche Nervenbahnen, die hinab ins Rückenmark führen, und sorgt so für die vollständige Muskellähmung im paradoxen Schlaf. Gleichzeitig erzeugt es mit erregenden Nervenzell-Ausläufern, die bis ins Vorderhirn reichen, die ungewöhnliche, rätselhafte Aktivität des besonders lebendig träumenden Gehirns, die vom Wachzustand kaum zu unterscheiden ist.

Wie der US-Amerikaner Allan Hobson von der Harvard University in Boston schon in den 1970er Jahren herausfand, erledigt das REM-Zentrum seine Arbeit offenbar durch Nerven, die den verbreiteten Botenstoff Acetylcholin ausschütten. Spritzen Forscher eine verwandte Substanz in das Brückenhirn von Versuchstieren, erleben diese sofort eine REM-Periode. Umgekehrt können Tiere, deren REM-Zentrum pharmakologisch ausgeschaltet wurde, gar nicht mehr in REM-Schlaf fallen.

Warum Medikamente gegen Heuschnupfen müde machen

In Sachen Steuerung des Schlafs durch unser Gehirn sehen die Neurobiologen inzwischen also weitgehend klar: Ein Netzwerk aus erregenden und erregungshemmenden Zentren im Zwischen- und Stammhirn entscheidet – eventuell unterstützt von der Großhirnrinde – über Wach- und Schlafzustand. Der Thalamus sorgt dann dafür, welche Reize in unser Bewusstsein durchdringen, und regelt vermutlich gemeinsam mit den sich zunehmend synchronisierenden Zellen im Großhirn die Schlaftiefe. In regelmäßigen Abständen funkt dann auch noch der REM-Schlaf dazwischen, den ein kleines Areal im Brückenhirn organisiert, das ebenfalls von einem Netzwerk mehrerer Nervenknoten an- oder abgeschaltet wird – und der vermutlich eine völlig andere Funktion hat als der restliche Schlaf.

Selbst die Botenstoffe, mit denen die verschiedenen Nerven- bündel sich hemmen oder erregen, sind inzwischen bekannt – was ganz nebenbei die Wirkung vieler Medikamente erklärt: Die derzeit gängigsten Schlafmittel, die Benzodiazepine und ver- wandte Substanzen, imitieren oder verstärken zum Beispiel die Wirkung des Moleküls, mit dessen Hilfe das Schlafzentrum im vorderen Hypothalamus seine hemmenden Signale überträgt. Es heißt Gamma-Amino-Buttersäure und wird GABA abgekürzt. Eines der vielen Probleme dieser Medikamente ist jedoch, dass sie auch das REM-Zentrum unterdrücken. Der künstlich herbei- geführte Schlaf ist deshalb weniger erholsam als der normale. Wer Schlafmittel nimmt, baut meistens schneller wieder ab, weil sein Gehirn den fehlenden REM-Schlaf nachholen will.

Auch den unangenehmsten Nebeneffekt vieler Mittel gegen Heuschnupfen, eine ungewollte Müdigkeit, verschuldet das Schlaf- steuerungsnetzwerk. Die so genannten Antihistaminika hemmen den allergiefördernden Botenstoff Histamin, und den benutzt lei- der auch ein Teil der Erregungszentren im Stammhirn. Deshalb kippen viele Antihistaminika den Kippschalter ein Stück in Rich- tung Schlaf. Das hat ihnen übrigens schon zu einer kleinen Kar- riere als alternatives, nicht verschreibungspflichtiges Schlafmittel verholfen. Doch vor einer derart laienhaften Selbstmedikation sei dringend gewarnt: Antihistaminika machen viel rascher abhängig als gewöhnliche Schlafmittel und haben zudem bei regelmäßiger Einnahme noch eine Menge zusätzlicher unerwünschter Neben- wirkungen.

Viele Aufputschmittel hingegen unterstützen direkt oder

indirekt das Erregungssystem: Kaffee, der wohl populärste Wachmacher überhaupt, enthält Koffein, eine Substanz, die Rezeptoren für Adenosin blockiert. «Adenosin ist ein Neuromodulator. Er verringert die Erregung anderer Nervenzellen», sagt Peter Achermann, Schlafforscher von der Züricher Universität. Deshalb hemmt er auch das Erregungssystem, sodass seine Unterdrückung uns wacher macht. Eine andere Gruppe von Aufputschmitteln, die Amphetamine, zu denen auch die Droge Ecstasy gehört, wirken direkter und verstärken ohne Umweg die Wirkung der wichtigsten erregenden Botenstoffe Dopamin, Noradrenalin und Adrenalin. Nahe verwandt ist übrigens der Wirkstoff Methylphenidat, das derzeit gängigste Medikament gegen das Aufmerksamkeitsdefizit-Hyperaktivitäts-Syndrom (ADHS), auch Zappelphilipp-Syndrom genannt. Vor allem Kinder leiden unter dieser Krankheit, bei der als einer von vielen Auslösern eine Störung des Erregungssystems im Gehirn vermutet wird.

Pharmakologen versuchen derzeit, besonders zielgenaue neue Schlaf- oder Aufputschmittel auf die Überträgersubstanzen im Schlafregelungsnetzwerk und ihre Rezeptoren zuzuschneiden. So erproben sie zum Beispiel Substanzen, die Andockstellen für den körpereigenen Wachhalter Orexin blockieren. Im Tierversuch sind sie erfolgreich, machen rasch schläfrig, zeigen kaum Nebenwirkungen und lassen sogar reichlich REM-Episoden zu. Erst die allmählich anlaufenden Tests bei Menschen werden allerdings zeigen, ob sie nicht zum Beispiel schwere narkoleptische Anfälle auslösen. Das wäre wahrscheinlich, da Störungen im Orexinsystem Ursache vieler Narkolepsien sind.

Die Crux der Pharmakologen ist, dass die meisten Botenstoffe des Einschlafnetzwerks viele weitere Aufgaben in Körper und Gehirn übernehmen, was das Nebenwirkungsrisiko gewaltig erhöht. Einzig Modafinil, eine wach machende Substanz, die gegen Narkolepsie hilft und als Dopingmittel bereits zu zweifelhaftem Ruhm gelangt ist, scheint unter allen bisher zugelassenen Schlaf-

oder Aufputschmitteln wirklich zielgenau in unsere Schlafregulation einzugreifen. Von Modafinil kennen die Schlafforscher aber kurioserweise das Wirkprinzip noch nicht.

Eine Arbeitsgruppe um Thierry Gallopin von der Universität in Lyon fand im Jahr 2004 immerhin heraus, dass der rätselhafte Stoff die Wirksamkeit eines Botenstoffs verringert, der das VLPO genannte Einschlafzentrum im vorderen Hypothalamus erregt. Dadurch könnte er den Nervenknoten daran hindern, uns müde zu machen. Außerdem gibt es Hinweise, dass Modafinil Botenstoffe auf der wach machenden Seite des Einschlafschalters unterstützt, zum Beispiel Orexin und Dopamin.

Noch bleibt der Traum von der unbeschwerten Herrschaft über Schlaf und Wachheit also unerreicht – trotz der erfolgreichen Aufklärung der Schlafzentralen, die vor 90 Jahren mit der Enträtselung der Economo-Krankheit begann.

Doch das komplexe Steuerungssystem wirft noch ganz andere Fragen auf: Was ist der Sinn des ganzen physiologischen Aufwands im Gehirn? Warum brauchen wir den Kippschalter, der das Bewusstsein ausblendet? Warum erzeugt der Thalamus Signale, die als Erregungswellen durch das schlafende Gehirn sausen? Warum synchronisieren sich die Zellen der Großhirnrinde und fahren ihre Erregbarkeit herunter, wenn sie viel geleistet haben? Wozu brauchen wir das REM-Zentrum im Brückenhirn?

Auch wenn wir inzwischen weitgehend wissen, wie Schlaf funktioniert, das Rätsel Schlaf ist dadurch nicht gelöst.

Der Scheinschlaf

«Gentlemen, this is no humbug!», rief der Chirurg John Collins Warren am 16. Oktober 1846 vor einem großen Auditorium sprachloser Kollegen, die allerdings schon selbst gemerkt hatten, dass sie keinem Humbug beiwohnten. Es sollte einer der berühmtesten

Sätze der Medizingeschichte werden. Denn gerade hatte Warren einem Patienten einen gutartigen Tumor entfernt, ohne dass der Hörsaal der Bostoner Universität von den üblichen Schmerzensschreien widerhallte. Der Patient hatte die ganze Zeit entspannt, bewegungslos und mit geschlossenen Augen dagelegen. Zuvor hatte ihn der Zahnarzt William Thomas Green Morton mit Äther betäubt. Es war die erste Operation unter Vollnarkose überhaupt. Das Gas hatte das Bewusstsein des Patienten abgeschaltet und ihn in einen schlafähnlichen Zustand versetzt.

Heute sind Vollnarkosen medizinischer Alltag. Es gibt eine Vielzahl von Narkosemitteln. Einige werden in die Blutbahn gespritzt, andere über eine Maske eingeatmet. Die Risiken des Verfahrens sind mittlerweile gering, sein Segen ist grenzenlos. Zahllose überlebenswichtige Operationen, wie zum Beispiel die Entfernung eines vereiterten Blinddarms, wurden dank Mortons Erfindung überhaupt erst möglich.

Narkotisierte Menschen scheinen zu schlafen. Tatsächlich gehen Körper und Gehirn während der künstlichen Betäubung aber so gut wie keiner der Aufgaben nach, die sie im Schlaf erledigen. Sie befinden sich in einem vorübergehenden Scheinschlaf, den ein Arzt mit Hilfe einer pharmakologisch aktiven Substanz ausgelöst hat. Die natürliche Muskelerschlaffung verstärken die Anästhesisten bei vielen Operationen durch ein zusätzliches Mittel. Und oft bekommen die Patienten noch einen starken Schmerzdämpfer gespritzt. Das ist vor allem eine Sicherheitsmaßnahme für den Fall, dass die Narkose etwas zu leicht ist.

Wie beim echten Schlaf ist das Wachbewusstsein abgeschaltet; alle von den Sinnesorganen kommenden Informationen werden nicht mehr weitergeleitet. Das Hirnstrommuster erinnert denn auch sehr an jenes schlafender Menschen. Und Anästhesisten leiten bei schwierigen Operationen meist die EEGs ihrer Patienten ab, damit sie besser über die Tiefe der Narkose Bescheid wissen. Es gibt sogar spezielle Computer, die den Arzt bei dieser Auswertung unterstützen. Auch hier gilt: je langwelliger das EEG, desto tiefer der Scheinschlaf.

Anders als beim echten Schlaf kann das narkotisierte Gehirn sein Bewusstsein aber nicht mit Hilfe des Alarmzentrums aus eigener Kraft reaktivieren, sprich aufwachen. Reize von außen dringen gar nicht weit genug vor. Das nutzt der Hirnforscher Ernst Pöppel von der Ludwig-Maximilians-Universität in München aus. Er entwickelte mit seinem Team ein Gerät, das tiefer ins Gehirn blickt als ein EEG. Es sendet Klickgeräusche in die Ohren der Patienten und misst, ob das Gehirn mit einer Erregungswelle darauf reagiert. Die Narkose ist nur dann tief genug, wenn das Gehirn nicht reagiert. «Die Unterdrückung der Informationsverarbeitung müsste dem Zustand der Narkose entsprechen», erklärt Pöppel.

Lange Zeit war unklar, wie die meisten Anästhetika überhaupt wirken. Eine der gängigsten Thesen war, dass sie in weiten Teilen des Gehirns an Signalempfänger binden, die die Aktivität der Nervenzellen herunterfahren. Das würde die Erregbarkeit der Zellen unterdrücken und das Bewusstsein ausschalten. Nervenzellen in ursprünglichen Hirnteilen, etwa dem Stammhirn, dürften davon natürlich nicht betroffen sein, weil sie überlebenswichtige Funktionen wie die Steuerung der Atmung übernehmen. Dieses Wirkprinzip trifft für einige Narkosemittel tatsächlich zu. Und das erklärt auch, warum die Betäubung weniger dem Schlaf verwandt ist als der Ohnmacht oder dem Koma. Auch bei diesen extremen Zuständen der Bewusstlosigkeit sind die höheren Teile des zentralen Nervensystems weitgehend abgeschaltet und können sich nicht aus eigener Kraft wieder anschalten.

Seit die Forscher die Regelung des Schlafs aufklären, entdecken sie aber auch, dass zumindest ein Teil der Narkosemittel ganz gezielt über die Beeinflussung des Flip-Flop-Systems der Schlaf-Wach-Regulation agiert. Im Jahr 2002 experimentierten zum Beispiel Anästhesisten aus London mit Stoffen wie Muscimol oder Propofol, die an die gleichen Rezeptoren binden wie

Schlafmittel aus der Gruppe der Benzodiazepine. Sie scheinen letztlich auch genauso wie diese zu funktionieren, drücken den Schlafschalter allerdings ein gehöriges Stück fester nieder. Dadurch entsteht ein übersteigerter Schlafzustand, der für die Dauer der pharmakologischen Wirkung unumkehrbar bleibt.

Inzwischen sind sich die Forscher einig, dass unser Bewusstsein auf zahllosen Ebenen entsteht und folglich an vielen verschiedenen Stellen mehr oder weniger deutlich abgeschaltet werden kann. Die verschiedensten Schlaf-, Betäubungs- und Narkosemittel greifen an den unterschiedlichsten Stellen dieses Getriebes ein, und das Resultat sieht meist nur von außen ähnlich aus. Tatsächlich gibt es eine Reihe natürlicher Entspannungs- und Bewusstlosigkeitszustände, die fließend ineinander übergehen und sich nach fortschreitendem Verlust der Wahrnehmungsfähigkeit in etwa so sortieren lassen: Meditation, Hypnose, Ohnmacht und Koma.

Schlaf passt in diese Reihe nicht wirklich hinein. Er ist ein qualitativ anderer Prozess, der aktiv vom Gehirn gesteuert wird. Dieser Unterschied verrät eine Menge über die Struktur neuronaler Datenverarbeitung im Gehirn. Wir können sie auf vielen Ebenen nacheinander abschalten, den Zustand des Schlafs erreichen wir damit nie. Er bildet nämlich eine zweite, ganz eigene Ebene, die sich nicht einfach über das mehr oder weniger starke Ausbleiben des Wachbewusstseins erklären lässt, sondern eigene Wesensmerkmale hat.

Deshalb hinkt auch der immer wieder herangezogene Vergleich des Schlafes mit dem Tod, der ja in letzter Konsequenz der extremste denkbare Bewusstlosigkeitszustand ist. Schon die altgriechischen Sagen erzählen, Hypnos, der Schlaf, sei der Bruder von Thanatos, dem Tod, und beide gemeinsam seien die Söhne der Nachtgöttin Nyx. Das ist falsch, denn der Schlaf ist genauso vital wie die Wachheit. Sie sind zwei Seiten der gleichen Medaille, die Leben heißt – und haben beide dasselbe Gegenteil: den Tod.

Kapitel 3

Boten der Nacht

Die innere Uhr

Wie ein kleiner Vogelschwarm segeln die majestätischen Schmetterlinge durch das Tal, wenige Meter über der Erde halten sie die orangeschwarzen Flügel geschickt in den Wind. Obwohl die Falter, so groß wie eine Kinderhand, sich kaum bewegen, gleiten sie mit beachtlichem Tempo vorbei. Längst wären sie unsichtbar, würde nicht doch der eine oder andere ab und zu einen Schlag mit seinen kräftigen Flügeln riskieren. Es sind Monarchfalter auf ihrer bis zu 3600 Kilometer langen Reise aus irgendeinem fernen Winkel Nordamerikas in ein abgelegenes kleines Gebiet in den Bergwäldern der mexikanischen Sierra Madre. Dort treffen sich alljährlich im November hundert Millionen dieser berühmten Schmetterlinge.

Ein beeindruckendes Naturschauspiel. Doch was hat es mit dem Schlaf des Menschen zu tun? Sehr viel: Seit kurzem wissen Forscher, dass die Monarchfalter ihr Ziel niemals ohne ein ausgesprochen gutes Zeitgefühl finden würden. Sie orientieren sich am Sonnenstand, und den können sie nur richtig deuten, weil ihnen eine innere Uhr laufend sagt, in welcher Himmelsrichtung das Gestirn gerade steht. Eine solche innere Uhr besitzen wir Menschen natürlich auch. Sie hilft dem Körper, sich auf unzähligen Ebenen an den immer wiederkehrenden Wechsel aus Tag und Nacht anzupassen – und es ist eines ihrer spürbarsten Signale, dass sie uns sagt, wann wir schlafen sollten und wann nicht.

Die Wissenschaft vom Ticken allen Lebens heißt Chronobiologie. Sie handelt von der Anpassung der Organismen an Jahreszeiten, Mondphasen, Tiden oder Tage. Und sie nahm ihren Anfang im Jahr 1729, als der französische Astronom Jean-Jacques d'Ortous de Mairan den ersten Beleg für innere Uhren fand: Er stellte eine Sonnenwende in dauerhafte Dunkelheit und beobachtete, wie das Kraut weiterhin seine Blätter abends schloss und morgens öffnete. Lange ignorierten Naturforscher dieses und ähnliche Resultate, bis vor gut 50 Jahren ein ebenso international wie interdisziplinär besetzter Zirkel von Rhythmusforschern den Forschungszweig Chronobiologie gründete. Wortführer waren damals die deutschen Physiologen Jürgen Aschoff und Erwin Bünning sowie der Amerikaner Colin Pittendrigh. Sie gelten noch heute als Väter der Chronobiologie.

Berühmt machte das Gebiet ein Bauwerk, das Aschoff Mitte der 1960er Jahre im bayrischen Andechs einrichtete. Zwei Räume ohne Uhren, Telefon und Tageslicht, abgeschirmt durch meterdicke Mauern, getrennt durch schalldichte Doppeltüren, bildeten ein Versuchsareal, das einen einzigen Zweck erfüllte: seinen Bewohnern den Zugang zur Tageszeit vorzuenthalten. Im «Andechser Bunker» lebten freiwillige Testpersonen wochenlang. Bald war klar: Auch der Mensch hat eine physiologische Zeitmessung, die ohne Wecker, Sonnenaufgang oder morgendlichen Kaffeeduft auskommt. Auf sich allein gestellt, geht sie meist etwas zu langsam, sodass die Bunkerbewohner im Abstand von 24 bis 26 Stunden zu Bett gingen. Im normalen Alltag sorgt vor allem das Tageslicht dafür, dass die innere Uhr sich laufend korrigiert und deshalb immer ganz genau geht.

Seitdem explodiert das Wissen über die Uhren der Natur. Fast alle Wesen haben sie, selbst Bakterien, die seit 3,5 Milliarden Jahren existieren. Und sie messen nicht nur Tage: Unsere 90-minütigen Schlafzyklen bestimmen, wann wir REM-Phasen einlegen. Innere Kalender entscheiden, wann Blumen blühen,

Zugvögel wandern oder Schafe fruchtbar werden. Tiden-Uhren helfen Krebsen, sich rechtzeitig vor der Flut zurückzuziehen. Und dank Monduhren messen kalifornische Ährenfische die gut 14-tägigen Abstände zwischen zwei Springfluten, damit sie ihre Eier beim höchsten Wasserstand im Strand vergraben.

Das Fachblatt «Science» führte chronobiologische Studien gleich dreimal, 1998, 2002 und 2005, in der Top-Ten-Liste der bedeutendsten Forschungsresultate eines Jahres auf. Nur wenige Gebiete können sich über einen ähnlichen Boom freuen, der indes nicht verwundert: Die moderne 24-Stunden-Gesellschaft braucht die Chronobiologie. Elektrisches Licht, Fernreisen und Schichtarbeit erschweren zunehmend das Leben im Einklang mit den natürlichen Tages- und Jahreszyklen. Die Menschen rauben sich selbst den Zugang zu den Rhythmen der Natur. Molekularbiologen entschlüsselten die Bausteine der biologischen Zeitmessung. Chronobiologen entdeckten, wie innere Uhren funktionieren, wie sie sich nachstellen und wie sie mit dem Körper kommunizieren. Sie fanden heraus, dass höhere Organismen wie der Mensch in jeder Körperzelle eine Uhr haben, dass es Organ-, Muskel- und Stoffwechseluhren gibt und dass diese miteinander verwoben sind zu einem hochkomplexen Räderwerk des Zeitgefühls.

«In Säugetieren existieren mehr Eigenschaften, die von Uhren kontrolliert werden, als man sich vorstellen kann», sagt der US-amerikanische Chronogenetiker Jay Dunlap. Vielzellige Organismen seien «regelrechte Uhrengeschäfte». «Häufiger als einmal, aber nicht dutzendfach», habe die Natur im Laufe der Evolution unabhängig voneinander Uhren entwickelt. Seit wenigen Jahren ist sogar klar, dass fast alle Bio-Uhren ähnlich funktionieren und dass selbst Maus und Fruchtfliege, deren Stammbäume Hunderte von Millionen Jahre auseinanderliegen, eine Reihe verwandter, am Uhrwerk der Natur beteiligter Erbanlagen besitzen.

Herzstück jeder Bio-Uhr ist ein Pendel in den Genen, das bereits in einer einzelnen Zelle schwingt. Diese Uhren-Gene heißen zum Beispiel *clock* oder *period*. Sie enthalten Baupläne für verschiedene Eiweiße, die ihre eigene Produktion wechselseitig unterdrücken. Irgendwann überschreitet die Menge eines Eiweißes ein Maximum. Nun sinkt seine Konzentration ab, bis die Hemmung des zugehörigen Uhren-Gens aufgehoben wird und die Pendelbewegung von vorne beginnt.

Die Natur hat dieses Grundprinzip mit vielen Einzelteilen ausgeschmückt und perfekt umgesetzt. So gelingt es den rhythmisch aktiven Zellen, die Menge ihrer Uhren-Eiweiße unaufhaltsam und periodisch auf und nieder schwingen zu lassen. Signale von außen, wie etwa das Tageslicht, beeinflussen die Gen-Aktivität und verstellen so die Uhr. Die Konzentration der Uhren-Eiweiße dient letztlich als Taktgeber, so wie es der Schlag des mechanischen Pendels für eine Standuhr ist. Die Uhren-Gene beeinflussen aber auch das Ablesen weiterer Gene, deren Produkte dann im gleichen Rhythmus auf und nieder schwingen: Als biologische Uhrzeiger tragen diese Eiweiße die Zeit-Signale in den Körper und helfen bei der Abstimmung mit den Zeitmessern der Organe.

«Die gesamte Biochemie aller Zellen des Körpers unterliegt einer klaren Tagesstruktur», weiß Till Roenneberg, Deutschlands erster Professor für Chronobiologie von der Universität München. Körper und Geist leisten folglich nicht zu jeder Zeit gleich viel: Das Kurzzeitgedächtnis arbeitet morgens am besten, das Langzeitgedächtnis am frühen Nachmittag. Komplexe Probleme bewältigt man kurz vor Mittag am ehesten. Am späten Nachmittag sollen Muskelkraft, Ausdauerfähigkeit und der Kreislauf ihr Tageshoch aufweisen. Doch Vorsicht: Auch chronobiologisch gesehen ist kein Mensch wie der andere.

«Da die innere Uhr durch Gene gesteuert wird, wird ihr Tempo größtenteils vererbt. Jeder Mensch folgt individuellen Rhythmen», sagt Roenneberg. Regelrechte Nachtmenschen gehen erst ins Bett, wenn extreme Frühaufsteher gerade wach werden. Klar, dass diese Menschen ihre Hochs und Tiefs zu ganz verschiedenen Zeiten haben. Die niederländische Biologin Barbara Biemans fand sogar heraus, dass Versuchstiere sich immer zu jener Uhrzeit besonders gut an ein früheres Ereignis erinnern, zu der es erstmals aufgetreten ist: «Es macht einen adaptiven Sinn, die Erfahrung von heute als zeitliche Grundlage für morgen zu nutzen», erklärt sie.

Dirigiert werden die vielen biologischen Zeitmesser des Körpers von einer zentralen Uhr im Gehirn, die in direkter Nachbarschaft zu einem großen Teil des Schlafregulationssystems im Hypothalamus liegt. Dort, in den *Suprachiasmatischen Nuclei*, meist als SCN abgekürzt, sitzen 20000 dicht gepackte Nerven, die auf verschiedenen Wegen allen Organen den Takt vorgeben und gleichzeitig dafür sorgen, dass die Uhren immer synchron mit den Hell-dunkel-Wechseln der Außenwelt gehen. Für diese Abstimmung gibt es sogar spezielle Lichtsensoren in den Augen, die keine Bilder sehen sollen, sondern nur die Helligkeit ermitteln und ihre Information direkt an die zentrale Uhr im Gehirn weiterleiten.

Zeit zum Schlafen

Nicht ohne Grund haben Aschoff und Kollegen bei ihren Bunkerexperimenten vor allem ausgewertet, wann ihre Probanden einschliefen und aufwachten. Der Schlaf-Wach-Zyklus ist von allen unseren biologischen Rhythmen derjenige, den wir selbst am meisten spüren und den man uns am einfachsten ansieht. Jeder, der schon mal einen Jetlag hatte, weiß, was es heißt, zu einer Zeit wach sein zu müssen, zu der die innere Uhr den Körper auf Schlaf taktet – und wie schwierig einem umgekehrt das Einschlafen fällt, wenn der Körper meint, es sei helllichter

Tag. Offensichtlich senden die Zeitgeber im Zwischenhirn in regelmäßigen Abständen Signale an unsere Erregungs- und Einschlafzentren, die uns ungefähr alle 24 Stunden immer wieder zur gleichen Zeit schläfrig machen. Dadurch sorgt die Natur seit Jahrmillionen dafür, dass wir wie unsere Vorfahren vor allem dann schlafen, wenn die Nahrungsbeschaffung am wenigsten Erfolg verspricht: nachts.

Einen der Einschlafboten der Körper-Uhr entdeckte der junge Berliner Biochemiker Achim Kramer, als er nach seiner Dissertation für einige Zeit an der Harvard Medical School in Boston, USA, forschte. Er untersuchte alle möglichen Moleküle, die die Nerven der zentralen Uhr von Hamstern produzieren, und schaute, ob sie einen Einfluss auf den Tagesrhythmus der Tiere hatten. Im Jahr 2001 wurde er fündig: Eine von 32 untersuchten Substanzen namens TGF-α musste er nur in das Zwischenhirn der Tiere spritzen, schon verhielten sich die nachtaktiven Tiere auch nachts, als sei es Tag. Sie stellten ihr sonst zu dieser Zeit übliches Laufrad-Gerenne unverzüglich und so lange ein, bis der Stoff nicht mehr verabreicht wurde.

Weitere Analysen passten ins Bild: Die SCN-Zellen produzieren den Signalstoff vor allem am Tag. Und in einem der Erregungszentren im Hamsterhirn finden sich Andockstellen, die empfindlich auf TGF-α reagieren. Dies könnten die Rezeptoren sein, die das Ausruhen der kleinen Säuger einleiten, indem sie das «Arousal» der Tiere dämpfen. Eine Testsubstanz, die die gleichen Andockstellen aktiviert, lässt rennende Hamster jedenfalls auch ruhen. Und genmanipulierte Mäuse, bei denen der Rezeptor beschädigt ist, sind überaktiv.

Unsere innere Uhr dürfte den Erregungshemmer vor allem nachts ausschütten – und damit ein wichtiges Signal zum Müdewerden senden. Doch auch wenn es trivial klingt: Im vergangenen Jahrhundert mussten Wissenschaftler erst noch belegen, dass wir nachts tatsächlich ungleich leichter schlafen können

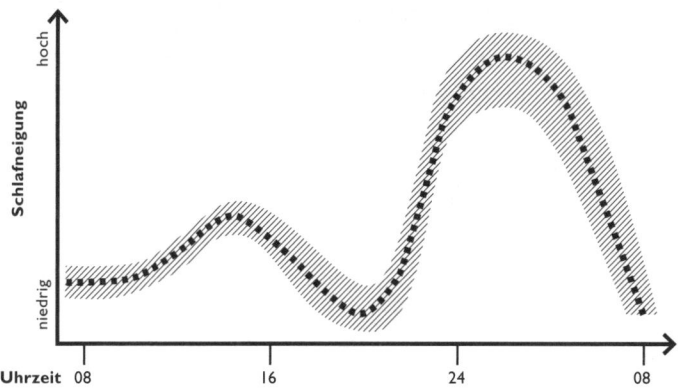

Das 7/13er Experiment. Die Schlafneigung von Menschen ist nachts besonders groß und auch zur Siestazeit leicht erhöht. Die Probanden durften 7 Minuten schlafen und mussten danach 13 Minuten wach sein. Je höher die Schlafneigung, desto häufiger schliefen sie im 7-Minuten-Fenster ein.

als am Tag. Das gelang dem israelischen Schlafforscher Peretz Lavie mit seinem berühmt gewordenen 7/13er Experiment: Er zwang Menschen rund um die Uhr, immer abwechselnd 7 Minuten Schlaf zu suchen und 13 Minuten aktiv zu sein. Dann notierte er, zu welcher Uhrzeit sie mit welcher Wahrscheinlichkeit einschliefen.

Gäbe es keinen Einfluss der inneren Uhr auf die Schläfrigkeit, hätten die Menschen unabhängig von der Uhrzeit immer gleich gut oder schlecht einschlafen können. Tatsächlich entstand aber eine Graphik, die verblüffend stark an die Statistik von Verkehrsunfällen erinnert. Zwischen 14 und 16 Uhr nickten die Testschläfer in den Sieben-Minuten-Intervallen hin und wieder ein und zwischen 22 und sieben Uhr fast immer. In der späten Nacht und am frühen Nachmittag war die Schläfrigkeit der Probanden also am größten – genau dann, wenn es auch am meisten Unfälle gibt.

Vor allem nachts war es Lavie kaum möglich, die Menschen zwischen den Schlafzeiten wach zu halten. Was den Schlaffor-

Zeit zum Schlafen

scher indes viel mehr verblüffte: Die Versuchspersonen konnten zu bestimmten Zeiten fast nie einschlafen, manche zum Beispiel zwischen 20 und 22 Uhr. In diesen «verbotenen Zonen für den Schlaf», so Lavie, scheint die biologische Uhr strikt auf Aktivität gestellt zu sein, egal, wie müde man gerade ist.

Prozess S und Prozess C

Offenbar macht uns die innere Uhr nicht nur zu bestimmten Zeiten müde. Sie hält uns zu anderen Zeiten auch wach. Am Morgen rüttelt uns unser physiologischer Zeitmesser zum Beispiel sogar dann auf, wenn wir gar nicht geschlafen haben. Jeder, der eine Nacht durchmacht, kann an sich selbst beobachten, wie die enorme Schläfrigkeit, die in der späten Nacht fast unerträglich schwer zu bekämpfen war, mit dem Beginn des nächsten Tages nachlässt. Auch total unausgeschlafen werden wir wieder aufmerksamer, reaktionsschneller, leistungsfähiger und bekommen eine bessere Laune.

Allerdings folgt meist zur Mittagszeit – allerspätestens am Abend – das böse «Erwachen»: Kaum schaltet der Körper nur ein wenig zurück, übermannt übernächtigte Menschen ein extragroßes Schlafbedürfnis. Anscheinend haben sie etwas nachzuholen, und die innere Uhr meldet ihnen, wann sie das am besten tun. Neben dem chronobiologischen Einfluss auf unser Schlafbedürfnis existiert also eine zweite Komponente, die uns immer müder werden lässt, je länger wir nicht geschlafen haben. Es ist ein so genannter homöostatischer Faktor, der versucht, unseren Schlafdrang auf einen möglichst gleich bleibenden Wert zu regulieren.

Für sich alleine betrachtet, funktioniert dieser Prozess ganz ähnlich wie ein Thermostat, das einen Kühlschrank auf Betriebstemperatur hält. Je länger wir wach sind, desto mehr Druck auf unsere Einschlafzentren entsteht, den Kippschalter auf Schlaf zu stellen. Und je länger wir schlafen, desto geringer wird der Schlafdruck, sodass wir irgendwann ausgeschlafen sind und wieder wach werden. Der homöostatische Prozess «ist eine Funktion der Dauer des bisherigen Wachseins», erklärt mir der Leiter der Abteilung Psychopharmakologie und Schlafforschung der Universität Zürich, Alexander Borbély, als ich ihn im Frühjahr 2006 besuche.

Dass Borbély sehr genau weiß, wovon er redet, steht außer Zweifel: Er selbst entwickelte im Jahr 1982 nämlich das so genannte Zweiprozessmodell der Schlafregulation. Wie schläfrig wir zu einem bestimmten Zeitpunkt sind, resultiert danach aus dem Zusammenspiel der chronobiologischen und der homöostatischen Faktoren. Diese Komponenten nannte der Schlafforscher Prozess S und C. Prozess S ist der homöostatische Anteil am Schlafdruck, und Prozess C ist der Einfluss der inneren Uhr, deren Hauptaufgabe es ist, ein geeignetes Schlaffenster in der Nacht zu schaffen. Wenn Forscher bei Versuchstieren die zentrale innere Uhr und damit den Prozess C entfernen, nicken diese völlig unabhängig von der Uhrzeit immer wieder kurz ein und werden schnell wieder wach.

Der Prozess S erinnere dagegen an eine Sanduhr, sagt Borbély: «Während des Wachens strömt der Sand vom oberen ins untere Gefäß, beim Einschlafen wird die Uhr gekippt.» Entscheidend für das Ausgeschlafensein ist folglich nicht allein, wie lange wir am Stück schlafen, sondern wie viel Zeit wir uns insgesamt im Laufe eines Tages nehmen, um die Komponente S abzubauen. Wer weiß, dass er die kommende Nacht wenig Zeit zum Schlafen finden wird, kann mit einem Mittagsschlaf vorsorgen.

Borbélys Modell ist inzwischen in weiterentwickelter Form nicht nur allgemein anerkannt, es scheint sogar an Bedeutung zu gewinnen, vermutlich, weil die Schlafforschung insgesamt ernster genommen wird: «Die Zahl der Zitierungen nimmt immer

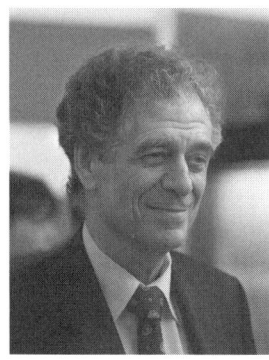

Alexander Borbély und sieben Jahre seines Lebens.
Der Züricher Schlafforscher Alexander Borbély trägt
seit 1982 einen Aktivitätsmesser an seinem linken Un-
terarm. Der Münchner Künstler Andreas Horlitz hat
sieben Jahre dieser Messung auf eine 25 Meter hohe
Edelstahlsäule im Foyer des Düsseldorfer Gerling-
Hauses gebannt (Cyclus, 2000). Helle Lichtschlitze
kennzeichnen Ruhephasen, meist Schlaf. Man sieht
sofort, an welchen Tagen Borbély verreist war und
wegen eines Jetlags zeitversetzt schlafen musste.

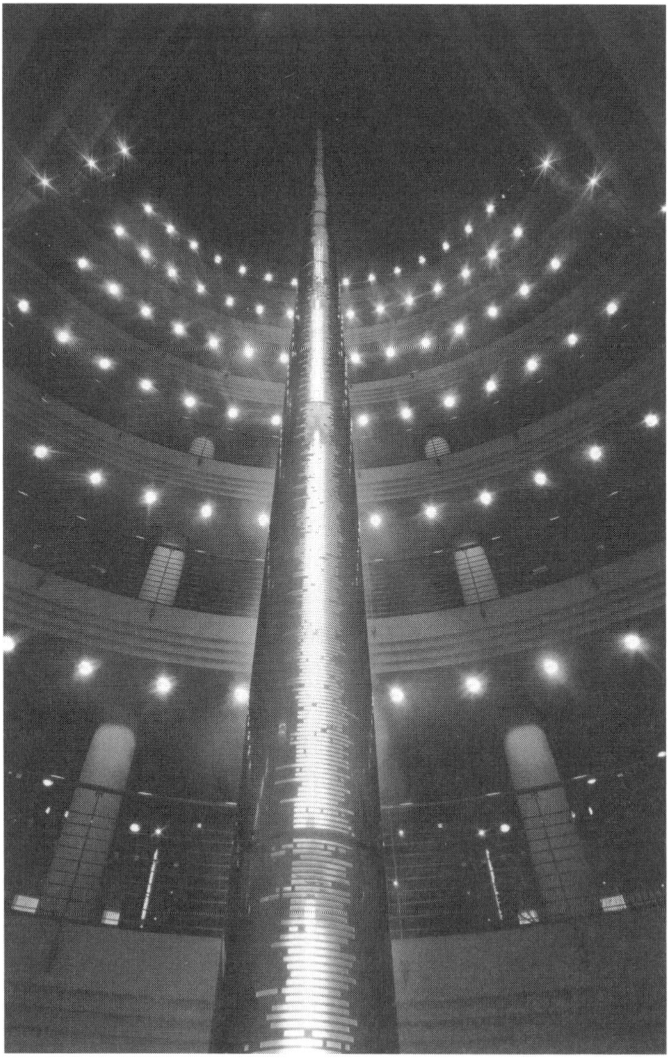

noch zu, was ungewöhnlich ist für einen wissenschaftlichen Artikel», sagt der Forscher nicht ohne Stolz. Seit vier Jahrzehnten arbeitet er nun schon an «seinem» Institut. Die gesamte Zeit widmete er sich der Psychopharmakologie, der Erforschung biologischer Rhythmen und des Schlafs. Seine Arbeitsgruppe hat es im Kreis der Schlafforscher zu Weltruhm gebracht. Und er selbst ist spätestens seit seinem größten Wurf – der Veröffentlichung des Schlafregulationsmodells – so etwas wie ein Superstar seiner Disziplin.

Einen der Gründe für den Erfolg seines Modells sieht Borbély darin, «dass es so einfach ist». Ein zweiter Grund mag sein, dass man damit so ungewöhnlich viele Phänomene erklären kann: So regelt der Prozess S vor allem unseren Bedarf an Tiefschlaf. Je größer die Komponente S ist, desto mehr Deltawellen wird unser Gehirn nach dem Einschlafen erzeugen. Das ist auch der Grund, warum unser Schlaf im Laufe einer Nacht immer oberflächlicher wird. Je mehr Sand in das Aufwachgefäß zurückgeströmt ist, desto weniger Deltawellen tauchen auf. Der Schlafmangel muss vor dem Einschlafen schon extrem groß gewesen sein, damit das Gehirn auch nach drei bis vier Stunden kontinuierlichem S-Abbau noch immer Tiefschlafphasen einbaut.

Mathematisch gesehen arbeitet der Prozess S exponentiell. Das heißt, direkt nach dem Einschlafen oder Aufwachen fällt oder steigt er sehr stark, um sich mit der Zeit einem gleich bleibenden Wert anzunähern. Im einen Fall ist diese Sättigung eine maximale Form des Ausgeschlafenseins, im anderen Fall der Gipfel der Schläfrigkeit, der allerdings erst nach zwei oder drei durchwachten Nächten erreicht ist.

Die Häufigkeit und Dauer des REM-Schlafs wird dagegen auch von inneren Rhythmen beeinflusst. Sie melden dem REM-Schlafzentrum, zu welcher Zeit es aktiv sein soll – also alle 90 Minuten und in der späten Nacht viel bereitwilliger und anhaltender als in den ersten Schlafstunden. Aus diesem Grund fallen wir bei einer Siesta fast nie in den traumreichen REM-Schlaf, und deshalb bekommen Schichtarbeiter, die entgegen den Signalen ihres Körpers tags schlafen müssen, oft zu wenig REM-Schlaf ab.

Doch welcher physiologische Mechanismus verbirgt sich hinter dem geheimnisvollen S? Was regelt der Körper eigentlich genau? Wer diese Frage beantworten kann, dürfte auch der Lösung des großen Rätsels, warum wir schlafen müssen, ein gutes Stück näher gekommen sein. Das sich im Tagesverlauf anreichernde Schlafgift *Hypnotoxin*, das der französische Arzt Henri Piéron schon 1913 im Gehirn von übernächtigten Hunden vermutete, weil er mit deren Hirnflüssigkeit ausgeschlafene Hunde schläfrig machen konnte, gibt es jedenfalls nicht.

Dennoch erzeugen die Nervenzellen der Schlafzentren natürlich chemische Substanzen, die uns müde machen, weil sie zum Beispiel die Erregungszentren lähmen. Sie wirken aber nicht alleine, sagt Alexander Borbély: «Eine einzelne, alles entscheidende Schlafsubstanz gibt es höchstwahrscheinlich nicht. Viele Faktoren treiben den Prozess S an.» Eine große Rolle spielt mehreren Indizien zufolge der Stoff Adenosin, der unter anderem als Abfallprodukt entsteht, wenn Nervenzellen Energie verbrauchen: Sein Spiegel steigt zumindest in einigen Regionen des Gehirns von Katzen immer weiter an, wenn Forscher sie künstlich wach halten. Außerdem benötigen Menschen besonders viel Tiefschlaf, die eine besondere Variante eines Enzyms besitzen, die Adenosin verlangsamt abbaut. Und dass Adenosin müde macht, ist schon lange bekannt. Immerhin erklärt sich dadurch die Wirkung von Koffein, das Andockstellen für Adenosin blockiert.

Vermutlich ist unser – mit zunehmender Wachzeit steigender – Schlafdrang also auch die Folge der Stoffwechselaktivität des wachenden Gehirns, sagen die Forscher. Je länger unser Bewusstsein angeschaltet ist, desto mehr Stoffwechselprodukte wie zum Beispiel Adenosin sammeln sich im Gehirn an. Dadurch steigt die Müdigkeit, die letztlich ein Signal des Nervensystems ist, per Tiefschlaf neue Energie tanken zu wollen.

Doch das allein reicht als Erklärung nicht aus: «Es gibt auch noch die spannende Frage, was die Deltawellen machen», ergänzt Borbély. Sie entstehen, weil sich immer mehr Nervenzellen synchronisieren und ihre Erregbarkeit herunterfahren. Was sie dazu treibt und welche wichtige Aufgabe sie in diesem Zustand erledigen müssen, ist noch nicht endgültig geklärt. Klar ist aber, je länger wir wach sind, desto größer wird der Drang der Großhirnzellen, auf den Tiefschlafmodus umzuschalten. Und spätestens seit Forscher zeigen konnten, dass die Deltawellen auch aus eigener Kraft in künstlich am Leben gehaltenen, vom Rest des Körpers isolierten dünnen Großhirnscheibchen entstehen und dass man mit starken, im Deltarhythmus schwankenden elektrischen Feldern Menschen in Tiefschlaf versetzen kann, scheint klar: Auch diese Geschehnisse machen uns schläfrig und tragen zum Prozess S entscheidend bei.

Wie Schlafdruck entsteht

Der Faktor C beschreibt den chronobiologischen Beitrag zur Gesamtschläfrigkeit, der unabhängig davon, ob wir schlafen oder wachen, im Rhythmus der zentralen inneren Uhr im Zwischenhirn auf und nieder schwingt. Sein absoluter Höhepunkt liegt ungefähr zur Mitte des Schlafes – vorausgesetzt, wir haben keinen Wecker gestellt. Das ist bei den meisten Menschen zwischen vier und fünf Uhr nachts. Bleiben wir wach, ist unser Schlafdruck jetzt kaum auszuhalten. Tatsächlich schlafen wir aber fast immer schon am späten Abend ein, wenn die Komponente C steigt und die Komponente S bereits sehr hoch ist. Zu dieser Zeit ist die Summe beider Faktoren schon so groß, dass das Einschlafen leicht fällt.

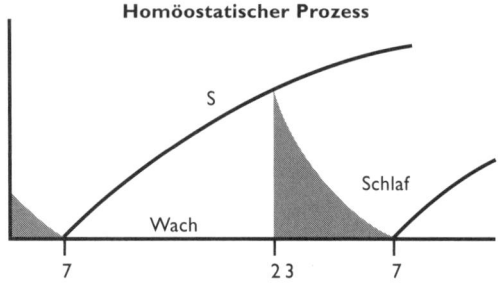

Homöostatischer Prozess

S

Schlaf

Wach

7   2 3   7

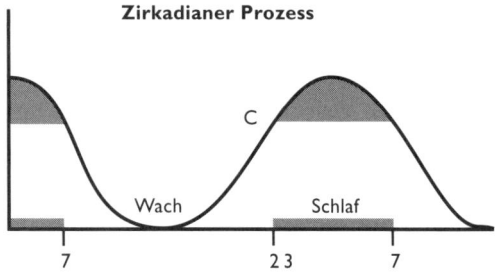

Zirkadianer Prozess

C

Wach   Schlaf

7   2 3   7

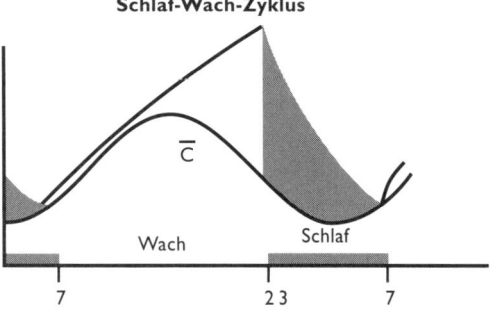

Schlaf-Wach-Zyklus

$\overline{C}$

Wach   Schlaf

7   2 3   7

Zweiprozessmodell der Schlafregulation. Oben: Die homöostatische Schläfrigkeitskomponente S steigt mit zunehmender Wachzeit kontinuierlich an und geht im Schlaf zurück. Mitte: Die chronobiologische Komponente C schwankt im Tagesrhythmus auf und nieder und ist in den Nachtstunden besonders groß. Unten: Der Schlafdruck ist am größten, wenn S und C gemeinsam hoch sind. Dann ist der Abstand zwischen S und der Aufwachschwelle $\overline{C}$ (die umgekehrte Komponente C) sehr groß. Durch Schlaf verringert sich dieser Abstand. Liegt er bei null, ist die Aufwachschwelle erreicht, und wir wachen auf.

Um zu ermitteln, wie groß der aktuelle Schlafdruck genau ist, benutzt Alexander Borbély einen Trick: Er definiert die so genannte Aufwachschwelle, die dem Prozess C exakt entgegenläuft. Der Schlafdruck entspricht dem Abstand zwischen Prozess S und Aufwachschwelle. Je größer C ist, desto geringer ist die Schwelle, und desto größer ist bei gleich bleibendem S der Schlafdruck. Während wir schlafen, sinkt der Faktor S so lange, bis er die Aufwachschwelle erreicht. Dann ist der Schlafdruck null, wir wachen ganz von alleine auf und fühlen uns ausgeschlafen. Ist der Schlafdruck groß, wie zum Beispiel am späten Abend, schlafen wir leicht ein und haben ziemliche Probleme, wieder wach zu werden. Arbeitet das System eingespielt und ungestört, regelt es das Schlafmuster des Durchschnittsmenschen ganz von alleine auf die üblichen 16 Stunden Wachheit und acht Stunden Schlaf.

Mitten in der Nacht, wenn die innere Uhr uns besonders schläfrig macht, müsste der Faktor S auf einen extrem niedrigen Wert sinken – wir müssten also schon sehr lange geschlafen haben, damit wir aus eigenem Antrieb wach werden. Gegen Morgen sinkt aber der chronobiologische Beitrag zur Gesamtschläfrigkeit, die Aufwachschwelle steigt, und unser Faktor S erreicht sie ohne Probleme. Vorausgesetzt, wir sind am Abend rechtzeitig zu Bett gegangen und haben gut und tief geschlafen, steht einem langen, aktiven Tag nichts mehr im Wege.

Im anderen Fall könnte es passieren, dass wir recht früh wach werden, nicht wieder einschlafen können, obwohl wir eigentlich noch gar nicht ausgeschlafen sind, und dann am nächsten Abend früher müde werden als gewohnt. Auch dieses Alltagsphänomen erklärt Borbélys Modell: Gehen wir ungewöhnlich spät zu Bett, wird unsere Gesamtschlafzeit immer kürzer, weil die sinkende Schlafkomponente gegen Ende unserer Schlafenszeit auf den ansteigenden Teil der Aufwachschwelle gerät. Wir wachen auf, obwohl der Faktor S noch nicht vollkommen abgebaut ist. Er beginnt nun von einem ungewöhnlich hohen Niveau zu steigen, weshalb am kommenden Abend der Schlafdruck viel höher ist als sonst.

Wer zum Beispiel wegen einer Nachtschicht mit zwölf Stunden Verspätung einschläft, wacht oft nach drei Stunden wieder auf, wenn seine Aufwachschwelle nahezu maximal ist. Aus Sicht der Schlafforscher wäre es geschickter gewesen, noch etwas länger aufzubleiben, am Vormittag noch ein paar wichtige Dinge zu erledigen und erst am Nachmittag einzuschlafen. Dann schläft man nämlich in das Tal der Aufwachschwelle hinein, verlängert seine Schlafdauer sogar und sorgt dafür, dass der Körper die geheimnisvolle Komponente S so weit wie irgend möglich abbaut – eine Ein-Tages-Schlafkur, die mitten in der Nacht endet.

Auch manche Einschlafprobleme erklärt das Zwei-Prozess-Modell: Haben wir tags zuvor sehr lange geschlafen oder einen ausgiebigen Mittagsschlaf gemacht, ist die Komponente S am Abend nicht so hoch wie sonst. Das kann zu Problemen mit dem Wegnicken zur gewohnten Zeit führen, weil der Schlafdruck noch nicht groß genug ist. Dann macht es Sinn, etwas später zu Bett zu gehen. Umgekehrt kann es passieren, dass wir bereits zur Tagesschau um acht einschlafen, weil wir die letzten Nächte nie ausschlafen durften oder zu spät eingeschlafen sind. Dann ist die homöostatische Komponente der Schlafregulation so hoch, dass der Schlafdruck bereits zu einer Zeit riesengroß geworden ist, zu der das Schläfrigkeitssignal der inneren Uhr noch gar nicht so sehr zugenommen hat.

Warum Säuglinge nachts wach werden

Was in Borbélys Modell allerdings nicht vorgesehen ist, ist unser Drang zum Mittagsschlaf. Man könne ihn aber gut simulieren, wenn man die chronobiologische Komponente um einen schwachen, im 12-Stunden-Rhythmus schwingenden Anteil ergänze, sagt der Schlafforscher. Dann wachse der Schlafdruck auch zur Mittagsschlafenszeit ein wenig an. Ausgeklügelte Experimente, mit denen es Rhythmusforschern gelingt, die verschiedenen, von den inneren Uhren getakteten Abläufe in unserem Körper getrennt zu analysieren, ergaben allerdings, dass der Schlaf-Wach-Zyklus vermutlich gar nicht für das Mittagstief verantwortlich ist.

«Da sieht man nichts», sagt Borbély, der dennoch überzeugt von der biologischen Bedeutung des Mittagsschlafs ist. Weil die zahllosen Tagesrhythmen der verschiedenen Organe und Stoffwechselsysteme sich alle gegenseitig beeinflussen, sei es sehr wahrscheinlich, dass andere, von den zellulären Zeitmessern gesteuerte Abläufe uns zur Siestazeit müde machten: «Eventuell ist es der Einfluss der Verdauung.» Denn dass wir mittags besonders hungrig sind und anschließend einen großen Teil unseres Stoffwechsels und unserer Energie für die Verdauung bereitstellen, darüber entscheiden ebenfalls innere Uhren.

Auf jeden Fall mischen auch noch andere innere Uhren mit: Während der Schlaf-Wach-Zyklus nämlich ein so genannter zirkadianer Rhythmus ist, der ungefähr einmal pro Tag auf und nieder schwingt, wird unser Drang nach Ruhe oder Aktivität zusätzlich von so genannten ultradianen Rhythmen beeinflusst. Sie schwingen schneller als die Hauptuhr und erreichen im Laufe eines Tages mehrmals ihre Minima und Maxima. Unser Blutdruck sinkt zum Beispiel zweimal binnen 24 Stunden ab: einmal auf ein sehr tiefes Niveau mitten in der Nacht und einmal auf ein etwas weniger deutliches Tief zur Mittagsschlafenszeit. Vor allem wenn wir insgesamt nicht ausgeschlafen genug sind, reicht dieses Leistungstief vielleicht aus, um Schläfrigkeit aufkommen zu lassen. Wer schlau ist, nutzt sie für ein leistungsförderndes Nickerchen, das das Schlafdefizit zu minimieren hilft.

Neben dem per Blutdruck messbaren 12-Stunden-Rhythmus

der Kreislaufaktivität sind zwei ultradiane Rhythmen für den Schlaf von Menschen besonders wichtig: der 90-minütige Rhythmus der Schlafzyklen. Und ein etwa vier Stunden während Wechsel aus Ruhe und Aktivität, dem zum Beispiel auch unser Hungergefühl folgt. Beide Rhythmen überlagern sich gegenseitig und modulieren den 24-Stunden-Rhythmus.

Letztlich entscheidet also die Summe vieler Rhythmen, ob und wann wir einschlafen. Im normalen Leben kommen die ultradianen Zyklen allerdings kaum zum Tragen. Ganz anders in Ausnahmesituationen: Sind Menschen krank und deshalb ans Bett gefesselt, sind sie sehr alt oder leben sie erst ein paar Monate, schlafen sie oft zusätzlich zur Nacht noch dreimal am Tag. Grund ist der Vier-Stunden-Rhythmus. Besonders deutlich wird er bei Experimenten, bei denen Menschen 32 Stunden lang im Bett liegen müssen und nichts tun dürfen. Auch sie verfallen rasch in das vierstündige Schlafmuster.

Fast scheint es so, als wäre es für Menschen eigentlich das Natürlichste, alle vier Stunden für etwa 90 Minuten zu schlafen. Und vielleicht verhielten wir alle uns tatsächlich so, gäbe es keine Tage und Nächte, keine lauten Phasen des regen sozialen Austauschs und Zeiten der allgemeinen Nachtruhe – und keine zentrale, etwa 24 Stunden messende, andere Rhythmen dominierende, innere Tagesuhr.

Wie sich die verschiedenen Aktivitätszyklen miteinander verzahnen und was passiert, wenn die 24-Stunden-Uhr inaktiv ist, kann man besonders gut bei der Schlafentwicklung von Kindern erkennen. Anfangs beherrschen die ultradianen Zyklen das Geschehen: Neugeborene machen kaum einen Unterschied zwischen Tag und Nacht. Sie schlafen etwa alle vier Stunden ein, also rund um die Uhr, in sechs Etappen. Jedes dieser Schläfchen dauert dann einen oder mehrere Schlafzyklen à 50 bis 60 Minuten. Auch nachts werden die Kinder deshalb meist mit einer oft zermürbenden Regelmäßigkeit alle drei bis vier Stunden wach.

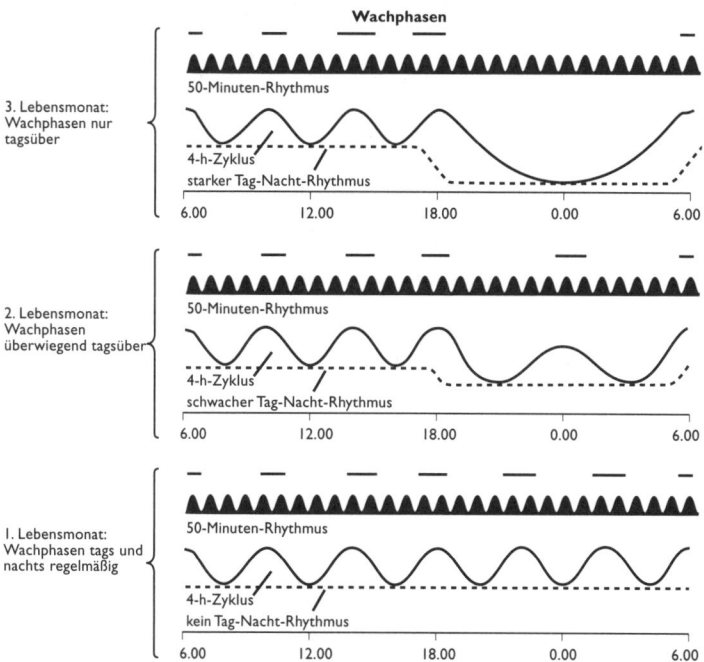

Wachphasen

3. Lebensmonat:
Wachphasen nur
tagsüber

50-Minuten-Rhythmus

4-h-Zyklus
starker Tag-Nacht-Rhythmus

6.00   12.00   18.00   0.00   6.00

2. Lebensmonat:
Wachphasen
überwiegend tagsüber

50-Minuten-Rhythmus

4-h-Zyklus
schwacher Tag-Nacht-Rhythmus

6.00   12.00   18.00   0.00   6.00

1. Lebensmonat:
Wachphasen tags und
nachts regelmäßig

50-Minuten-Rhythmus

4-h-Zyklus
kein Tag-Nacht-Rhythmus

6.00   12.00   18.00   0.00   6.00

Schlafentwicklung bei Säuglingen. Nach der Geburt dominieren kurze
Aktivitätsrhythmen von 50 bis 60 Minuten und vier Stunden. Doch mit
zunehmendem Alter gewinnt der Tag-Nacht-Rhythmus die Oberhand.

Doch je älter sie werden, desto dominierender wird der Tagesrhythmus. Mit wenigen Monaten schlafen sie nachts manchmal
sogar durch, schlummern tagsüber aber noch dreimal täglich.
Sind sie noch etwas älter, lässt zum einen ihr gesamtes Schlafbedürfnis nach, und zum anderen wird die Tagesrhythmik immer
wichtiger. Sie schlummern irgendwann nur noch zweimal am
Tag, später nur noch einmal, und im Alter von einigen Jahren
verzichten sie oft ganz auf den Mittagsschlaf.

Gerade Eltern – aber auch Erwachsene mit Einschlafproblemen – sollten wissen, dass allen Menschen das Wegnicken
wegen der auf und nieder schwingenden Aktivitätszyklen

nicht immer gleich leichtfällt. Stattdessen öffnen sich in regelmäßigen Abständen so genannte Einschlafpforten, in denen der Schlafdruck besonders hoch ist. Wer sie nicht nutzt, muss unter Umständen einen weiteren Schlafzyklus abwarten, bis er endlich schlafen kann. Kinder, die den richtigen Einschlafzeitpunkt verpasst haben, drehen gerne noch einmal richtig auf. Eltern müssen jetzt cool bleiben, noch ein Ründchen mit den Kleinen spielen und bloß nicht das nächste Einschlaffenster verpassen, das sich etwa eine knappe Stunde nach der gewohnten Schlafenszeit öffnet. Erwachsene, die nicht einschlafen können, brauchen etwas mehr Geduld, weil ihre Schlafzyklen 90 Minuten lang sind.

Ob wir oder unsere Kinder dann tatsächlich einschlafen, hängt natürlich nicht nur von diesen, je nach Lebensalter unterschiedlich stark ausgeprägten chronobiologischen Komponenten ab, sondern auch vom Prozess S und dem Zustand unserer Erregungszentren im Gehirn. Je nachdem, wie lange der letzte Schlaf dauerte, wie viel Zeit wir schon wach sind und wie erregt oder entspannt wir sind, treten wir also mehr oder weniger erfolgreich durch eine der verschieden weit geöffneten Einschlafpforten, die die innere Uhr binnen 24 Stunden für uns öffnet. Kleinkindern gelingt dies oft schon am Vormittag, viele erwachsene Menschen schaffen es zur Mittagsschlafenszeit und fast alle in der Nacht.

Wenn Kern und Schale eins werden

Einschlafen ist ein langwieriger, kontinuierlicher und leider auch ziemlich komplexer und damit störanfälliger Prozess. Natürlich beginnt er damit, dass wir am späten Abend müde werden, weil die Prozesse C und S gemeinsam ansteigen oder, anders ausgedrückt, weil wir dann schon lange wach sind und weil unsere inneren Uhren dem Körper melden, es sei allmählich Zeit zum Schlafengehen.

Doch das ist bei weitem nicht alles. Unsere Zellen und Organe spüren die Schlafenszeit schon lange vor uns selbst. Von uns unbemerkt, haben ihre Uhren Stunden zuvor begonnen, den Körper auf seine Reise durch die Nacht vorzubereiten. Das heißt aber nicht, dass wir uns blindlings auf das biologische System verlassen können: Wir müssen uns entspannen und das Tagwerk mental abschließen, damit die Erregungszentren in unserem Stammhirn allmählich zur Ruhe kommen. Wir sollten keinen aufputschenden Kaffee getrunken und nicht zu viel und zu spät gegessen haben. Außerdem gilt es, kurz vor dem Schlafengehen nicht mehr zu anspruchsvoll zu arbeiten, keine zu spannenden Filme anzuschauen, nicht zu heiß oder zu kalt zu baden und keinen anstrengenden Sport zu treiben.

Dann müssen wir uns eigentlich nur noch ins Bett legen, dürfen dort vielleicht noch ein wenig dösen oder lesen – und wenn wir schließlich das Licht löschen, dauert es bei gesunden Menschen maximal eine Viertelstunde, bis sie den Schlafschalter ein erstes Mal umlegen.

Angesichts dieser unfangreichen Anforderungen wundert es nicht, dass so viele Menschen Probleme damit haben, zügig und zur rechten Zeit in den Schlaf zu finden. Das weiß kaum jemand so gut wie Kurt Kräuchi. Der freundliche, sportliche Mann mit dem gemütlichen Bart arbeitet an jenem Institut, an dem ich meine erste Schlaflabornacht verbrachte. Seit Jahren entschlüsselt er am Zentrum für Chronobiologie in Basel, wie unser Körper vom wachen in den schlummernden Zustand herübergleitet und wie er später in den Tag zurückfindet.

Am Anfang einer Kette von Einschlafsignalen steht das Nachthormon Melatonin, erklärt Kräuchi. Es wird in der Zirbeldrüse am Hinterende des Gehirns produziert und vor allem bei Dunkelheit auf Kommando unserer inneren Uhr ausgeschüttet.

Sein Auftauchen im Blut ist eines der wichtigsten Signale für den Körper, demnächst im Schlafmodus zu arbeiten. Unser Schläfrigkeitsgefühl steigt, die Herzfrequenz nimmt ab.

Die wichtigste organische Antwort auf das Melatonin – und gleichzeitig ein entscheidendes Signal für andere Organe, sich auf das Schlafen vorzubereiten – ist jedoch eine drastische Erweiterung der Blutgefäße in Armen und Beinen. «Etwa zwei Stunden vor dem Einschlafen steigt der Melatoninspiegel sprunghaft an, und gleichzeitig sinkt die Körpertemperatur, weil die Extremitäten stark durchblutet werden», erklärt Kräuchi. Während unser Lebenssaft durch Arme und Beine fließt, kühlt er ab. Dadurch werden die Extremitäten zwar etwas wärmer, die wichtigere Körperkerntemperatur, deren Aufrechterhaltung am Tag sehr viel Energie benötigt, sinkt jedoch um bis zu eineinhalb Grad ab. «Wenn wir schlafen, gibt der Körper seine Aufspaltung in Kern und Schale auf», sagt Kräuchi. Sie schütze uns tagsüber vor Wärme- und Energieverlust. Im Schlaf sei sie aber überflüssig, weil der gesamte Wärmehaushalt dann ein niedrigeres Niveau erreicht.

Vor fast zehn Jahren wollte der Schweizer mit seinen Kollegen herausfinden, welches das entscheidende Einschlafsignal im Körper ist. Sie suchten nach dem physiologischen Parameter, dessen Messung die beste Prognose erlaubt, wann ein Proband tatsächlich wegnickt: der Anstieg des Melatonins, der Abfall von Körpertemperatur und Puls oder die Zunahme des Schläfrigkeitsgefühls?

Überraschenderweise siegte die Temperaturdifferenz zwischen Gliedmaßen und Rumpf. Je geringer diese Differenz, desto mehr kühlt der Körper gerade ab, und desto besser kann er einschlafen. Die Verteilung der Körpertemperatur spielt für den Wachzustand eines Menschen also eine entscheidende Rolle. Sind wir wach und aktiv, sind Rumpf und Kopf gut durchblutet und mindestens auf 37 Grad Celsius erhitzt. Die Temperatur der Extremitäten ist dagegen deutlich niedriger. «Die innere Uhr startet das thermoregulatorische System der Gefäßerweiterung am Abend, wenn die Schläfrigkeit zunimmt, kurz darauf sinkt die Körpertemperatur», beschreiben die Forscher den verblüffend simplen Mechanismus, der die Trennung des Körpers in Kern und Schale – Rumpf und Extremitäten – auflöst. Wir schlafen ein und können regenerieren.

Demnach wäre nicht das Melatonin der eigentliche Schlafbote, sondern die spätabendliche innere Abkühlung. Wer das versteht, begreift auch, warum es so viele verschiedene Hausmittel zum besseren Einschlafen gibt und warum sie bei so vielen Menschen tatsächlich wirken: Wechselbäder, Wollsocken, eine zurückgeschlagene, aber manchmal auch eine erwärmte Decke oder eine Wärmflasche auf dem Bauch, Entspannungsübungen, selbst viele pflanzliche und synthetische Schlafmittel fördern direkt oder auf Umwegen mehr oder weniger gut die Durchblutung der Extremitäten und helfen dem Körper beim Wegdämmern.

Um den Effekt der Hausmittel zu belegen, ließ Kräuchi Testschläfer mit nasskalten, so genannten Kneipp'schen Socken ins Bett steigen, die für eine besonders gute Durchblutung und gleichzeitig für eine zusätzliche Abkühlung des Blutes sorgen – und tatsächlich schlummerten die Besockten rascher ein als sonst. Selbst wenn es auf den ersten Blick ein Widerspruch ist, können nach dem gleichen Prinzip auch trockene Wollsocken helfen, auf die bekanntlich viele Menschen als Einschlafhilfe schwören. Sie fördern nämlich die Durchblutung der Beine.

Und noch eine Alltagserfahrung lässt sich hervorragend mit dem Basler Einschlafmodell erklären: Abendliches Grübeln oder zu spätes Abschalten von der Arbeit hindert uns oft am Wegschlummern, denn es aktiviert nicht nur die Erregungszentren der Schlaf-Wach-Zentralen im Gehirn, sondern hält längerfristig auch den Stresshormonspiegel hoch und damit das Blut im Körperkern zurück.

Kräuchi untersuchte auch Personen mit Durchblutungsstörungen der Extremitäten. «Das sind die mit den ewig kalten Händen.» Sie hätten verständlicherweise überdurchschnittlich oft Einschlafprobleme. Die Versuchspersonen mussten 30 Minuten vor dem Schlafen ein kühles, ein neutrales oder ein warmes Bad nehmen. «Während des warmen Bades erwärmt sich der Körper und kühlt danach rasch ab», erklärt der Schweizer. Das helfe meist.

Sollte ich also eines Tages zurück ins Basler Schlaflabor kommen, weiß ich schon, wie ich die unendlich langen 17 Minuten zu Beginn der Testnacht verkürzen kann: Obwohl angeblich jede Versuchsperson ohnehin die zweite Nacht viel besser schläft als die erste, werde ich vorsorglich zunächst ein warmes Bad nehmen, mir dann nasse Socken anziehen und bloß nicht so viele Gedanken darüber machen, was in der folgenden Nacht mit meinem Schlaf alles schiefgehen könnte.

Von Hochs und Tiefs

Als die Pioniere der Schlafforschung die Architektur des Schlafes entdeckten und damit belegten, dass er ein aktiver, vom Gehirn gesteuerter und streng geregelter Prozess ist, verschwanden all jene Stimmen, die lange behauptet hatten, die nächtliche «Bewusstlosigkeit» sei ausschließlich dazu da, einem Lebewesen Ruhe und Erholung zu schenken. Heute ist man sich einig, dass im Schlaf viel mehr passiert. Doch wofür braucht unsere Physiologie die komplexen rhythmischen Veränderungen, die systematischen Phasen herabgesetzter oder gesteigerter Aktivität des Gehirns und vieler anderer Organe? Ein nutzloses Spiel der Natur?

Wohl kaum. Denn nicht nur der Mensch, auch alle Säugetiere und Vögel wechseln zwischen Tiefschlaf, Leichtschlaf und REM-Schlaf hin und her. Und die Evolution gönnt Tieren keinen

Luxus. Die Schlafforscher versuchen deshalb seit Jahrzehnten, die vielen unterschiedlichen Aufgaben des Schlafes aufzuspüren. Sie fragen: Warum schottet sich das schlafende Gehirn von der Außenwelt ab? Und warum erledigt der schlafende Körper seine Arbeit am besten in verschiedenen, zyklisch aufeinanderfolgenden Zuständen?

«Schlafen ist nicht Ruhe – es ist wie ein anderes Wachen», bringt es der Regensburger Schlafmediziner Jürgen Zulley auf den Punkt. Im Schlaf werde kaum Energie gespart. Nach acht verschlafenen Stunden hätten wir nur 50 Kilokalorien weniger verbraucht als nach der gleichen Zeit im Wachzustand: «Das ist gerade mal so viel Energie, wie wir aus einer Scheibe Brot gewinnen.»

Vor allem das Gehirn hat im Schlaf reichlich zu tun, aber auch der Rest des Körpers arbeitet mitunter hart: Während der REM-Phasen aktivieren wir nicht nur unser Denkorgan, sondern auch das unbewusste, so genannte vegetative Nervensystem, das die Aktivität der inneren Organe regelt. Der Puls wird schneller, Atemfrequenz und Blutdruck steigen. Als eine der sichtbarsten Folgen sind jetzt Penis oder Vagina stark durchblutet, Männer bekommen Erektionen, bei Frauen ist die Klitoris geschwollen.

Viele Forscher sehen die Hauptaufgabe der REM-Perioden in der Vorbereitung auf die meist danach einsetzenden kurzen Wachphasen, in denen wir unsere Umgebung kontrollieren. Dafür spricht, dass die Momente mit dem Augenrollen gegen Morgen immer länger werden, wenn das endgültige Aufwachen bevorsteht. Die Mehrheit der Experten mag indes nicht glauben, dass dazu ein so großer Aufwand nötig ist. Ihre Theorie: Was auch immer die Nervenzellen des Gehirns im REM-Schlaf genau anstellen, es hilft vermutlich beim Ausbau bestehender und dem Knüpfen neuer Netzwerke, letztlich also beim Lernen. Nicht zuletzt deshalb würden wir im REM-Schlaf so heftig träumen, und nicht zuletzt deshalb bräuchten Kinder viel mehr vom paradoxen Schlafzustand als Erwachsene.

Doch auch im Leicht- und Tiefschlaf warten auf unsere Organe biologisch sinnvolle Aufgaben. Denn nach und nach entdeckten die Forscher überall im Körper Prozesse, die sich im Laufe einer Nacht systematisch verändern. Viele von ihnen steuert die innere Uhr. Einige, wahrscheinlich im Schlaf besonders wichtige Abläufe aktiviert sie nachts besonders stark, andere, die wir offenbar vor allem für das Tagesgeschäft benötigen, unterdrückt sie dagegen.

Drei messbare Geschehen fielen den Chronobiologen besonders ins Auge, weil sie dem physiologisch getakteten Tag so streng folgen wie kein anderes Signal unseres Körpers: die Auf- und Abstiege des Nachthormons Melatonin und des Stresshormons Cortisol sowie die Schwankungen der Körpertemperatur.

Im Laufe der Nacht setzt der Einschlafbote Melatonin seinen kurz vor dem Müdewerden begonnenen Anstieg fort. Und während sein Spiegel kontinuierlich steigt, sinkt auch die Körpertemperatur weiter ab. Beide Prozesse kehren sich erst zur Mitte unserer Schlafenszeit um, wenn die chronobiologische Schläfrigkeitskomponente ihr Hoch erreicht hat. Es gibt keinen Zeitpunkt, zu dem wir mehr auf Schlaf gepolt sind: Die Blutspiegel der aktivierenden Stresshormone wie Cortisol sind minimal. Unsere körperliche Leistungsfähigkeit hat ihr absolutes 24-Stunden-Tief erreicht. Und die Kerntemperatur mancher Menschen liegt nur noch bei 36 Grad. Befinden wir uns nicht gerade im REM-Schlaf, sind unser Puls und Blutdruck so niedrig, dass wir extrem langsam auf Touren kämen, würden wir jetzt geweckt. Und wären wir dann endlich wach, würden wir besonders leicht frieren.

Problematisch wird der nächtliche Leistungsabfall für Menschen, die die ganze Nacht über wach bleiben müssen, etwa weil sie im Schichtdienst tätig sind oder wider alle Vernunft schon am Abend ihre Urlaubsreise mit dem Pkw angetreten haben. Steht die innere Uhr auf Schlafenszeit, sind Denkvermögen und Entscheidungsfähigkeit minimal, Reaktionszeiten maximal. Verkehrs- und Arbeitsunfälle häufen sich, und nicht zufällig gehen Katastrophen wie der Untergang des Öltankers Exxon Valdez vor der Küste Alaskas oder die Reaktorunfälle in Tschernobyl und Harrisburg auf menschliche Fehlentscheidungen zurück, die mitten in der Nacht, nahe dem totalen Leistungstief, getroffen wurden.

Der Melatoninspiegel ist jetzt so hoch wie zu keinem anderen Zeitpunkt. Dadurch sind wir nicht nur besonders schläfrig, unsere Stimmung ist auch schlechter als sonst, vermutlich, weil die Zirbeldrüse für die Produktion des Melatonins das Wohlfühlhormon Serotonin verbraucht. Das nämlich ist eine Vorstufe des Nachtboten und dürfte wegen des anhaltend hohen Melatoninbedarfs in diesem Moment viel zu selten zwischen unseren Nervenzellen zu finden sein, um gute Laune und optimistische Ansichten hervorzurufen.

Wenn wir jetzt wach werden und dummerweise anfangen, über irgendein wichtiges Ereignis des zurückliegenden oder des bevorstehenden Tages nachzudenken, fühlen wir uns mies und finden nur sehr schwer eine positive Sicht der Dinge. Jeder kennt die Erfahrung, dass nächtliche Grübeleien nur selten Auswege aus einem Problem bescheren. Im Gegenteil reagieren wir mit unangenehmem Stress auf die fragwürdigen Ansichten unseres melatoningeschwängerten, zum Trübsinn neigenden Hirns, und die Rückkehr in den Schlaf zögert sich oft endlos lang heraus.

Ärzte erklären Menschen mit Durchschlafproblemen deshalb zunächst diese ganz natürlichen Zusammenhänge. Oft hilft es den Betroffenen nämlich schon, zu wissen, dass der nächtliche Trübsinn eine körperliche Ursache hat und ein paar Stunden später von alleine verschwindet, wenn die ersten Sonnenstrahlen die letzten Reste des lichtscheuen Melatonins aus dem Blut verjagen und der Serotoninspiegel wieder steigt. Der Spruch «Morgen sieht die Welt wieder besser aus» hat in der späten Nacht jedenfalls seine absolute Berechtigung.

Nach dem Tiefpunkt gegen vier bis fünf Uhr nachts beginnt der Körper ganz allmählich mit der Vorbereitung auf den kommenden Tag. Die Zeitzentrale in den *suprachiasmatischen Nuclei* reguliert zunächst die Abgabe des so genannten Corticotropin freisetzenden Hormons aus Nervenzellen in ihrer direkten Nachbarschaft. Dieses Hormon veranlasst die auf Nasenhöhe mitten im Gehirn eingebettete Hirnanhangsdrüse, Hypophyse genannt, einen Stoff namens Adrenocorticotropin auszuschütten. Der wandert in der Blutbahn zu den Nebennierenrinden und regt sie zur Abgabe von Cortisol an. Gleichzeitig bringen die Hormondrüsen auch andere so genannte Stresshormone auf den Weg, etwa das Adrenalin. All diese Botenstoffe versetzen den Körper in eine möglichst hohe Aktivitätsbereitschaft.

Während der letzten zwei Stunden vor dem Aufwachen gewinnt die Cortisol-Produktion entscheidend an Fahrt und erreicht ziemlich genau dann, wenn wir wach werden, ihr 24-Stunden-Hoch. Sie steuert den Wechsel vom Schlafprogramm der Nacht auf das Aktivitäts-, Kommunikations- und Nahrungsbeschaffungsprogramm des Tages. Die Stresshormone kurbeln den Kreislauf und damit auch die Durchblutung der Muskeln an, lösen in der Leber die Produktion von Zucker als schnell verfügbarem Treibstoff aus, hemmen die Arbeit des Immunsystems, erhöhen Körpertemperatur, Herzfrequenz und Blutdruck.

Warum Forscher das morgendliche Cortisol-Hoch auch als «biochemischen Wecker» bezeichnen, machte das Team des Lübeckers Jan Born 1999 mit einem anschaulichen Experiment deutlich. Die Norddeutschen kündigten ihren Testschläfern vor dem Einschlafen das Wecken am nächsten Morgen mal für neun Uhr, mal für sechs Uhr an. Tatsächlich weckten sie die Probanden manchmal aber auch schon dann um sechs Uhr früh, wenn sie dachten, sie würden erst spät geweckt. «Wenn die Probanden erwarteten, um sechs Uhr geweckt zu werden, zeigten sie während der letzten Stunde vor dem Aufwachen einen deutlichen Anstieg des Adrenocorticotropin-Levels, verglichen mit der Bedingung, in der die Schläfer überraschend geweckt wurden», schildert Born das erstaunliche Resultat.

Offenbar beeinflussen wir das Timing unserer Hormonausschüttung also unbewusst selbst und steuern so im Vorhinein den Zeitpunkt unseres Aufwachens. Wenn Menschen behaupten, sie könnten auch ohne Wecker genau dann aufwachen, wenn sie es sich vorgenommen haben, schummeln sie also nicht.

Wachstum und Erneuerung

Das Peinlichste, was mir während meiner Basler Schlaflabornacht hätte passieren können, wäre vermutlich gewesen, mitten in der Nacht den Kabelwirrwarr sortieren zu müssen, damit ich den Nachttopf unter dem Bett hervorkramen kann. Doch schon vorher war klar, dies ist ein unwahrscheinliches Szenario. Läuft das Gehirn im Schlafmodus, hindert es den Körper auf vielfältige Art daran, sich selbst zu stören. Es aktiviert zum Beispiel Botenstoffe, die sich darum kümmern, dass sich unsere Blase im Schlaf deutlich langsamer füllt als im Wachzustand.

Im Jahr 1957 bewiesen Chronobiologen, dass dabei nicht die innere Uhr ihre Zeiger im Spiel hat, sondern dass es der Schlaf selbst ist, der diese Aufgabe übernimmt. Einige Testpersonen lebten während der Zeit der Mitternachtssonne eine Woche auf Spitzbergen. Ohne ihr Wissen waren ihre Armbanduhren so manipuliert, dass ein Tag 27 Stunden dauerte. Ihr Schlaf-Wach-Rhythmus pendelte sich erstaunlich rasch auf diese Periode ein. Die Zyklen von Melatonin, Cortisol und Körpertemperatur liefen dagegen stur im ungefähren 24-Stunden-Tag der inneren Uhr weiter.

Damit war zum einen belegt, was viele von Fernreisen kennen: Der Schlafrhythmus lässt sich an neue Zeiten vergleichsweise leicht gewöhnen, andere Funktionen des Körpers hinken jedoch oft hinterher. Deshalb fühlen wir uns im Jetlag manchmal ohne äußerlichen Grund und selbst nach einer durchgeschlafenen Nacht so erschreckend mies. Zum anderen wurde gezeigt, dass viele im Tag-Nacht-Zyklus schwingende Prozesse unseres Körpers gar nicht von der inneren Uhr, sondern vom Schlaf- oder Wachzustand abhängen: Die Probanden mussten nämlich immer dann auf die Toilette, wenn sie gerade aufgestanden waren, also nach 27 und nicht nach 24 Stunden, wie es die Vorgabe ihrer biologischen Zeitmessung gewesen wäre.

Das Gehirn beginnt schon direkt nach dem Einschlafen, Teile unserer Physiologie gezielt zu verändern. Sobald es auf den Schlafmodus geschaltet hat, senkt es zum Beispiel parallel zur Hemmung der Urinproduktion die Empfindlichkeit für Wund- und Druckschmerzen. Dadurch fällt es uns leichter, auf verletzten Stellen zu schlafen. Tiefenschmerzen, wie etwa Zahnweh, quälen uns dagegen am späten Abend besonders heftig, wenn wir uns entspannen und die vielfältigen Ablenkungen des Alltags nachlassen. Das hindert uns fatalerweise oft am Einschlafen und kann uns leicht den Schlaf rauben, wenn wir nachts wieder wach werden.

Auch unser Appetit lässt nachts natürlich nach. Der unbewusst arbeitende Teil unseres Denkorgans regelt im Schlaf den Spiegel des hungerauslösenden Hormons Ghrelin herunter; den des physiologischen Appetitzüglers Leptin dreht er auf. Wir sollen jetzt schlafen – nicht essen. Wenn aktuelle Diätbücher also dazu raten, sich schlank zu schlafen, haben sie gar nicht so unrecht: Vor kurzem konnten amerikanische Schlafforscher tatsächlich belegen, dass chronische Schlafstörungen manchmal

dick machen, weil sie das fein austarierte Gefüge der Stoffwechselhormone aus dem Gleichgewicht bringen. So scheint Schlafmangel einen Leptinmangel oder eine Leptinunempfindlichkeit
auszulösen, sodass der Hungerbote Ghrelin die Überhand gewinnt und wir tagsüber mehr essen, als unser Körper tatsächlich
braucht.

Auf dem Weg zum ersten Tiefschlaf fährt das Gehirn den
von der inneren Uhr bereits abgesenkten Kreislauf noch weiter
herunter. Es hemmt das vegetative Nervensystem und lässt die
Muskulatur erschlaffen. Jetzt beginnen bestimmte Nervenzellen in unserem Denkorgan einen Stoff mit dem schrecklichen
Namen wachstumshormonfreisetzendes Hormon auszuschütten. Dieser Stoff trägt vermutlich entscheidend dazu bei, dass
wir überhaupt erst den Tiefschlaf erreichen, er macht aber vor
allem exakt das, wonach er benannt ist: Er gibt den Startschuss
an die Hirnanhangdrüse, das so genannte Wachstumshormon
auszuschütten. Und nach diesem Hormon dürfte unser Körper allnächtlich geradezu lechzen. Denn jetzt folgt für ihn ein
Wellness-, Schlankheits- und Verjüngungsprogramm der aller-
besten Sorte.

Das Wachstumshormon ist einer der wichtigsten Schlafbo-
ten überhaupt, weil es nahezu überall dort, wo der Körper es
braucht, die Teilung von Körperzellen auslöst. Somit beginnt
mit dem Tiefschlaf in nahezu allen Organen eine Phase der Erholung, des Wachstums und der Erneuerung. Eltern sollten zum
Beispiel immer dafür sorgen, dass ihre Kinder viel Tiefschlaf abbekommen. Nur das Wachstumshormon lässt die Heranwachsenden nämlich in die Länge schießen, und das wird fast ausschließlich im Tiefschlaf ausgeschüttet. Kinder und Jugendliche
mit ernsten Schlafstörungen bleiben deshalb oft deutlich kleiner
als gute Schläfer.

Erwachsene wachsen zwar nicht mehr in die Länge, doch
das Wachstumshormon steuert bei ihnen die Wundheilung und

das Haut- und Haarwachstum, weshalb es wenig Sinn macht, sich abends zu rasieren. Außerdem kann es natürlich noch viel mehr: Überall im Körper regt es Zellteilungen an und sorgt so für eine Regeneration fast aller Organe, die sich ja laufend erneuern müssen, indem sie alte, abgestorbene Zellen durch neue ersetzen. Doch die Tiefschlafkur macht uns nebenbei auch noch fit, stark und gesund. Denn das Immunsystem arbeitet jetzt auf Hochtouren und erzeugt zudem haufenweise neue Abwehrzellen aller Art, das Knochenmark liefert neue rote Blutkörperchen, damit wir auch am nächsten Tag ausreichend frischen Sauerstoff tanken können, und es entstehen zusätzliche Muskelfasern.

Unterstützt von Schilddrüsenhormonen, verbrennt der Körper von nun an bis zum Cortisolanstieg kurz vor dem Aufwachen reichlich Fett, weil die vielen neuen Zellen Energie benötigen und die alten Zellen ihre Speicher auffüllen müssen. Das Gehirn verbraucht dagegen im Tiefschlaf so wenig Energie wie zu keiner anderen Zeit, und die Atmung ist so flach, dass man uns fast für tot halten könnte, müsste man sich auf sein Gehör verlassen.

Kein Wunder, dass der Körper nach einer ungewohnt langen schlaflosen Zeit zunächst besonders viel Tiefschlaf nachholt. Wer mehrere Tage und Nächte nicht geschlafen hat, der verweilt in den ersten beiden Schlafzyklen viel länger als gewohnt im Tiefschlaf und sinkt sogar im dritten oder vierten Schlafzyklus noch für lange Zeit in die Deltawellenstadien hinab, ganz wie es das Zweiprozessmodell der Schlafregulation simuliert. Und das ist kein Wunder: Der Drang des Körpers nach den segensreichen Beigaben des Tiefschlafs dürfte entscheidend zum Ansteigen des homöostatischen Schlafregulationsfaktors S beitragen.

Nach neuesten Forschungsergebnissen gibt es sogar Hinweise, dass ein Mangel an Tiefschlaf und damit eine zu geringe Versorgung mit Wachstumshormon einige typische Alterserscheinungen auslöst. Bei Menschen über 60 geht der Anteil des Deltawellenschlafs nämlich auf ein Zwanzigstel bis Zehntel des Gesamtschlafs zurück. Zwanzigjährige widmen dagegen ein Fünftel ihres Schlafs dem vom Wachstumshormon ausgelösten Rundum-Verjüngungs-und-Heilungs-Paket.

Im Jahr 2000 untersuchte Eve Van Cauter, eine der führenden Expertinnen für Wachstumshormone von der Universität von Chicago, USA, mit Kollegen den Schlaf von 149 Männern zwischen 16 und 83 Jahren. Im Alter von 30 bis 50 nahm die Tiefschlafdauer der Testschläfer kontinuierlich ab, und sie produzierten gleichzeitig immer weniger Wachstumshormon. Die älteren Probanden waren weniger leistungsfähig, molliger und weniger muskulös als die jüngeren. Van Cauter gibt der Abnahme des Tiefschlafs und damit dem Hormonmangel die Schuld: Seinetwegen hätte sich bei den alternden Männern der Fettabbau verlangsamt, und die Muskeln seien kleiner geworden.

Als Konsequenz schlägt sie vor, bei mittelalten Männern den Einsatz künstlichen Wachstumshormons gegen Alterungserscheinungen zu testen. Als Alternative solle man Medikamente und andere Therapien entwickeln, die den Tiefschlaf verlängern. Vor allem aber müssten die Menschen vermittelt bekommen, wie sie mehr und besser schlafen können. «Strategien zur Linderung oder Verhütung der Abnahme der Schlafqualität im mittleren und späten Lebensalter könnten eine indirekte Form der Hormontherapie bedeuten, die mögliche positive Folgen für die Gesundheit hat», bilanziert die Schlafexpertin. Mit anderen Worten: Wer bis ins hohe Alter für guten Schlaf sorgt, bleibt wahrscheinlich länger jung.

Vorbereitung auf den Tag

Doch wenn der Tiefschlaf so wichtig ist, warum kehren wir nach maximal einer Stunde wieder in den Leichtschlaf zurück? Auch dieser Prozess wird vom vegetativen Nervensystem gesteuert, das den Kreislauf jetzt wieder moderat auf Touren bringt. Er hilft unserem Körper, ein wenig nach außen und zugleich in sich hinein zu lauschen. Wir müssen testen, wie gut es uns nach der langen Tiefschlafzeit geht, und überprüfen zum Beispiel, ob es irgendwo eine Druckstelle oder eine schlecht durchblutete Zone gibt. Wenn ja, machen wir es uns wieder bequem, ändern unsere Liegeposition oder drehen uns von einer Seite auf die andere, damit unsere Extremitäten optimal durchblutet werden. Ist es uns zu warm, schieben wir die Decke beiseite, ist es uns zu kalt, decken wir uns besser zu.

Jürgen Zulley aus Regensburg hat sich die Mühe gemacht, die vor allem im Leichtschlaf auftretenden Bewegungen bei seinen Testschläfern zu quantifizieren: «Wir zählen bei einem gesunden, erholsamen Schlaf bis zu 20 größere Bewegungen mit Umdrehen und 50 weitere kleine Bewegungen pro Nacht – eine ganze Menge.»

Gegen Morgen, wenn der Schlaf immer leichter wird, bewegen wir uns natürlich viel häufiger als in der Mitte der Nacht. Dann wachen wir auch immer öfter für kurze Momente auf. In dieser Zeit sind die Schlafzentren unseres Gehirns in Wahrheit nur noch halb bei der Sache. Das ausgefeilte Botenstoffsystem des Körpers widmet sich bereits dem kommenden Tag und bereitet uns, ohne dass wir etwas davon merken, auf das Wachsein vor.

In der sehr späten Nacht bildet der Körper gemeinsam mit den Stresshormonen auch vermehrt das Hungerhormon Ghrelin. Es sorgt dafür, dass wir recht bald nach dem Aufwachen Appetit bekommen und schleunigst frühstücken wollen. Noch sind unsere Verdauungsorgane allerdings absolut leer gefegt. Denn während des Schlafs hat der Darm in seinem Nüchternheitszustand die letzten Quäntchen Energie und Nährstoffe aus dem verbliebenen Nahrungsvorrat herausgequetscht.

Jetzt steigt auch der Spiegel des Geschlechtshormons Testosteron, der noch bis in die ersten Stunden der Wachzeit auf hohem Niveau verweilt. Leistungssportler werden das gerne hören, denn Testosteron unterstützt das Muskelwachstum. Und Trainer sind gut beraten, wenn sie ihre Schützlinge viel und lange schlafen lassen, damit sie größere Muskeln bekommen. Außerdem regt das Testosteron bei Männern die Produktion neuer Spermien an. Langer Schlaf kann also vielleicht sogar besonders fruchtbar machen.

Schließlich setzt der Prozess des Aufwachens ein. Ihn begleitet eine wichtige Signalkette, die exakt in umgekehrter Reihenfolge bereits das Einschlafen koordinierte: Schlagartig verengen sich die Blutgefäße in Armen und Beinen. Der Körper teilt sich erneut in einen warmen Kern und eine kühle Schale auf. Die Körperkerntemperatur steigt sprunghaft an. Auch das entdeckten übrigens die Basler Biologen um Kurt Kräuchi, der erklärt: «Das thermoregulatorische Einschlafprogramm kehrt sich morgens einfach um. Es wird zum Aufwachprogramm.» Wieder hat die innere Uhr den Startschuss gegeben, vermutlich durch die Ausschüttung des Stresshormons Cortisol, die wir unbewusst ja sogar timen können.

Die Zirbeldrüse hat jetzt die Produktion des Nachthormons Melatonin fast eingestellt, die Hypophyse läuft auf Hochtouren und hievt das Weckhormon Cortisol auf sein Tageshoch. Wir werden wach und schlagen endlich die Augen auf. Sofort melden die Helligkeitssensoren auf unserer Netzhaut an die innere Uhr, dass der nächste Tag begonnen hat. Unser biologischer Zeitmesser überprüft jetzt seinen Stand, korrigiert sich, wenn nötig, und sorgt umgehend dafür, dass auch der letzte Rest Melatonin aus unserer Blutbahn weicht.

Hoffentlich sind wir jetzt ausgeschlafen. Hoffentlich haben Wachstum, Krankheitsabwehr, Traumarbeit, Heilung, Regeneration und Entspannung ihre mühsame Arbeit vollenden können. Denn nur so kann der nächste Tag gelingen. Nur so wird bald nach der Phase der Schlaftrunkenheit die Stimmung steigen, um uns guten Mutes durch den Tag zu bringen. Nur so wird sich am späten Vormittag eine Phase des hochproduktiven, konzentrierten geistigen Arbeitens ergeben oder am Nachmittag die körperliche Leistungsfähigkeit zu ungeahnten Höhenflügen ansetzen. Und nur so werden wir auch noch den Abend genießen können, wenn unsere Sinnesorgane besonders gut funktionieren und wir extra sensibel auf unsere Gefühle achten können.

Hat uns jedoch ein Wecker zu früh aus dem Schlaf gerissen oder sind wir am Abend zuvor zu spät ins Bett gegangen, kann der Tag zur Qual werden. Das Stück Restschlafdruck, dessen wir uns nicht entledigen konnten, wird auf unsere Stimmung drücken und auf vielen Ebenen unsere Fähigkeiten dämpfen. Die amerikanischen Neurologen Mark Mahowald und Carlos Schenck vom Zentrum für Schlafkrankheiten an der Universität von Minnesota, USA, behaupten sogar, dass wir tagsüber zwangsläufig an Schlafmangel leiden, wenn wir zum Aufstehen einen Wecker gebraucht haben.

Spüren werden wir die verschleppte Müdigkeit vermutlich nur in wenigen Momenten, etwa zur Mittagszeit oder am frühen Abend, unterschwellig begleiten wird sie uns aber pausenlos: als unbewusste Sehnsucht des Körpers nach dem nächsten Schlaf.

Teil 2:
Schlaf muss sein

Kapitel 4
Wie Tiere schlafen

Schlafen Würmer?

Irene Tobler ist die *Grand Dame* der internationalen Schlaffor-schung. Die Tierphysiologin aus der Arbeitsgruppe von Alexan-der Borbély am Institut für Pharmakologie und Toxikologie der Universität Zürich hat seit fast drei Jahrzehnten so ziemlich jedes Tier beim Schlafen beobachtet, das man sich vorstellen kann: von der Küchenschabe über Skorpion, Maus, Fisch, Ratte, Hamster und Kuh bis zum Elefanten. Doch jetzt, wo ich an einem großen runden Tisch in ihrem über und über mit Büchern und Fach-zeitschriften vollgestopften Arbeitszimmer sitze, begeistert sich die strenge Wissenschaftlerin ausgerechnet für einen winzigen Wurm. «Wir haben deutliche Hinweise, dass schon *Caenorhab-ditis elegans* einige der grundsätzlichen Schlafmechanismen der höheren Tiere besitzt», sagt Tobler und lässt die Augen hinter ihren Brillengläsern funkeln.

Die Begeisterung ist nur zu verständlich. Sollte es tatsächlich so sein, dass der Schlaf fast genauso alt ist wie die Erfindung mehr-zelliger Lebewesen selbst? Sollte er so wichtig für biologische Systeme sein, dass sogar Würmer ihn zum Überleben brauchen? Ein paar Räume weiter, in Toblers Labor, kriecht der greifbare Beweis dafür mit zuckenden Kringelbewegungen vor sich hin.

Dort leben einige der etwa einen Millimeter langen Fadenwür-mer in den typischen Petri-Glasschalen der Mikrobiologen auf einem Bakterienrasen, von dem sie sich ernähren. Eine automatische Videoüberwachung zeichnet auf, ob, wann und wie lange sie sich bewegen. Immer wieder zeigen die Würmer Phasen der Ruhe. Die dauern nicht länger als zehn bis zwanzig Sekunden, aber sie sind so etwas Ähnliches wie Schlaf. Davon ist die Schweizer Biologin überzeugt – und sie kann es belegen.

Etwa drei bis fünf Stunden verbringen normale Würmer insgesamt an einem gewöhnlichen Tag in ihrem Ruhezustand. Werden sie durch ständiges Schütteln an der Schale bis zu zwölf Stunden wach gehalten, sodass sie sich pausenlos bewegen müssen, «folgt in den nächsten Stunden der Erholung eine deutliche Zunahme der Ruhephasen», sagt Tobler. Diese Zunahme sei umso stärker, je länger die Tiere zuvor nicht schlafen durften. Offenbar haben auch die Würmer einen Prozess S.

Seit langem sind sich die Fachleute einig, dass das entscheidende Kriterium für Schlaf bei Tieren ist, dass sie ihn nachholen müssen, wenn man sie vorher daran gehindert hat. Und so ziehen Biologen bei Tieren – die ja nicht berichten können, ob sie geschlafen haben – die Trennlinie zwischen geregeltem Schlaf und ungeregeltem Dösen oder Ruhen genau an dieser Stelle: Entzieht man ihnen den Schlaf, schlafen sie später länger, hindert man sie dagegen «nur» am Dösen, hat das kaum einen Effekt auf ihr späteres Verhalten.

Im Jahr 1983 gelang Irene Tobler eine kleine Sensation, als sie zeigen konnte, dass sogar Küchenschaben so etwas wie ein Schlafdefizit kennen. Die Insekten brauchen mehr Ruhe, wenn man sie vorher zu lang anhaltender Aktivität gezwungen hat. Das war der erste Beweis, dass auch bei so genannten Invertebraten, also bei Tieren, die keine Wirbeltiere sind, schlafähnliche Zustände existieren. Später folgten Beobachtungen bei Skorpionen und – von Walter Kaiser aus Düsseldorf – bei Honigbienen, die das Schaben-Experiment bestätigten.

Doch damit nicht genug: Tobler und ihre Mitarbeiter schauten sich die Küchenschaben genauer an und entdeckten, dass sie während ihrer Ruhephasen unterschiedliche Körperhaltungen einnehmen. Könnten diese Stellungen ein äußerliches Merkmal unterschiedlicher Schlaftiefe sein, fragten sich die Forscher und fanden tatsächlich, dass sich die Insekten zumindest in einer bestimmten Haltung kaum noch ablenken ließen. «Die Weckschwelle der Schaben war in dieser Stellung signifikant höher als in jeder anderen», erinnert sich die Züricher Biologin.

Damit erfüllen die großen Insekten mit den langen Fühlern auch das zweite und das dritte wichtige Schlafkriterium bei Tieren: die Einnahme einer typischen, für längere Zeit gleich bleibenden, ruhigen Körperhaltung und die Existenz einer angehobenen Weckschwelle. Sie lässt darauf schließen, dass das Tier ein Alarmzentrum besitzt, das – ähnlich wie unser Thalamus – den Schlaf vor unwichtigen Störungen schützt und nur bedeutsame Signale passieren lässt. Aus der biologisch gesehen eher simplen, weil weitgehend ungeregelten Dösphase wachen Tiere dagegen bei der geringsten Ablenkung auf.

Jetzt ist Tobler auf dem besten Weg, die Küchenschaben-Sensation mit den Fadenwürmern zu wiederholen. Zumindest die erste Definition für Schlaf erfüllen die einfachen Wesen offenbar, die noch ein ganzes Stück niedriger im Stammbaum des tierischen Lebens anzusiedeln sind als die Insekten. Es muss folglich selbst in ihrem simplen Nerven- und Hormonsystem einen Regelmechanismus geben, der das Bedürfnis nach den kurzen Pausen steuert und im Ernstfall für einen Ausgleich sorgt. Außerdem müssen die Pausen für das biologische System Wurm irgendeinen noch unbekannten überlebenswichtigen Vorteil bringen, sonst hätte sich das schlafähnliche Verhalten im Laufe der Evolution nie entwickeln und halten können.

Irene Tobler ist sogar fest davon überzeugt, dass es letztlich dieselben Gründe sind, die den Schlaf beim Fadenwurm und beim Menschen entstehen ließen. Vermutlich hat schon unser letzter gemeinsamer Vorfahr, der vor etwa 700 Millionen Jahren gelebt haben dürfte, nach ähnlichen Regeln wie wir geschlafen und nicht nur immer mal wieder geruht oder gedöst.

Fliegen auf Speed

Noch ist allerdings ein zweiter, besonders populärer Modellorganismus der Überflieger in den Schlaflabors für Tiere: die Fruchtfliege *Drosophila melanogaster*, auch Taufliege genannt. Das winzige schwarzbraune Insekt kennt eigentlich jeder. Zum einen, weil es im Sommer immer um unsere Obstkörbe schwirrt, vor allem wenn wir darin eine faule Banane vergessen haben. Zum anderen, weil es Biologen seit Jahrzehnten als robustes, leicht zu züchtendes und optimal zu untersuchendes Werkzeug der molekulargenetischen Grundlagenforschung dient.

Im Jahr 2000 entdeckten gleich zwei Forscherteams, dass auch die Fliegen alle wichtigen äußerlichen Kriterien für Schlaf erfüllen: Sie verharren längere Zeit – fünf Minuten oder mehr – in einer ruhigen Stellung, lassen sich dabei deutlich schwerer stören als sonst und verlängern ihre Ruhephasen, wenn sie vorher lange Zeit nicht ruhen durften. Weitere, noch detailliertere Studien folgten und räumten auch bei der von Berufs wegen skeptischen Schlafexpertin Tobler jeden Zweifel aus: «Heute ist eindeutig klar, dass sogar Fruchtfliegen schlafen.»

Und nicht nur das: Auch bei Fliegen verändern sich im Schlaf die Hirnströme, wie Experimente am Neuroforschungsinstitut in San Diego, USA, im Jahr 2002 zeigten. Dort, im Labor von Ralph Greenspan, müssen Fruchtfliegen in der Luft hängen. Sie sind an einem kleinen Metallplättchen befestigt, das auf ihrem Rücken klebt. Von hinten leuchtet ein Laserstrahl durch ihre Beinchen auf einen vor ihnen aufgestellten Lichtsensor. Der Sensor reagiert sofort, wenn die Insekten zappeln, sodass Greenspan weiß, ob die Fliege gerade aktiv ist oder ruht. Der Clou der Apparatur sind aber zwei winzige Elektroden, die von oben auf zwei festgelegte Stellen im unsichtbar kleinen Fliegenhirn ausgerichtet sind und so das Erfassen eines Fliegen-EEGs ermöglichen.

Mit dieser Vorrichtung gelang es Greenspan und seinem Mitarbeiter Douglas Nitz, erstmals systematisch die Aktivität der Nervenzellen des schlafenden Fliegenhirns zu belauschen. Ihr Fazit: «Der schlafähnliche Zustand bei *Drosophila* wird tatsächlich von Änderungen der Aktivität des Gehirns begleitet.» Physiologisch gesehen, passieren im Fliegenhirn sogar ähnliche Dinge wie im Gehirn von schlafenden Menschen. Zwar tauchen im Fliegen-EEG weder Schlafspindeln noch regelmäßige Deltawellen auf, die Ableitung ähnelt aber Signalen, die man während des Tiefschlafs bei unseren Nervenzellen im Stammhirn findet. Insgesamt sind die Nervenzellen weniger leicht erregbar als im Wachzustand, und sie leiten kaum noch elektrische Signale fort.

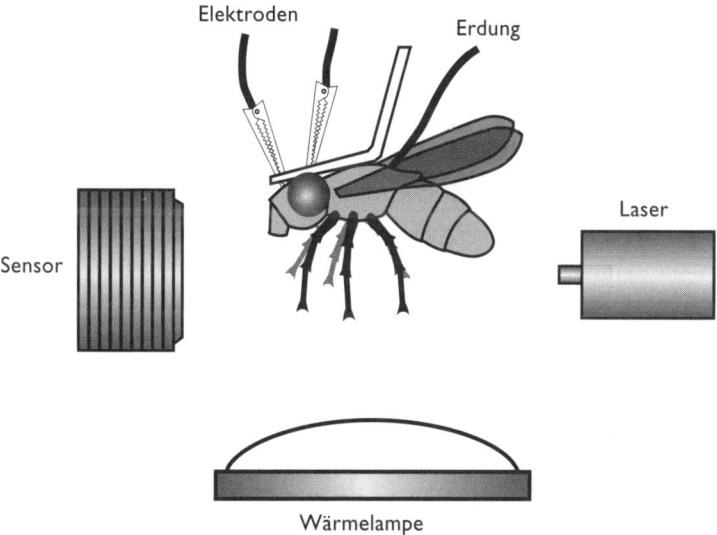

Apparatur für die Ableitung eines EEGs bei Fruchtfliegen.

Ein anderes Labor in den USA hat sich auf Experimente spezialisiert, bei denen sogar die Reaktions- und Konzentrationsfähigkeit der Fliegen getestet wird. Dort, an der Universität von Wisconsin in Madison, forscht das Team von Chiara Cirelli, Giulio Tononi und Reto Huber. Sie untersuchen mit vielen ausgeklügelten Apparaten, wie aufgeweckt oder müde Fruchtfliegen gerade sind. Ob die Tiere schlafen, erfasst ein Infrarotsensor. Und wenn die Forscher ihre Versuchstiere am Schlafen hindern wollen, spannen sie die Glasröhrchen, in denen die Fliegen leben, in eine Kiste, die sich ständig umdreht.

Mit diesen Geräten machen sie präzise Schlafentzugsexperimente und können zeigen, wie verblüffend viele Gemeinsamkeiten es in der Steuerung des Schlafbedürfnisses zwischen Fliegen und Menschen gibt. Das Fazit des Neurobiologen Huber: «Die Schlafregulation bei Fruchtfliegen stimmt in den meisten, wenn nicht sogar in allen wichtigen Komponenten mit der von Säugetieren überein.»

So wird der Fliegenschlaf nicht nur umso länger, je weniger die Insekten zuvor geschlafen haben, er wird auch immer tiefer, sprich: Die Fliegen wachen während des Schlafs seltener auf, und es ist schwerer, sie zu wecken. Auch wenn sie übermüdet sind, ähneln die Fliegen uns Menschen. «Während des Schlafentzugs nimmt die Reaktionsfähigkeit der Fliegen immer mehr ab», sagt Huber. Diese neuen Erkenntnisse passen in eine Reihe nicht minder erstaunlicher Resultate der letzten Jahre: Wie Menschen brauchen junge Fliegen deutlich mehr Schlaf als ältere, und der Fliegenschlaf wird mit zunehmendem Alter immer oberflächlicher.

Außerdem haben viele Stoffe, die unsere Schlafzentren beeinflussen, bei den Insekten ähnliche Wirkungen. Koffein oder die als Speed bekannte Aufputschdroge Methamphetamin wecken Fliegen zum Beispiel auf, und Antihistaminika machen sie müde. «Einmal mehr zeigen die Fliegen, dass sie uns ähnlicher sind, als man denken mag», schreiben die Fliegenschlaf-Experten Greenspan, Tononi und Cirelli in einem gemeinsamen Fachartikel.

Einen kleinen Unterschied zwischen Menschen und Fliegen gibt es im Schlafverhalten allerdings: Bei den Insekten ist das Schlafbedürfnis der Männchen deutlich größer als das der Weibchen.

Schlafgenetik: Eine neue Wissenschaft

Jetzt erkunden die Forscher aus Madison, welche Gene Fliegen zu Lang- oder Kurzschläfern machen. Bei 9000 genetisch verschiedenen *Drosophila*-Stämmen haben Cirelli und Kollegen bereits den Schlafbedarf getestet. Die meisten Tiere brauchen – wie der normale, so genannte Wildtyp – eine mittlere Menge Schlaf: Weibchen zehn, Männchen 15 Stunden am Tag. Und je extremer einzelne Fliegen von diesem Mittelwert abweichen, desto seltener werden sie. «Eine solche Gauß'sche Normalverteilung ist ganz toll», sagt Irene Tobler. Sie belege, dass die Schlafregulation sehr wahrscheinlich ein genetisch gesteuerter Prozess sei: «Auf einmal wird es möglich, den Schlaf mit den Methoden der Genetik zu untersuchen.»

Worüber sie sich freut, ist nichts Geringeres als die Entstehung einer neuen Teildisziplin der Schlafforschung, die man Schlafgenetik nennen könnte. Und *Drosophila* sowie bald vermutlich auch der Fadenwurm *Caenorhabditis* sind die ersten Protagonisten dieser neuen Disziplin. Die Forscher werden die winzigen Würmer und Fliegen dafür benutzen, im großen Maßstab nach den genetischen Grundlagen von Schlaf und Schlafregulation zu suchen.

«Fruchtfliegen und Fadenwürmer bieten sich als Modellorganismen geradezu an», sagt Irene Tobler und verweist darauf, dass man bei den einfach zu züchtenden und zu vermehrenden

Tieren problemlos Exemplare mit genetischen Störungen finden könne, die ein ungewöhnliches Schlafverhalten zeigen. Die Analyse solcher Mutanten würde uns eine Menge über die biochemische Basis des Schlafverhaltens zeigen – dürften doch alle an der Schlafregulation beteiligten Eiweiße im genetischen Code abgespeichert sein.

Auch nicht mutierte Modelltiere sind natürlich wichtig: Bei ihnen suchen die Forscher schon heute nach Genen, die im Schlaf aktiver oder inaktiver als im Wachzustand sind. Es ist nahe liegend, dass sie Eiweiße codieren, die mit großer Wahrscheinlichkeit eine wichtige Rolle in der Biochemie des Schlafs oder der Wachheit spielen.

Mit der gleichen Doppelstrategie enträtseln Forscher derzeit sehr erfolgreich viele andere biologische Grundphänomene wie zum Beispiel die Arbeitsweise der inneren Uhren oder die Steuerung des Alterns und der Entwicklung vom Ei zum ausgewachsenen Wesen. Wichtige weitere Modellorganismen, bei denen die Schlafforscher auch schon auf Gensuche gehen, sind Mäuse und Ratten als «Paradesäuger» und Zebrafische als Archetypus eines niederen Wirbeltiers.

Das weitere Vorgehen der Schlafgenetiker ist also absehbar und bestens erprobt: Sie müssen mit Hilfe so genannter Expressionsanalysen zunächst Gene suchen, die im Schlaf besonders viel oder besonders wenig abgelesen werden, damit nach ihrem Bauplan neue Eiweiße entstehen. Und sie müssen Mutationen entdecken, die den Schlaf von Wurm oder Fliege beeinflussen. Dann werden sie danach suchen, welche Funktion die im Schlaf besonders viel oder wenig erzeugten Eiweiße besitzen und welche körperlichen Folgen die Erbgutveränderungen haben.

Zwangsläufig dürften neue, biologisch aktive Strukturen in den Fokus rücken, die wichtig für den Schlaf sind. Nun gilt es, zu vergleichen, ob es ähnliche Strukturen mit ähnlichen Aufgaben auch bei Säugetieren und damit bei uns Menschen gibt.

Das würde nicht nur entscheidende neue Puzzleteile zur Enträtselung des Schlafs liefern, sondern viele innovative Ansätze für die Therapie von Schlafstörungen aller Art.

Die neuen Fruchtfliegenexperimente aus Madison zeigen, dass dieser Weg keine Utopie mehr ist: Die breite Verteilung des Schlafbedarfs der 9000 Fliegenstämme legt nahe, dass viele verschiedene Gene an der Schlafregulation beteiligt sind. Sie scheinen bei den einzelnen Stämmen unterschiedlich kombiniert zu sein. Und Extremschläfer, die fast nur Kurz- oder Langschlafgene besitzen, sind wegen der unwahrscheinlichen Kombination zwangsläufig selten. Ein solcher Hang zum Mittelmaß ist typisch für so genannte multigen vererbte Eigenschaften. Aus dem gleichen Grund gibt es viele mittelgroße Menschen, aber nur wenige Riesen oder Zwerge.

Cirelli und Kollegen fanden schon ein einzelnes Gen, dessen Aktivität das Schlafbedürfnis der Fliegen massiv manipuliert. Sie knöpften sich zunächst solche Fruchtfliegen vor, die extrem kurz schliefen. Was sie entdeckten, nannten sie *minisleep*: ein Stamm, der nur ein Drittel des Schlafs normaler Fliegen braucht. Sie bekamen heraus, dass bei diesen Minischläfern das Gen für ein Eiweiß verändert ist, das für die Erregbarkeit von Nervenzellen sorgt, indem es unter bestimmten Bedingungen elektrisch geladene Teilchen die Zellhülle passieren lässt. Damit hilft es bei der Freilassung von Botenstoffen und der Informationsweiterleitung im Gehirn der Fliegen. Auf diesem Weg «scheint das Gen den Bedarf oder die Effizienz von Schlaf zu regulieren», folgern die Forscher.

Wer jetzt allerdings auf eine Gentherapie oder ein neues Wundermittel für Menschen hofft, die eines fernen Tages unser Schlafbedürfnis senken oder die Schlafqualität erhöhen könnten, sei gewarnt: Die Kurzschlaf-Mutanten haben leider eine deutlich verringerte Lebenserwartung als normale Fliegen.

Warum schlafende Vögel nicht vom Baum fallen

Auch wenn das massenhafte Durchkämmen großer Zuchten nach schlafgestörten Würmern oder Fliegen noch lange nicht Laboralltag ist, so haben sich Tiere als Modelle für die Schlafforschung seit langem bewährt. Und was bei den winzigen Fruchtfliegen unglaublich erscheint, gehört bei Wirbeltieren längst zum Standardrepertoire der Wissenschaft: Hirnstromableitungen machen, Muskelspannungen und Augenbewegungen kontrollieren sowie die Körperhaltung mit Kameras überwachen. Viele Dinge über den Schlaf wissen wir nur, weil einige Versuchstiere zum Beispiel lange Zeit nicht schlafen durften oder dauerhaft in eine künstliche Umwelt ohne Tag-Nacht-Rhythmus verpflanzt wurden – beides Dinge, auf die sich Menschen nur sehr selten freiwillig einlassen.

So bereiten sich viele Tiere mit reichhaltigen, aber instinktiv ablaufenden Tätigkeiten auf das Schlafen vor. Hunde und Katzen drehen sich oft im Kreis und trampeln sich ein bequemes Nest. Hamster und Ratten putzen sich minuziös. Und Elefanten suchen den Körperkontakt zum Artgenossen, wie Irene Tobler schildert: «Es begeistert mich, zu sehen, wie ein Elefant im Schlafzelt des Zirkus immer müder werdend noch etwas Stroh zusammenkratzt, es wie ein Kopfkissen hinlegt, sich dann schwerfällig auf die Seite fallen lässt und dem Kollegen nebenan den Rüssel über Hals oder Rumpf legt.»

Schimpansen bauen sich jeden Abend ein neues Schlafnest in ihren Baum, das die Jungen anfangs mitbenutzen dürfen. Sind sie zu groß, müssen sie aber lernen, ihr eigenes Nest zu bauen; und weil das anfangs eher unbequem ist, flüchten sie sich mal mit mehr, mal mit weniger Erfolg noch einmal ins Bett der Mutter. «Kommt Ihnen das bekannt vor?», fragt Tobler lächelnd.

In fast allen Tiergruppen gibt es zudem Vertreter, die vor dem Schlafen ein Versteck aufsuchen oder sich eingraben. Ein kleiner

Rest solcher Verhaltensweisen mag auch noch in uns Menschen verborgen sein. Es gehört jedenfalls zu den ersten Tipps, die Schlafmediziner Patienten mit Schlafproblemen geben, sich ein entspannendes, jeden Abend gleiches Einschlafritual zu überlegen, etwa ein Buch zu lesen oder die Kleider für den nächsten Morgen herauszulegen.

Oft hilft es auch, sich das Schlafzimmer möglichst gemütlich einzurichten und zum Schutz vor Störungen für schalldichte Wände und abgedunkelte Fenster zu sorgen, so als sei es eine gemütliche Höhle oder ein sicheres Versteck. Ähnliches machen auch Putzerfische: Sie umgeben sich, solange sie schlafen, mit einer schützenden Schleimhülle.

Auch in Sachen Schlafposition kommt im Tierreich so ziemlich alles Denkbare – und Undenkbare – vor: Die meisten Säugetiere rollen sich ein oder liegen flach ausgestreckt, manche sogar in Seitenlage am Boden. Fledermäuse hängen kopfüber von Höhlendecken, manche Papageien lassen sich auf ähnliche Art von Ästen herunterbaumeln. Viele Vögel bevorzugen allerdings die «Zudeckhaltung», bei der sie auf Bauch und Hinterbeinen hocken und den Kopf unter einen Flügel stecken. Flamingos und Störche stehen beim Schlafen auf einem Bein. Einige schlafende Vögel bleiben einfach auf einem Ast sitzen. Dass sie nicht herunterfallen, obwohl sich ihre Muskulatur genau wie bei anderen Tieren im Schlaf entspannt, liegt an einem geschickten Trick: «Während der Mensch Muskeln aktivieren muss, um etwas zu greifen, müsste ein Vogel im Gegensatz Muskelkraft aktivieren, um seinen Griff zu lösen», erklärt der Vogelkundler Günther Bauer von der Vogelwarte des Max-Planck-Instituts für Ornithologie in Radolfzell. Je tiefer die Vögel schlafen, desto fester halten also ihre Krallen.

Nilpferde und Robben schlafen zeitweilig unter Wasser. Elefanten, Pferde und Schafe verbringen zumindest einen Teil ihrer Schlafenszeit im Stehen. «Oft legen sie sich nur im Tiefschlaf hin», sagt Irene Tobler, die einst mit Infrarotkameras herausfand, dass erwachsene Elefanten vier bis sechseinhalb Stunden Schlaf brauchen, junge Elefanten sogar acht. Der renommierte Schlafforscher Jerome Siegel von der Universität von Kalifornien in Los Angeles, USA, sammelt seit geraumer Zeit Indizien, die einen generellen Trend stützen: Säugetiere benötigen umso weniger Schlaf, je größer sie sind und je weniger Energie sie aufwenden müssen, um an ihr Fressen zu kommen.

Kleine Raubtiere wie zum Beispiel Fledermäuse schlafen laut Siegel täglich 20 Stunden, Igel etwa 18. Größere Raubtiere brauchen schon weniger Schlaf, Tiger knapp 16, Löwen 14 und Hunde zehn Stunden. Große Pflanzenfresser wie Kühe, Schafe oder Pferde sind dagegen extreme Kurzschläfer, denen drei bis vier Stunden Schlaf pro Tag reichen. Kleine Pflanzenfresser brauchen wieder deutlich mehr Schlaf: Meerschweinchen zehn und Hamster 14 Stunden zum Beispiel.

Erstaunlich ist, dass Elefanten nach dieser Rechnung eigentlich zu viel schlafen. In Wahrheit liegen allerdings die Angaben für Pferde, Schafe und Kühe vermutlich zu niedrig. Denn Hirnstromableitungen dieser Huftiere haben mittlerweile offenbart, dass sie auch tagsüber, wenn sie vermeintlich nur dösen, immer wieder wegnicken. Sie schlafen manchmal sogar beim Wiederkäuen, dem Kühe acht Stunden täglich nachgehen. Den Zustand des Dösens, der vermutlich immer wieder durch Schlafphasen unterbrochen wird, genießen die meisten Tiere viel und gerne. Wir Menschen haben die Tagträumerei in unserer leistungsorientierten Gesellschaft allerdings weitgehend abgelegt.

Die Experten vergleichen das Dösen der Tiere inzwischen mit unserem Leichtschlafstadium eins, in dem sich ja ebenfalls die langwelligeren Thetawellen mit den Alphawellen abwechseln. Ein Resultat, das uns zu denken geben sollte, denn was für Kühe gilt, könnte auch bei uns passieren: Unser Gehirn könnte die Entspannung, während wir dösen oder uns langen Tagträumen

ausliefern, nutzen, um die ein oder andere so genannte Mikro-
schlafepisode einzulegen. Das würde nicht nur unsere allgemeine Leistungsfähigkeit erhöhen, sondern auch die Legende erklären, wonach Yogis, die extrem viel meditieren, weniger Schlaf
brauchen als nicht meditierende Menschen. Einen Teil ihres
Schlafbedürfnisses bauen sie vielleicht schon beim professionel-
len Entspannen ab.

Alle Tiere schlafen

Der Vergleich von wiederkäuenden Kühen und meditierenden
Yogis ist gar nicht so abwegig. Das untermauern zumindest
die unzähligen, mittlerweile erfassten EEGs schlafender Tiere.
Alle Säugetiere besitzen zum Beispiel Tiefschlafphasen mit den
typischen langwelligen Delta-Hirnströmen, REM-Phasen und
Leichtschlaf.

«Es ist erstaunlich, wie ähnlich der Schlaf zum Beispiel bei
Ratten und bei Menschen ist», sagt Irene Tobler. Einzig die Länge der Zyklen sei beim Menschen anders: «Bei Tieren sind die
Zyklen kürzer – bei Ratten nur zwölf Minuten –, und sie schlafen meist polyphasisch.» Das heißt, sie verteilen ihren Schlaf auf
mehrere kürzere Abschnitte am Tag und in der Nacht, so wie
es Menschen als Neugeborene tun, oder immer dann, wenn sie
im Alter oder wegen einer Krankheit viel im Bett liegen. Ein
Forscherteam aus Boston, USA, fand 2004 sogar heraus, dass
Zeitpunkt, Dauer und Häufigkeit der Aufwachphasen, die den
Schlaf immer wieder unterbrechen, bei Katzen, Mäusen und
Ratten den gleichen Gesetzmäßigkeiten gehorchen wie bei Menschen.

Manche Wissenschaftler, wie der Hirnforscher Jan Born von
der Universität Lübeck, sehen noch einen zweiten Unterschied
zwischen Mensch und Tier: «Wir Menschen haben einen be-

sonders gut organisierten Schlaf.» Die einzelnen Schlafstadien folgen ungewöhnlich regelmäßig aufeinander und gehorchen einem sehr strengen Schema. Born vermutet, das habe vor allem etwas mit der nächtlichen Arbeit unseres Denkorgans zu tun. Weil unsere intellektuellen Fähigkeiten so herausragend seien, müsse unser Geist nachts auch besonders viele Eindrücke bewältigen. Vielleicht sei es sogar eine der verborgenen Ursachen für unsere hohe Intelligenz, dass wir so sortiert schlafen.

Den REM-Schlaf gibt es außer bei Mensch und Säugetier nur noch bei Vögeln. Dort dauern die paradoxen Schlafphasen aber deutlich kürzer. Und weil die gemeinsamen Vorfahren von Säugetier und Vogel, die Reptilien, niemals in den REM-Modus schalten, gehen Forscher heute davon aus, dass beide Tiergruppen den dritten, nur im Schlaf auftretenden Bewusstseinszustand unabhängig voneinander erfunden haben.

Auch die klassische Unterteilung des Non-REM-Schlafs in kurzwelligen Leicht- und langwelligen Tiefschlaf hielt man lange Zeit für eine evolutionsbiologisch neue Erfindung. Sie existiert in aller Deutlichkeit ebenfalls nur bei Säugetieren und Vögeln. Lange Zeit trennten Experten deshalb zwischen Tieren, die einen vermeintlich echten, tiefen, dem Schlaf des Menschen vergleichbaren Zustand kennen, und solchen, die nur in regelmäßigen Abständen in eine dem Leichtschlaf ähnelnde Ruhe verfallen, aber keine Anzeichen von Tiefschlaf zeigen.

Fische und Reptilien versenken sich zum Beispiel immer wieder in eine Art Ruhestarre, in der sie langsamer als sonst auf äußere Störungen reagieren, einen reduzierten Stoffwechsel haben und eine Schlafhaltung einnehmen. Und auch das dritte Schlafkriterium erfüllen die so genannten niederen Wirbeltiere: Ihre Ruhephasen dauern länger, wenn ein Experimentator sie vorher immer wieder unterbunden hat – ganz so wie bei Mensch und Fadenwurm.

Viele schlafende Fische schützen sich vor Feinden, indem

sie blass werden, sich auf den Boden herabsinken lassen oder in Höhlen und Felsspalten verstecken. Besonders große Fische wie Thunfische schwimmen im Schlaf einfach weiter, weil sie sonst ein Problem damit bekämen, ausreichend frisches Wasser durch ihre Kiemen zu pumpen. Sichtbarstes Schlafzeichen bei Reptilien sind das Schließen der Augen und die Einnahme einer hockenden oder liegenden Position. Schlangen und andere Echsen verkriechen sich vor dem Schlaf manchmal in ein Versteck. Man sollte sich angesichts eines vermeintlich schlafenden Reptils allerdings nie in Sicherheit wiegen: Wie bei Säugern kann die Schlafhaltung auch ein Zeichen von wacher Entspannung, sprich Dösen sein, das mit leichtem Schlaf gemischt ist. Dann reagieren die Echsen auf die kleinste Störung in gewohnt schnellem Tempo. Und das kann bei einem Krokodil tödlich enden.

Die Vorfahren der heutigen Reptilien haben übrigens wie Vögel geschlafen. Das folgt zumindest aus der Versteinerung eines schlafenden Dinosauriers, die Paläontologen aus Peking und New York 2004 in China fanden. Sie tauften die bis dato unbekannte Art *Mei long* – schlafender Drache. Als es im Schlaf verschüttet wurde, lag das Tier auf den gefalteten Hinterbeinen und hatte seinen langen Hals gedreht. Der nach hinten zeigende Kopf steckte unter dem linken Ellbogen. «Diese Stellung ist identisch mit der typischen ‹Zudeckhaltung› vieler heute lebender schlafender Vögel», schreiben die Entdecker, Xing Xu und Mark Norell. Der Schlafforschung mag der Fund kaum weiterhelfen, er ist aber ein neuer, origineller Beleg dafür, dass die Vögel von den Dinosauriern abstammen.

Inzwischen sind die Schlafforscher davon überzeugt, dass eigentlich alle Tiere irgendwie schlafen und dass das Gehirn dabei immer eine regelnde Rolle übernimmt. Bei Säugetieren, Vögeln und Reptilien gibt es darüber keine Zweifel. Und selbst bei den Nicht-Wirbeltieren wurden sie überall fündig, wo sie genau genug nach schlafähnlichen Zuständen suchten. Sie kennen in jeder großen Gruppe des tierischen Lebens bereits mindestens einen regelmäßig schlafenden Vertreter: bei den niederen Tieren den Fadenwurm *Caenorhabditis*, bei den Gliedertieren Skorpione, Krebse und Insekten und bei den Weichtieren die Tintenfische.

Auch das lange geltende Dogma, niedere Tiere würden keinen Tiefschlaf mit einer deutlichen Verlangsamung des Hirnstrommusters und einer dramatisch heraufgesetzten Weckschwelle kennen, wankt gewaltig: Im Gehirn schlafender Schildkröten sind die Nervenzellen deutlich weniger erregt als im Wachzustand, entdeckte 2001 der Schlafforscher Jerome Siegel mit seinen Mitarbeitern. Es war das gleiche Erregungsmuster, das ein Jahr später die Amerikaner Ralph Greenspan und Douglas Nitz bei schlafenden Fruchtfliegen aufspüren sollten.

Die bislang größte Ähnlichkeit mit dem langwelligen Tiefschlaf der Säuger und Vögel fand allerdings 2004 der Neurobiologe Fidel Ramón von der Universität in Ciudad, Mexiko, beim Louisiana-Sumpfkrebs. Mit Kollegen machte er EEGs bei den Tieren, die sich durch eine auffällige Schlafposition als Versuchstier geradezu aufdrängten: Zum Schlafen legen sich die eigentlich auf dem Grund von Süßgewässern herumstaksenden Tiere nämlich auf die Seite und lassen sich an der Wasseroberfläche treiben. In diesem Zustand reagieren sie deutlich schlechter als sonst auf Berührungen ihres Panzers. Das ist aber nicht das einzige Schlafzeichen, wie Ramón entdeckte. Im Schlaf verändern sich ihre Hirnströme und werden wie bei Säugetieren im Tiefschlaf immer langwelliger.

Schlafen mit dem halben Hirn:
Der Trick der Wale

Es scheint, als wäre nicht nur das Schlafen an sich, sondern auch die Änderung der Hirnaktivität und damit die Unterteilung in Leicht- und Tiefschlaf ein Hunderte von Millionen Jahre altes und kaum verändertes Prinzip des tierischen Lebens. «In allen bisher erforschten Tierarten ist der Schlaf ein streng regulierter Prozess», sagt Reto Huber aus Madison.

Schlaf muss ungeheuer wichtig sein. Doch ist er das wirklich immer und überall? Auch Schlafforscher kennen eine Asterix-Frage: Das ganze Säugetierreich ist beherrscht von Lebewesen, die sich immer wieder zum Schlafen hinlegen, die Außenwelt abgrenzen und nicht mehr bewegen. Ausnahmslos das ganze? Nein. Eine kleine Gruppe verstreut in den weiten Ozeanen dieser Erde lebender Tiere wehrt sich tapfer gegen den inneren Zwang zum totalen Abschalten des Bewusstseins.

Wale, Delphine und manche Robben, die unter Wasser schlafen wollen, haben nämlich ein Problem. Sie sollten schlafen, dürfen es aber nicht. Denn die Meeressäuger müssen immer wieder zum Atmen an die Wasseroberfläche, haben jedoch kein Atemzentrum im Stammhirn, das den notwendigen Bewegungsablauf unbewusst im Schlaf abrufen könnte. Deshalb können sie sich nicht wie Fische fast besinnungslos unter Wasser treiben oder an den Grund herabsinken lassen. Stattdessen schaltet immer nur eine Hälfte ihres Gehirns ab, wenn sie den Tiefschlaf erreichen. Die andere ist hellwach und steuert die Schwimmbewegungen.

In diesem so genannten Halbseitenschlaf schwimmen die Meeressäuger im Kreis und tauchen rechtzeitig zum Luftholen auf. Das Auge, das die schlafende Hirnhälfte überwacht, ist geschlossen. In regelmäßigen Abständen wechselt der Schlaf die Seite, ein Auge geht auf, das andere zu, und zumindest bei den Robben ändert sich nun auch die Schwimmrichtung. Für die meisten Schlafforscher ist gerade diese kuriose Erfindung der Natur ein starker Beleg für die Wichtigkeit des Schlafs. Warum, so fragen sie, hätte sich die Evolution diese Mühe machen sollen, wenn Schlaf belanglos wäre.

Wale und Delphine, die zeitlebens unter Wasser schlafen, kennen überhaupt keine andere Art des Schlafs. Robben haben die Wahl: Schlafen sie an Land, schalten sie das Bewusstsein vollständig ab; schlafen sie unter Wasser, begnügen sie sich mit dem Halbseitenschlaf.

Es gibt zudem Hinweise, dass Wale und Delphine – anders als alle anderen Säugetiere – nach ihrer Geburt für ein paar Wochen sehr wenig schlafen, weil das für sie zu gefährlich wäre. Im Jahr 2005 entdeckte Oleg Lyamin aus dem Team des Schlafforschers Jerome Siegel in Los Angeles, dass Orcas und Delphine in den ersten Wochen ihres Lebens kaum ein Auge schließen und immer recht aktiv sind. Die Resultate sind allerdings sehr umstritten, unter anderem, weil die Tiere gar nicht rund um die Uhr beobachtet wurden und unklar ist, ob sie nicht auch mit offenen Augen geschlafen haben.

Die Lebensumstände scheinen manche Tiere aber tatsächlich manchmal zu zwingen, ihre Schlafmenge für eine begrenzte Zeit drastisch zu reduzieren. Das bestätigten Experimente mit Dachsammern. Diese Zugvögel schlafen nachts normalerweise. Während ihrer 4300 Kilometer weiten Wanderungen zwischen Alaska und Südkalifornien fliegen sie im Dunkeln jedoch, statt zu schlafen. Ihr Schlafbedürfnis, das sie zum Teil tagsüber oder abends vor dem Abflug befriedigen, sinkt im Durchschnitt auf etwa ein Drittel des üblichen Werts. Das stellte gemeinsam mit Kollegen der US-Amerikaner Niels Rattenborg fest, der derzeit am Max-Planck-Institut für Ornithologie in Seewiesen forscht. Er verließ sich dabei nicht wie die Walbabybeobachter aus Los Angeles auf bloßen Augenschein, sondern leitete ein EEG vom Vogelhirn ab.

Doch was machen Vögel, die tagelang ohne Pause in der Luft bleiben, zum Beispiel Fregattvögel oder Albatrosse? Sie müssten doch selbst dann vom Himmel fallen, wenn sie nur ein Drittel der üblichen Zeit pro Tag schlafen würden? Einiges spricht dafür, dass sie gleich drei Methoden zum Schlafen im Flug miteinander verbinden: Zum einen bauen die meisten Dauerflieger Gleitphasen in ihre Reise ein, während deren sie halbwegs gefahrfrei wegnicken können. Zum zweiten scheinen fliegende Vögel, wenn sie sehr müde sind, ungefährliche Mikroschlafepisoden zu haben. Die erinnern an Sekundenschlafattacken übermüdeter Menschen, können aber deutlich kürzer sein, und helfen, den dringend benötigten Tiefschlaf nachzuholen. Und zum dritten gibt es eine Menge Hinweise, dass auch Vögel den Halbseitenschlaf der Meeressäuger beherrschen.

Schlafende Enten schalten zum Beispiel nicht immer das ganze Hirn ab. Fürchten sie eine Bedrohung, bleibt eine Hirnhälfte wach. Dabei können sie kurioserweise sogar beeinflussen, welche Hirnhälfte schläft. Der Vogelkundler Rattenborg ließ 1999 vier der Schwimmvögel in einer Reihe nebeneinander ruhen und beobachtete, was passiert: «Die Enten in der Mitte schliefen meist mit zwei geschlossenen Augen. Die an den Rändern hatten meist ein Auge offen, und zwar überwiegend jenes, das von den anderen Vögeln wegzeigte.»

Schlafentzug ist tödlich

Allan Rechtschaffen, mittlerweile emeritierter Professor für Psychiatrie der Universität Chicago, USA, ist schon immer ein sehr gründlicher Mensch gewesen. Diesem Umstand verdanken wir nicht nur, dass die Regeln für die Einteilung menschlicher Schlafstadien, die der US-Amerikaner gemeinsam mit Anthony Kales einst entwarf, bis heute unverändert gültig sind. Sondern seiner Gründlichkeit verdanken wir auch, dass lange Zeit niemand ernsthaft daran zweifelte, wie wichtig Schlaf für das Überleben von Säugetieren ist.

Ende der 1980er Jahre stellte sich Rechtschaffen die Frage, was wohl passiert, wenn man ein Lebewesen, solange es irgend geht, am Schlafen hindert. Und weil sich solche Versuche bei Menschen natürlich verbieten, konzentrierte er sich auf Schlafstudien mit Ratten. So begann die größte Schlafentzugsstudie der Wissenschaft, deren Resultate der Physiologe und sein Team fein säuberlich in zehn aufeinanderfolgenden Veröffentlichungen beschrieben.

Einzelne Ratten mussten auf der einen Hälfte einer Drehscheibe sitzen, die von Wasser umgeben war. Mit Hilfe eines EEGs erkannten die Forscher, wenn die Tiere einschliefen. Dann begann sich schlagartig die Scheibe zu drehen. Die Tiere wurden geweckt und mussten zwangsläufig gehen, damit sie wegen der Fliehkräfte nicht ins Wasser rutschten. Auf der anderen Seite der Scheiben saß ein zweites Tier, das immer dann schlafen konnte, wenn sich die Scheibe nicht drehte, das eigentliche Versuchstier also wach war. Diese Kontrolltiere bekamen fast die normale Dosis Schlaf. Sie blieben während der Experimente weitgehend gesund.

Die anderen Tiere bekamen letztlich nur ein Zehntel ihrer normalen Schlafmenge ab. Und deshalb ging es ihnen mit zunehmender Versuchsdauer immer schlechter: Rasch verwahrlosten sie, sie bekamen ein stumpfes, schütteres Fell, ihr Stresshormonspiegel stieg. Die Haut war übersät von Wunden, die immer schlechter und schließlich gar nicht mehr heilten. Gegen Ende des Experiments waren die Nager nicht mehr in der Lage, ihre Körpertemperatur hochzuhalten. Sie magerten ab, obwohl sie viel mehr aßen als die Tiere auf der anderen Seite der Scheibe, die schlafen durften. Alle Ratten starben innerhalb von zwei bis drei Wochen. Das ist ungefähr die gleiche Zeit, die Nager ohne

Nahrung überleben können. Demzufolge ist Schlafen genauso wichtig wie Essen.

Die Forscher aus Chicago untersuchten auch, ob Schlafentzug ebenso dramatische Folgen hat, wenn nur REM-Phasen unterbunden werden. Deshalb ließen sie einige ihrer Tiere zwar einschlafen, weckten sie aber immer sofort, wenn die heftigen Augenbewegungen auftraten. Und auch hier war das Resultat eindeutig: Alle Tiere mussten sterben. Ihr Kampf dauerte allerdings doppelt so lange wie beim totalen Schlafentzug.

Obwohl Rechtschaffen akribisch nach den möglichen Todesursachen – und damit im Umkehrschluss nach der Hauptfunktion von Schlaf – fahndete, wurde er nicht fündig. «Unglücklicherweise wurde die direkte Ursache für den Tod der Ratten bis heute nicht gefunden», erinnert er sich im Jahr 2000. Das einzige deutliche Indiz für eine entscheidende organische Fehlfunktion war der enorme Energieumsatz, den die Tiere gegen Ende des Experiments zeigten. Sie aßen und aßen, nahmen letztlich die doppelte Menge Energie wie normale Tiere auf, magerten aber dennoch ab, und ihre Körpertemperatur sank immer weiter. Offenbar verbrauchten die Tiere, um sich aufzuheizen, wegen des enormen Schlafdefizits viel mehr Energie als unter normalen Umständen und erreichten den angestrebten Regelwert trotzdem nicht.

Gleichzeitig war dieser Regelwert sogar noch deutlich heraufgesetzt. Die Tiere hätten eigentlich fiebern müssen. Das zeigte ein zweites Experiment, bei dem die Ratten nach zwei Wochen Schlafentzug endlich schlafen durften und dabei selber wählen konnten, bei welcher Umgebungstemperatur sie sich niederlassen. Sie wählten einen 50 Grad Celsius heißen Bereich. Normale Ratten schlafen dagegen bei 30 Grad Außentemperatur. Die Stabilisierung der Körpertemperatur gilt seitdem als eine der wichtigsten Funktionen des Schlafs – wenngleich bis heute niemand weiß, wie der Schlaf diese Aufgabe erfüllt.

Seit kurzem ist auch klar, dass die Grundaussage der Recht-schaffen'schen Experimente auf die meisten Lebewesen über-tragbar sein dürfte. Im Jahr 2002 publizierte der Neurowissen-schaftler Paul Shaw aus San Diego, USA, mit Kollegen, dass auch Fruchtfliegen sterben, wenn sie nicht schlafen dürfen. Bei den Insekten dauert es 60 bis 70 Stunden, bis der Schlafentzug sie dahinrafft.

Doch bei allen Fragen darüber, was solche Experimente letzt-lich über die Funktion des Schlafes verraten, streiten die For-scher bereits über den Grundansatz. Einig ist man sich, dass sie keinen vollständigen Schlafentzug, sondern nur extreme Schlafreduktion messen. Es zeigte sich nämlich, dass der Drang zum Tiefschlaf so groß werden kann, dass er sich immer wieder für Bruchteile von Sekunden Bahn bricht – in Form von be-sonders kurzen Mikroschlafepisoden im Wachzustand. «Wenn ich eine Maus am Schlaf hindere und ein EEG mache, stelle ich fest, dass schon nach vier Stunden die ersten Deltawellen auf-tauchen – selbst wenn die Maus äußerlich ganz wach erscheint», sagt Tobler. Mit zunehmender Wachzeit werde das Phänomen immer stärker.

Wenn der Organismus also nicht mehr «im Schlaf schlafen» darf, befriedigt er sein Bedürfnis eben als Mikroschlaf im Wach-zustand. Diese Beobachtung macht nicht nur Experimente un-möglich, bei denen Schlafforscher Lebewesen lange Zeit hun-dertprozentig am Schlafen hindern wollen, sie legt auch ein tonnenschweres Gewicht auf die Waagschale jener Fachleute, die behaupten, der Schlaf sei so bedeutend, dass niemand darauf auf Dauer verzichten könne.

Außerdem mussten die Rechtschaffen'schen Tiere immer wieder einschlafen, bevor sie geweckt werden konnten. «Das, was Rechtschaffen gemacht hat, war kein totaler Schlafentzug. Es war das ständige Aufwecken aus dem Schlaf», sagt Irene Tob-ler. Und was das mit einem anstelle, sei hinlänglich bekannt: «Es macht einen riesigen psychologischen Stress, wenn man immer wieder geweckt wird.»

Viele Forscher glauben deshalb, zumindest ein Teil der Symptome der Versuchstiere ginge eher auf den Dauerstress als auf den Schlafentzug zurück. An der Grundaussage, dass extremer Schlafmangel – mehr oder weniger direkt – krank macht und auf Dauer zum Tode führt, ändert diese Einschränkung aber nichts. Dafür spricht zum Beispiel auch der Ausgang der fatalen familiären Insomnie bei Menschen. Es ist eines der ganz wenigen naturgegebenen Schlafentzugsexperimente, es ist unvorstellbar grausam – und es endet immer tödlich.

Kapitel 5

Wie Menschen schlafen

Weltrekord im Wachbleiben

Für einen 17-jährigen, ganz normalen Schüler wie Randy Gardner hätte diese Rechenaufgabe eigentlich kein Problem sein dürfen. Er solle von der Zahl 100 immer wieder die Zahl Sieben abziehen, hatte der Neurologe gefordert. Doch Gardner kommt nur bis 65, dann stoppt er. Sein Gegenüber wartet einen Moment und fragt schließlich erstaunt, warum er nicht weitermache. Der Schüler antwortet: «Was soll ich denn machen?» Er hat die Aufgabe völlig vergessen.

Bisher hatte Gardner noch nie psychische Probleme gehabt. Und jetzt? Der Neurologe macht sich Notizen: «Ausdruckslose Erscheinung, undeutliche Aussprache ohne Intonation; muss zum Sprechen ermuntert werden, damit er überhaupt antwortet.» Was ist bloß mit dem netten Jungen aus San Diego, Kalifornien, geschehen? Ganz einfach: Er ist so schläfrig wie vermutlich noch kein anderer Mensch zuvor. Den elften Tag hält sich Gardner jetzt bereits in Folge wach, 250 Stunden hat er nicht mehr geschlafen. Er muss nur noch die folgende Nacht überstehen, dann hat er sein Ziel erreicht: den Eintrag ins Guinness-Buch der Weltrekorde für den längsten Schlafentzug aller Zeiten.

Entweder hatte die Schläfrigkeit nach dem fünften Subtraktionsschritt sein Kurzzeitgedächtnis außer Kraft gesetzt, so wie es bei Menschen mit Altersdemenz vorkommt. Oder er war schlicht für einen winzigen Moment eingeschlafen – zu kurz, um vom Gegenüber wahrgenommen zu werden, aber lang genug, um die Rechenaufgabe aus seiner Erinnerung zu streichen. Es ist das Jahr 1965. Die Schlafforschung steckt noch in den Kinderschuhen. Niemand weiß, dass drastischer Schlafentzug Versuchstiere tötet. Niemand ahnt, dass sich ein völlig übermüdetes Gehirn die dringend benötigte Bewusstlosigkeit zur Not per Mikroschlaf besorgt. Niemand kommt folglich auf die Idee, dass man ohne eine Überwachung der Hirnströme gar nicht wirklich erkennt, ob jemand einschläft. Aus heutiger Sicht handelt es sich bei Gardners Selbstversuch also um ein unsauberes Experiment. Wie stark sein innerer Schlafdruck war, als er das Subtrahieren vergaß, ist unklar. Und doch lehrt uns die Geschichte eine Menge darüber, was mit Menschen passiert, die unendlich schläfrig sind.

Die Notizen über Gardners Zustand macht damals der Neurologe John Ross vom San Diegoer Marinehospital. Er hat mit Kollegen die Aufgabe übernommen, den Selbstversuch zu überwachen. Schon am zweiten Tag des Schlafentzugs bemerkt der Psychiater bei Gardner erste Anzeichen extremer Müdigkeit: Der Schüler hat Schwierigkeiten, mit den Augen zu fokussieren und Gegenstände mit dem Tastsinn zu erkennen. Am dritten Tag wird Gardner schwermütig, am vierten tauchen erstmals Gedächtnislücken und Konzentrationsschwierigkeiten auf. Er bekommt Probleme mit seiner Wahrnehmung, hält ein Verkehrsschild für einen Menschen und sich selbst für einen berühmten Footballspieler. Es handelt sich aber nicht um psychotische Halluzinationen im engeren Sinn, denn Gardner erkennt seinen Irrtum rasch und aus eigenen Stücken. Während der nächsten Tage verstärken sich die Symptome. Gardners Sprache verlangsamt sich. Auch einfache Gegenstände kann er oft nicht mehr benennen. Die Gedächtnislücken nehmen zu.

Doch dann ist der bis heute gültige Weltrekord geschafft.

Nach genau 264 Stunden, sprich elf Tagen, hält Randy Gardner um fünf Uhr morgens eine legendäre Pressekonferenz, an die sich der Schlafforscher William Dement in seinem Buch «Der Schlaf und unsere Gesundheit» erinnert: «An seinem mit Mikrophonen gespickten Pult wirkte Randy wie der Präsident der Vereinigten Staaten. Sein Auftreten war tadellos, nicht ein einziges Mal geriet er ins Nuscheln oder verhaspelte sich. Nach der Pressekonferenz ging Randy schlafen.»

Der Schlaf dauert fast 15 Stunden. Danach ist Gardner hellwach und fast wieder normal. Er bleibt die kommende Nacht auf und geht am nächsten Morgen sogar zur Schule. In den folgenden Tagen wird Gardner noch besonders früh zu Bett gehen und länger als gewohnt schlafen. Doch schließlich ist alles, wie es früher war. Dieses Resultat – dass man sich von Schlafentzug erholen kann – wird Allan Rechtschaffen fast zwei Jahrzehnte später bestätigen: Auch bei seinen Ratten hinterließ der Schlafmangel keine bleibenden Schäden, wenn er sie rechtzeitig aus der Versuchsapparatur befreite und sie Schlaf nachholen durften.

Der Schlafforscher Dement hatte den Schüler die meiste Zeit des Experiments persönlich begleitet, ihn vor allem in der zweiten Nachthälfte, wenn der Zwang zum Schlafen am größten war, mit Basketball und anderen Ablenkungen wach gehalten. Noch in der letzten Nacht soll Gardner ihn wiederholt beim Flipperspielen geschlagen haben.

Die besonders starken Schwierigkeiten mit dem Wachbleiben hatten während der dritten Nacht begonnen. Von da an war Gardner immer wieder für längere Phasen gereizt, extrem launisch und zerstreut oder schlicht apathisch und kaum ansprechbar. Teilweise habe ihn Gardner an einen Schlafwandler erinnert, schreibt Dement. Und er nimmt heute an, dass der übermüdete Junge in solchen Momenten, vor allem wenn er noch dazu für ein paar Sekunden die Augen schloss, in Wahrheit schlief. Ohne diese Schlafanfälle, die man nur mit Hilfe eines EEGs hätte erkennen können, wäre Gardner vermutlich nie so lange ohne richtigen Schlaf ausgekommen.

Anders als der Neurologe John Ross behauptet Dement jedoch, Gardner habe niemals psychotische Symptome gezeigt: «Alle kurzzeitigen Fehlleistungen konnten wir problemlos aufs Konto der schweren Schläfrigkeit verbuchen.» Deshalb gilt bis heute, Schlafentzug verursache keine ernsthaften geistigen Probleme.

Modernere Experimente, bei denen der Schlafentzug besser überwacht wurde, stimmen indes nachdenklicher: Bei einem Versuch mit israelischen Soldaten, die vier Tage und Nächte nicht schlafen durften, litt eine Minderheit der Teilnehmer nachts, wenn der Schlafdruck am größten war, an einer so genannten «Schlafentzugspsychose». Die geistigen Störungen verschwanden tagsüber wieder, und die Soldaten konnten ihre Aufgaben recht gut erledigen. Auch andere Experimente, bei denen extrem schläfrige Menschen sehr wohl psychotisch wurden, passen ins Bild: Manche Probanden bekamen heftige Halluzinationen, litten zum Teil an Verfolgungswahn, wurden extrem aggressiv oder immer schwermütiger – alles Dinge, die zumindest in abgeschwächter Form auch beim Schlafentzug des 17-Jährigen aus San Diego auftraten.

Doch unabhängig vom Ausgang dieser eigentlich rein akademischen Diskussion, ob das, was Schlafentzug mit uns anstellt, als Geisteskrankheit einzuschätzen ist oder nicht, würde heute kein seriöser Arzt einem elftägigen Schlafentzugsexperiment zustimmen. Als Obergrenze dessen, was man Menschen an Schlafentzug zumuten darf, gelten derzeit vier Tage. Danach werden die Gesundheitsrisiken einfach zu groß.

Wenn Menschen zu wenig schlafen

Natürlich sind Menschen keine Versuchstiere. Niemand kann auch nur im Ansatz daran denken, zu untersuchen, wie weit man Schlafmangel bei Menschen treiben kann. Dass die Auswirkungen eines solchen Experiments katastrophal wären, ist ohnehin klar. Für diese Einschätzung reicht bereits der Blick auf viele Studien, die akribisch dokumentiert haben, was mit Menschen passiert, die nur zwei oder drei Tage am Stück wach bleiben.

Wie bei Randy Gardner werden die Sinne unzuverlässig, Leistungs-, Konzentrations-, Gedächtnis- und Urteilsfähigkeit schwinden, die Ausgeglichenheit ist dahin. Die Laune sinkt. Schlafstörungen sind nicht umsonst eine der möglichen Ursachen krankhafter Depressionen. Alle Symptome gemeinsam führen Experten letztlich auf die anwachsende Schläfrigkeit zurück. In der Summe heißen sie schlicht Schlafentzugssyndrom. Dazu gehört vor allem auch die immer größer werdende Gefahr, sogar tagsüber – und erst recht nachts – im falschen Moment vom Sekundenschlaf überfallen zu werden. Der ist deutlich länger als der Mikroschlaf und reicht zum Beispiel aus, Menschen beim Steuern eines Autos von der Fahrbahn abzubringen.

Doch der Schlafentzug muss gar nicht auf einmal kommen. Er kann sich auch schleichend aufbauen, in Form eines sich Nacht für Nacht verstärkenden Defizits. Menschen, die über lange Zeit hinweg immer wieder zu wenig schlafen, die also an chronischem Schlafmangel leiden, zeigen letztlich die gleichen Symptome wie Menschen, die eine oder mehrere Nächte gar nicht schlafen durften.

Anfangs merken sie überhaupt nichts von ihrer nachlassenden Belastbarkeit. Tests, bei denen Forscher die Leistungen von Probanden mit ihrer Selbsteinschätzung verglichen, offenbarten ein erschreckendes Ungleichgewicht. Übermüdete Menschen halten sich auch dann noch für topfit, wenn sie bereits sehr schlechte

Ergebnisse liefern. Nicht nur in diesem Punkt sind sie gut mit angetrunkenen Menschen vergleichbar: Nach 17 Stunden ohne Schlaf schneiden wir in Leistungstests ungefähr so schlecht ab wie mit einem halben Promille Alkohol im Blut. Sind wir morgens um sieben aufgestanden, sitzen wir also schon um Mitternacht «angetrunken» hinterm Steuer. Nach 24 Stunden Schlafentzug sinken unsere Reaktionszeiten gar auf Werte, die wir ausgeschlafen nur mit einem Promille Alkohol im Blut erreichen.

Erst wenn der Schlafmangel sich über Tage hinweg beträchtlich angehäuft hat, spüren die meisten Menschen, nicht mehr normal zu sein. Ihre Ursachensuche bleibt dann jedoch im Ungewissen. Sie reden vage von «bin irgendwie schlapp», «brüte irgendwas aus», «habe sehr viel Stress» oder «gehörig was um die Ohren». Auf die Idee, zu wenig zu schlafen, kommt fast niemand.

Im besten Fall fühlen sich die Übermüdeten irgendwann körperlich krank, bekommen Kopfschmerzen und manchmal sogar leichtes Fieber. Dann denken sie, sie hätten eine Erkältung, und legen sich für ein oder zwei Tage ins Bett. Gelingt es ihnen nun, sich so richtig auszuschlafen, sind sie danach wieder voll leistungsfähig. Im schlimmsten Fall wird ihr Problem dagegen für sie selbst und andere zur Lebensgefahr: sowohl wegen sich häufender Sekundenschlafattacken, die oft genug Verkehrsunfälle verursachen, als auch wegen der beeinträchtigten Entscheidungsfähigkeit.

Menschen mit deutlichem Schlafmangel machen ungewöhnlich häufig Fehler, sie haben unerträglich schlechte Laune, und sie bekommen sogar tagsüber Sekundenschlafattacken. Berufskraftfahrer, die wegen einer unbehandelten Schlafstörung an so genannter Tagesschläfrigkeit leiden, dürfen ihren Beruf per Gesetz nicht mehr ausüben. Auch das fürchterliche Fehlverhalten, das Soldaten manchmal in kriegerischen Auseinandersetzungen zeigen – grausame Kriegsverbrechen, Angriffe gegen die eigenen

Truppen oder Massaker an der Zivilbevölkerung –, führen Experten zumindest zum Teil auf das im Einsatz fast zwangsläufig von Tag zu Tag anwachsende Schlafdefizit zurück.

Eine Studie der US-amerikanischen Armee, für die im Jahr 2002 Eliteeinheiten vor und nach einer mehrtägigen Kampfübung getestet wurden, diagnostizierte einen Besorgnis erregenden, durch Schlafmangel ausgelösten Leistungsabfall. Einige Soldaten hatten in den 73 Stunden Einsatz nur eine Stunde geschlafen. Bei einem Test auf schnelle Entscheidungsfähigkeit machten sie nach dem Manöver im Durchschnitt 15, vorher nur ein bis zwei Fehler. «Ihr Abschneiden war schlechter, als wenn sie betrunken gewesen wären», kommentiert der Leiter der Untersuchung, Harris Liebermann.

Schlafmangel macht dumm

Natürlich sind nicht nur Soldaten vom Schlafentzugssyndrom betroffen. «Chronischer Schlafentzug ist häufig und hat viele mögliche Auslöser: medizinische Umstände wie anhaltende Schmerzen oder Schlafstörungen, ungünstige Arbeitsbedingungen wie zu lange Arbeitszeiten oder Schichtarbeit sowie soziale oder häusliche Verpflichtungen», weiß David Dinges, zusammen mit Hans Van Dongen einer der führenden Experten der Schlafmangelforschung. Beide stammen von der Universität von Pennsylvania in Philadelphia, USA.

Im Jahr 2003 veröffentlichten sie mit Kollegen eine Studie, die sehr nachdenklich macht: 48 gesunde junge Erwachsene mit einem ganz normalen, durchschnittlichen Schlafbedürfnis von siebeneinhalb Stunden durften zwei Wochen lang entweder nur vier, sechs oder acht Stunden pro Nacht schlafen. Waren sie wach, mussten sie alle zwei Stunden in Tests ihre Aufmerksamkeit, ihr Gedächtnis und ihre Reaktionsfähigkeit erproben. Nur bei den Achtstundenschläfern blieben die Ergebnisse auf hohem Niveau. Bei den anderen Gruppen ließen sie kontinuierlich bis zum letzten Tag des Experiments nach – und zwar bei den Vierstundenschläfern fast doppelt so rasch wie bei den Sechsstundenschläfern.

Nach zwei Wochen war die Leistung der Vierstundenschläfer so schlecht wie bei Vergleichspersonen, die zwei Tage und Nächte lang überhaupt nicht schlafen durften. Die Sechsstundenschläfer handelten so, als hätten sie 24 Stunden totalen Schlafentzug hinter sich. Die Forscher diagnostizierten bei den Probanden «fortschreitende neurokognitive Dysfunktion in den Systemen für die nachhaltige Aufmerksamkeit und das Arbeitsgedächtnis».

Jene viel beschäftigten Manager oder TV-Moderatoren, die stolz überall herumerzählen, ihnen reichten vor lauter Arbeit nur vier Stunden Schlaf pro Nacht, unterliegen also sehr wahrscheinlich einem Irrtum. Doch dieser Irrtum ist natürlich, fanden Dinges und Van Dongen ebenfalls heraus: Es scheint so, als würde unsere Müdigkeit, wenn wir mehrere Tage hintereinander zu wenig schlafen, nicht im gleichen Maße steigen, wie unsere geistige Leistungsfähigkeit nachlässt.

Bei der Analyse eines Tests, in dem die Versuchspersonen den Grad ihrer Schläfrigkeit selbst bewerteten, erlebten die Forscher eine Überraschung. Nach etwa vier Tagen hörten die Probanden, die jede Nacht etwas zu wenig schliefen, einfach auf, sich müder als am Tag zuvor zu fühlen. Die homöostatische Komponente ihrer Schlafregulation war in den Sättigungsbereich gelangt und stieg nicht weiter an. Jetzt schien sich ihr Körper sogar an das geringere Schlafquantum zu gewöhnen. Denn obwohl ihnen immer weiter Schlaf gestohlen wurde, klagten sie nach zwei Wochen kaum noch über ernste Schläfrigkeit. Jene Probanden, die zwei Tage totalen Schlafentzug über sich ergehen lassen mussten, fühlten sich jedenfalls ungleich schläfriger.

Das Fazit ist erschreckend: Schlafmangel macht dumm – und wir merken es noch nicht einmal. Immer mehr Studien aus den letzten Jahren belegen, dass neben dem Körper auch das Gehirn den Schlaf für seine tägliche Arbeit braucht. Hirnforscher sehen mittlerweile sogar eine der wichtigsten Aufgaben des Schlafs darin, dem Nervensystem zu helfen, tags gewonnene Eindrücke zu verarbeiten. Für diese Arbeit braucht das Denkorgan seine Zeit. Und wenn es die nicht bekommt, leidet offensichtlich der Verstand.

Dass Menschen, die über lange Zeit hinweg zu wenig schlafen, geistig träger werden, weniger gut lernen und sich schlechter erinnern können als andere, ist bekannt. Einige Forscher überlegen sogar schon, Menschen nach einem traumatischen Erlebnis gezielt am Schlafen zu hindern, damit sie das Erlebte vergessen und keine dauerhaften psychischen Schäden davontragen. Besonders fatal ist Schlafmangel für Schulkinder. Haben sie eine Schlafstörung, sind ihre Leistungen oft unterdurchschnittlich. Wird das Problem beseitigt, bessern sich meist auch ihre Noten. Zwei Studien aus den USA kamen 2005 und 2006 zu eindeutigen Ergebnissen: Kinder, die wegen starker Schnarchprobleme einen extrem gestörten Schlaf haben, zeigen überdurchschnittlich häufig ein auffälliges Verhalten. Sie sind übermüdet, oft überaktiv und unkonzentriert, manchmal sogar aggressiv. Bei erstaunlich vielen wird sogar das Aufmerksamkeitsdefizit-Hyperaktivitäts-Syndrom (ADHS) diagnostiziert. Nach der Behandlung des Extremschnarchens bessert sich das Verhalten der Kinder erheblich.

Im Rahmen der einen Studie operierten Ärzte der Universität von Michigan 22 Kindern mit ADHS die Mandeln, bei Kindern die gängigste Antischnarchmaßnahme. Ein Jahr später hatte nur noch die Hälfte das Syndrom. Die andere Untersuchung, durchgeführt von Ärzten aus New York, verglich 42 Kinder, denen wegen des Extremschnarchens die Mandeln gestutzt wurden, mit einer ähnlich großen Vergleichsgruppe, die aus anderen Gründen die gleiche Operation über sich ergehen lassen musste. Vor der Operation waren die Kinder mit der Schlafstörung wesentlich häufiger verhaltensauffällig. Drei Monate später hatten sich ihre Testergebnisse klar verbessert und denen der Vergleichsgruppe angenähert.

Schlafmangel macht dick

Thomas Alva Edison erfand die Glühlampe zwar schon im Jahr 1879. Doch es dauerte lange, bis elektrisches Licht Einzug in gewöhnliche Haushalte hielt. Noch 1910 gingen die Menschen deshalb früh zu Bett und verbrachten dort im Durchschnitt jede Nacht neun Stunden. Heute schläft einer Umfrage zufolge der Durchschnittsdeutsche nur noch sieben Stunden und acht Minuten. Er geht um 22.47 Uhr ins Bett, schläft nach einiger Zeit ein und wacht zwischen sechs und halb sieben wieder auf. Die Zeit vor dem Zubettgehen vertreibt er sich vor dem Fernsehgerät, oder er setzt dank Kunstlicht sein Tagwerk ungehindert fort.

Diese Entwicklung macht viele von uns auf Dauer krank, glaubt die Chronobiologin Anna Wirz-Justice, die übrigens das Basler Schlaflabor leifet, in dem ich übernachtete: «Moderne Menschen schlafen im Durchschnitt etwa eine Stunde weniger als vor 20 Jahren. Vielleicht sind viele unserer so genannten Zivilisationskrankheiten langfristige Folgen dieses Trends.» Tatsächlich gibt es zunehmend Hinweise, dass anhaltender Schlafmangel unser Stoffwechselgefüge aus dem Gleichgewicht bringt. Offenbar braucht der Körper eine lange nächtliche Ruhephase, damit die ineinandergreifende Signalkette der fein aufeinander abgestimmten Hormone ihre Schlafarbeit ungestört zu Ende bringen kann.

Schlafmangel hat ähnliche Auswirkungen auf den Kohlenhydratstoffwechsel und das Hormonsystem wie normale Alterungsprozesse, fanden 1999 Karine Spiegel und Eve Van Cauter aus Chicago heraus. Sie ließen gesunde junge Menschen für sechs Nächte nur vier Stunden schlafen. Danach waren die Blutwerte der Probanden so schlecht wie sonst nur bei Menschen mit hohem Risiko für Diabetes und Herzinfarkt. «Eine Schlafschuld dürfte den Schweregrad chronischer Alterskrankheiten verstärken», bilanzierten die Forscherinnen. Oder anders gesagt: Wer zu wenig schläft, wird schneller alt.

Botenstoffe wie Insulin, Leptin oder Ghrelin, aber auch die Hormone der Schilddrüse oder der Nebennierenrinde sorgen unentwegt für ein ausgeglichenes, den körperlichen Bedürfnissen angepasstes inneres Energieniveau und dafür, dass unsere Organe optimal arbeiten können. Im Schlaf leitet das Wachstumshormon eine organische Rundumerneuerung ein. Der Körper erzeugt neue Zellen und braucht dafür viel Energie. Weil wir dann aber nichts essen, wird nun vor allem das Fett aus unseren Energiespeichern rings um Bauch, Po oder Hüfte verbrannt. Künstliches Wachstumshormon, das beim Abnehmen und Regenerieren hilft, hat es deshalb zu unrühmlicher Prominenz als Dopingmittel für Ausdauersportler gebracht.

Vielleicht sollten die Sportler, statt zu dopen, einfach mehr und tiefer schlafen. Ist die Zeit für das komplexe nächtliche Stoffwechselgeschehen nämlich zu kurz oder schlafen wir zu unregelmäßig, kann das ganze System in Schieflage geraten. «Es gibt inzwischen viele Untersuchungen, die Schlafmangel und Stoffwechselkrankheiten miteinander in Verbindung bringen», sagt Wirz-Justice. Die eigentlich so energisch-fröhliche, in Neuseeland geborene Neurobiologin, die sich große Verdienste um die Behandlung der Winterdepression mit Licht erworben hat, macht ein erschreckend nachdenkliches Gesicht. Recht hat sie, denn was sie sagt, bedeutet schließlich, dass zum Beispiel Übergewicht, Diabetes oder Herz-Kreislauf-Leiden auch deshalb immer häufiger werden, weil wir weniger und unregelmäßiger als früher schlafen.

Besonders stark nimmt seit einigen Jahren übrigens die Kombination der drei Leiden zu, die Ärzte dann metabolisches Syndrom nennen. Betroffene sind viel zu schwer, haben drastisch erhöhte Blutfettwerte, meist zu hohen Blutdruck und neigen zur Zuckerkrankheit. Ist es wirklich nur ein Zufall, dass dieser Trend zeitgleich mit der allgemeinen Abnahme der Schlafmenge erfolgt?

Wohl eher nicht: Ein Team von Chronobiologen um den Niederländer Ruud Buijs vom Institut für Hirnforschung in Amsterdam versucht den Ursachen des metabolischen Syndroms schon seit Jahren auf den Grund zu gehen. Sie fanden einige überzeugende Belege, dass das Verbindende zwischen den vielen Facetten der Krankheit, an der allein jeder vierte US-Amerikaner leiden soll, eine Störung der zeitlich organisierten Stoffwechselkontrolle durch die inneren Uhren ist. Wer schlecht und immer wieder zu ungewohnten Zeiten schläft, bringt seine inneren Rhythmen durcheinander, und das kann seinen Stoffwechsel kaputtmachen, so Buijs' knappes Fazit.

Gerade beim Übergewicht zweifelt kaum mehr jemand an diesem direkten Zusammenhang. So fanden in den vergangenen Jahren eine Menge Wissenschaftler in verschiedenen Studien, dass Menschen, die ungewöhnlich wenig oder schlecht schlafen, öfter als andere dick werden. Shahrad Taheri von der Stanford-Universität in Kalifornien stellte zum Beispiel mit Kollegen fest, dass der Body-Mass-Index (Körpergewicht geteilt durch die Größe in Metern zum Quadrat) bei Menschen, die weniger als acht Stunden pro Nacht schlafen, umso mehr steigt, je weniger Schlaf sie bekommen. Bei dieser übrigens direkt proportionalen Beziehung spielen wahrscheinlich die appetitregulierenden Stoffwechselhormone eine entscheidende Rolle: Jene Menschen, die besonders wenig schlafen, haben im Blut erhöhte Werte des

Hungerhormons Ghrelin und verminderte Werte des körpereigenen Appetitzüglers Leptin.

Das macht auch Sinn, denn Ghrelin wird vom schlafenden Körper unterdrückt und Leptin heraufgefahren, damit wir nachts keinen Hunger bekommen. Schlafen wir zu wenig, fällt dieser Effekt offenbar weniger stark aus, und wir essen mehr, als wir müssten. Das denkt auch der Leiter der Stanforder Arbeitsgruppe, Emmanuel Mignot: «Unsere Studie demonstriert einen wichtigen Zusammenhang zwischen dem Schlaf und den Stoffwechselhormonen. In westlichen Gesellschaften, wo chronischer Schlafentzug häufig und Nahrung leicht erhältlich ist», könnten die beobachteten Effekte «entscheidend zur Verbreitung von Übergewicht beitragen».

Der Chronobiologe Ruud Buijs fand auch eine mögliche Querverbindung zwischen unserer zentralen inneren Uhr im Hypothalamus und einer eng benachbarten Hirnzentrale namens *Nucleus arcuatus*, die unseren Appetit reguliert: «Es zeigte sich, dass durch den Körper zirkulierende Hormone auf den SCN wirken, und sobald sich dieser verändert, ändert sich auch die Aktivität des *Nucleus arcuatus*», sagte Buijs auf einer Neurowissenschaftlertagung im Jahr 2006 über seine neuesten Ergebnisse.

Der Besorgnis erregende Trend macht noch nicht einmal vor Kindern halt: Forscher von der Laval-Universität in Ste-Foy, Kanada, entdeckten 2006, dass Fünf- bis Zehnjährige, die nur acht bis zehn Stunden am Tag schlafen, dreieinhalbmal so oft Übergewicht haben wie Kinder, die die altersgerechte Schlafmenge von 12 bis 13 Stunden bekommen.

Im gleichen Jahr wurden auf einem Kongress in San Diego auch die Resultate der bislang größten Erhebung zum Thema Schlaf und Übergewicht bekannt. Und die sind allein schon wegen der zugrunde liegenden Datenmenge besonders aussagekräftig: Sanjay Patel, Mediziner an der Universität in Cleveland, USA, wertete mit Kollegen die Angaben von 68 000 Krankenschwestern aus, die von 1986 bis 2000 alle zwei Jahre unter anderem nach Schlafgewohnheiten und Gewicht befragt worden waren. Besonders aussagekräftig macht die Studie, dass wegen der enormen Zahl der befragten Personen praktisch nur noch jene Einflüsse auf das Körpergewicht zum Tragen kamen, die tatsächlich auf das individuelle Schlafkonto der Befragten gingen. In allen anderen Faktoren, die das Gewicht von Menschen beeinflussen, unterschieden sich die Gruppen nicht – sei es die Körpergröße, das Alter, die sportlichen Aktivitäten oder die Art und Menge der Ernährung.

Jene Frauen, die nur fünf Stunden oder weniger allnächtlich schliefen, wogen schon zu Beginn der Studie im Mittel zweieinhalb Kilogramm mehr als die Siebenstundenschläferinnen. Und nach zehn Jahren war die Gewichtsschere weiter aufgegangen: auf dreieinviertel Kilogramm. «Das mag nicht nach viel klingen, aber es sind auch nur Mittelwerte», kommentiert Patel. Einzelne Frauen seien im Befragungszeitraum erheblich fülliger geworden: So sei das Risiko, im Laufe der Studie mehr als 15 Kilogramm zuzunehmen, bei Frauen, die nur fünf Stunden pro Nacht schliefen, um ein Drittel erhöht gewesen. Und auch bei sechs Stunden Schlaf pro Nacht hätten die Krankenschwestern noch immer ein leicht erhöhtes Risiko für eine extreme Gewichtszunahme gehabt.

Schlafmangel macht krank

Nicht nur das Stoffwechselgefüge und unser Energieumsatz leiden, wenn wir auf Dauer zu wenig schlafen. Die Hormonforscherin Eve Van Cauter konnte schon 1992 nachweisen, dass Menschen unter Schlafentzug deutlich weniger Wachstumshormon produzieren. Das heißt, Schlafmangel raubt sämtlichen Organsystemen ein Stück ihrer nächtlichen Regeneration. Und das dürfte auf nahezu allen Ebenen anfälliger für Krankheiten machen. Haben die Organe nicht mehr genug Zeit und Material, alte, kranke oder veränderte Zellen durch neue zu ersetzen, funktionieren sie zwangsläufig weniger gut und verlieren an Widerstandskraft.

Der gleiche Zusammenhang steckt in der uralten Volksweisheit, man könne sich gesund schlafen. Jeder hat das am eigenen Leib schon einmal erfahren: krank ins Bett zu gehen, ungewöhnlich tief und lange zu schlafen und wieder gesund aufzuwachen. Während einer Krankheit und nach Verletzungen oder Operationen ist unser Schlafbedürfnis nicht ohne Grund besonders hoch. Der Körper braucht die zusätzliche Zeit und vermutlich auch das zusätzliche Wachstumshormon für seine Erneuerung. Schlafen ist oberste Patientenpflicht!

Belege für diese These gibt es viele: Die am Schlafen gehinderten Ratten von Allan Rechtschaffen waren rasch von Wunden übersät, die nicht mehr vernünftig heilten. Und dass das Wachstumshormon, das der Körper ja nur während des Tiefschlafs ausschüttet, dabei die entscheidende Rolle spielt, zeigte 2005 ein US-amerikanisches Team um die Hautforscherin Ladan Mostaghimi: Sie hinderte Ratten, denen sie eine kleine Hautverletzung zugefügt hatte, nur am REM-Schlaf, nicht am Tiefschlaf – und die Wunden heilten im gleichen Tempo wie bei normal schlafenden Tieren.

Einer der wichtigsten Organverbünde, den der Schlaf jede Nacht unterstützt, ist das Immunsystem. Seit jeher glauben Physiologen, dass Menschen ihre Krankheitsabwehr schwächen, wenn sie zu wenig schlafen – und im Umkehrschluss, dass sie als Reaktion auf Infektionen wie eine Grippe gerade deshalb so viel schlafen, weil das Immunsystem dann besonders viel zu tun hat. Im Schlaf töte und entsorge das Immunsystem Krankheitserreger, produziere gesund machende Botenstoffe sowie Antikörper und aktiviere Killerzellen, so die These.

«Überraschenderweise gibt es für diese Vermutung sehr wenig experimentelle Belege», sagt allerdings der Lübecker Hormon- und Hirnforscher Jan Born. Immerhin erkranken Menschen, die Ärzte künstlich mit Schnupfenviren infizieren, etwas häufiger und schwerer, wenn sie wenig schlafen. Allan Rechtschaffens Versuchsratten bekamen dagegen trotz des drastischen Schlafentzugs nicht häufiger eine Infektionskrankheit als die Vergleichstiere.

Vielleicht lag das allerdings nur daran, dass die Tiere nicht richtig untersucht worden waren. Rechtschaffens Mitarbeiterin Carol Everson wiederholte die Experimente jedenfalls später und entdeckte geradezu das Gegenteil: Das Immunsystem der äußerlich auf den ersten Blick gesunden Tiere war nach 14 Tagen Schlafentzug so sehr geschwächt, dass gefährliche Bakterien ihr Inneres regelrecht auffraßen. Schon nach vier Tagen verlor die Krankheitsabwehr von Eversons Ratten die Kontrolle über die Mikroorganismen. Ihr Fazit: «Anhaltender Schlafentzug löst einen Zustand aus, der schon nach wenigen Tagen zur Infektion eigentlich steriler innerer Gewebe mit krank machenden Bakterien führt.» Setzte die Forscherin das Experiment fort, breiteten sich die Bakterien immer weiter aus, und die Ratten starben schließlich an einer tödlichen Blutvergiftung.

Einer der überzeugendsten Belege dafür, dass Schlaf unser Immunsystem auf Trab hält, stammt aus der Lübecker Arbeitsgruppe um Jan Born: Tanja Lange und Kollegen impften im Jahr 2003 19 Menschen gegen Hepatitis A. Ein Teil durfte danach normal schlafen, der andere musste eine Nacht und den nächsten Tag wach bleiben. Vier Wochen später hatte die Schläfergruppe fast doppelt so viele Antikörper gegen die Erreger der Leberentzündung im Blut wie die anderen Probanden. Während die Funktion des Schlafs bei der unmittelbaren Abwehr von Infekten noch unklar sei, unterstreiche «das Ergebnis die große Bedeutung des Schlafs für unsere langfristige Immunabwehr», bilanzieren die Forscher. Andererseits zweifelt in der Fachwelt mittlerweile niemand mehr daran, dass Schlafmangel auch deshalb krank macht, weil er Erregern von Infektionskrankheiten Tür und Tor öffnet.

Schlafmangel ist lebensgefährlich

Jeder von uns kämpft gelegentlich mit schweren Lidern. Und jeder weiß, dass es dagegen nur eine vernünftige Lösung gibt: schlafen. Doch die Vernunft siegt selten. Menschen, die mit zufallenden Augen hinter dem Steuer sitzen, fahren überall herum. Dabei sind schwere Lider das beste Zeichen für Schläfrigkeit, und die ist «die letzte Stufe vor dem Einschlafen, nicht die erste», weiß Schlafforschungspionier Dement. Drohen die Lider zuzufallen, haben wir uns in Wahrheit nicht mehr vollständig unter Kontrolle. Viel zu viele Menschen wachen erst im Graben wieder auf – oder eben gar nicht mehr.

«Sollte das Autofahren im Schläfrigkeitszustand ein Straftatbestand werden? Absolut», fordert Ilene Rosen, Schlafforscherin aus Philadelphia. In den USA würden jedes Jahr etwa 100 000 Autounfälle durch Müdigkeit verursacht, dadurch gebe es 71 000 Verletzte und 1500 Tote. Der finanzielle Schaden belaufe sich auf Milliarden von Dollar. Die Zahlen für Deutschland sehen auch nicht besser aus: Nach einer Studie des Gesamtverbunds der Deutschen Versicherungswirtschaft ist Übermüdung schuld an 24 Prozent der tödlichen Unfälle auf bayrischen Autobahnen. Rechnet man dieses Resultat auf alle 5361 deutschen Verkehrsopfer des Jahres 2005 hoch, sind 1287 wegen Schläfrigkeit am Steuer gestorben.

Viele Leichtsinnige fahren dennoch zum Beispiel mit dem Auto über Nacht in den Urlaub – eine Konstellation, die nicht selten zu besonders drastischen Schläfrigkeitsattacken führt.

Denn oft mussten sie gerade in den Wochen vor den Ferien extra viel arbeiten und schliefen deshalb weniger als gewöhnlich. Unterschwellig häuft sich so ein gehöriges Schlafdefizit an. Dann kann sogar schon das kleine Tief zur Mittagsschlafzeit reichen, um jemand hinter dem Steuer gefährlich schläfrig werden zu lassen.

Was dann zu tun ist, erforschten 1997 Louise Reyner und Jim Horne von der Loughborough-Universität in Großbritannien. Sie testeten unterschiedliche Wachbleibstrategien und fanden eine optimale Mischung: Man fahre auf den nächsten Rastplatz, trinke zunächst zwei Tassen Kaffee oder ein anderes stark koffeinhaltiges Getränk und lege sich dann ein gutes Viertelstündchen aufs Ohr. Das wirkte bei Tests im Fahrsimulator besser als jede der beiden Methoden alleine. Weil das Koffein erst nach einer halben Stunde wach macht, gelingt das Einschlafen problemlos. Und nach dem Nickerchen ist nicht nur das Schlafdefizit geringer, auch das Koffein macht munter, und man kann mindestens zwei Stunden möglichst risikolos Auto fahren.

Die britischen Experimente im Fahrsimulator haben also endgültig bewiesen, dass Koffein ein effektives Aufputschmittel ist – und richtig eingesetzt sehr nützlich sein kann. Kaffee verstärkt das Erregungssystem in unserem Gehirn und bewirkt damit das Gleiche wie eine spannende, ablenkende, vielleicht auch stressige Arbeit oder sportliche Aktivität. Nicht von ungefähr half William Dement einst Randy Gardner mit Basketballspielen oder Flippern, seine fürchterlichen Nächte zu überstehen.

Doch wer das Flip-Flop-System der Schlafzentren immer wieder unnatürlich lange zwingt, auf der Wachseite zu bleiben, obwohl die Einschlafseite schon stark daran zieht, riskiert viel: Der Schlafmangel wird dadurch immer größer. Und damit steigt die Gefahr, dass man im Laufe des kommenden Tages und vor allem in der darauf folgenden Nacht gefährliche Fehler macht. Langfristig baut sich zudem ein chronisches Schlafdefizit auf – und das kann ja, wie beschrieben, dumm, dick und krank machen.

All diese Faktoren gemeinsam sollten eigentlich jeden überzeugen, in Zukunft vermehrt auf ausreichend Schlaf zu achten. Doch woher weiß man überhaupt, wie viel Schlaf einem fehlt? Wie viel Schlaf braucht der Mensch eigentlich? Auch diese Frage versuchen Schlafforscher seit Jahren zu lösen.

Wie viel Schlaf braucht der Mensch?

Der Psychobiologe Thomas Wehr von den *National Institutes of Health* in Bethesda, USA, fragte sich Anfang der 1990er Jahre, was wohl passieren würde, wenn Menschen jeden Tag 14 Stunden Zeit zum Schlafen hätten. Das entspreche einer natürlichen Situation, wie sie unsere Urahnen jahrtausendelang im Winter erlebten. Würden die Menschen ihren Schlaf dann weiter so einteilen wie in den letzten Jahrhunderten und sieben, acht oder gar neun Stunden am Stück schlafen? Oder würden sie zu einer vielleicht verschütteten Form von winterlichem Urschlaf zurückfinden?

Wehr ließ seine 24 Testpersonen vier Monate lang im Schlaflabor übernachten. Tagsüber durften sie nur zehn Stunden aufstehen und machen, was sie wollten. Danach mussten sie 14 Stunden im Bett des abgedunkelten Labors verbringen. Zunächst schienen die Testschläfer ein gehöriges Schlafdefizit ausgleichen zu müssen und absolvierten eine regelrechte Schlafkur. Im Durchschnitt brachten sie es auf mehr als zwölf Stunden Schlaf pro Nacht. Das war ein deutliches Indiz, dass sie zuvor – ohne es zu merken – viel zu wenig geschlafen hatten. «Keiner weiß mehr, wie es ist, hellwach zu sein», urteilte Wehr. Die meisten Menschen würden im Laufe der Zeit vermutlich ein ähnlich großes Schlafdefizit anhäufen wie seine Probanden.

Doch die Schlafkur wirkte. Allmählich ließ die Schlafmenge der Testschläfer nach und näherte sich nach etwa vier Wochen einem gleich bleibenden Wert von achteinviertel Stunden. Vieles spricht dafür, dass dies dem natürlichen durchschnittlichen Schlafbedarf des Menschen entspricht – zumindest in Zeiten, in denen er wenig Tageslicht abbekommt. Im Sommer, wenn es länger hell ist, brauchen wir vermutlich etwas weniger Schlaf als im Winter.

Wehrs Resultat deckt sich ziemlich gut mit dem, was Schlafforscher seit langem als ungefähren Richtwert für das mittlere menschliche Schlafbedürfnis angeben: acht Stunden pro Tag. Selbst als die Menschen vor 100 Jahren neun Stunden im Bett verbrachten, hat die Mehrheit vermutlich nur acht davon geschlafen.

Niemand sollte allerdings den Fehler machen, nun unbedingt acht Stunden schlafen zu wollen. Das kann für manche zu wenig, für andere aber auch unnötig viel sein. Das Schlafbedürfnis eines jeden Menschen ist individuell sehr verschieden. «Wenn wir gesund sind und so viel schlafen können, wie wir wollen, nehmen wir uns automatisch das benötigte Quantum», sagt der Schlafforscher und Leiter der Neurologie am Züricher Universitätsklinikum Claudio Bassetti. Wir müssten nur für die richtigen Rahmenbedingungen sorgen. Das Schlafbedürfnis werde zum Großteil vererbt und sei zudem von vielen äußeren Faktoren abhängig. Als normal gelte alles zwischen fünf und zehn Stunden.

Langschläfer müssen sich also genauso wenig schämen oder gar als faul beschimpfen lassen, wie sich Menschen, die es immer wieder schon nach kurzer Zeit aus dem Bett treibt, den Vorwurf gefallen lassen müssen, ungemütlich oder übertrieben ehrgeizig zu sein. Gegen sein persönliches Schlafbedürfnis kann man nichts tun. Es ist Schicksal.

Menschen, die allerdings behaupten, sie bräuchten noch weniger Schlaf als fünf Stunden oder würden schon seit langer Zeit so gut wie gar nicht schlafen, täuschen sich meist. Berühmte Kurzschläfer wie Napoleon Bonaparte, der mit vier Stunden Schlaf ausgekommen sein soll, oder der Erfinder der Glühbirne, Thomas Edison, der den Schlaf ganz abschaffen wollte, machten sich meist etwas vor: Napoleon litt sehr wahrscheinlich an einer Schlafstörung und schlief tagsüber oft ein. Und auch Edison soll häufig und viel tagsüber geschlafen haben.

Immer wieder bitten Schlafmediziner vermeintliche Ultrakurzschläfer zur Übernachtung ins Schlaflabor. Dort stellt sich dann mit verblüffender Regelmäßigkeit heraus, dass sie nachts häufig einnicken, teilweise sogar mehrere Stunden am Stück tief schlafen. Sie selbst behaupten felsenfest das Gegenteil, was nichts Verwunderliches ist: Im Halbschlaf geht unser Zeitgefühl verloren. Wir schätzen die bewusst verbrachte Zeit als unwirklich lange ein, von den verschlummerten Stunden bekommen wir dagegen fast gar nichts mit. Und Schlafphasen, die kürzer als 20 Minuten sind, registrieren wir ohnehin nicht. Interessanterweise neigen gerade schlechte Schläfer deshalb dazu, ihr Schlafpensum zu unterschätzen, während gute Schläfer meist ziemlich genau wissen, wie viel sie schlafen.

In der Fachliteratur tauchen nur drei eindeutig abgesicherte Fälle von extremen Kurzschläfern auf: zwei Männer, denen keine drei Stunden Schlaf pro Nacht ausreichten, und Miss M., eine 70-jährige pensionierte Krankenschwester aus London, die nachweislich nur eine Stunde täglich schlafen musste. Extreme Langschläfer, die mehr als zehn Stunden schlafen, sind zwar viel häufiger, aber noch immer eine verschwindend kleine Minderheit.

Von Lang- und Kurzschläfern

Dass es tatsächlich einzelne, von unseren Eltern geerbte Gene sind, die unseren Schlafbedarf entscheidend beeinflussen, belegte 2005 der Züricher Schlafforscher Hans-Peter Landolt. Menschen mit einer besonderen Variante eines Enzyms, das den müde machenden Stoff Adenosin ungewöhnlich langsam abbaut, schliefen deutlich tiefer als andere Probanden. Landolt erklärt, warum: «Die These ist, dass diese Menschen durch den verminderten Abbau von Adenosin eine erhöhte Konzentration des Stoffs im Körper haben.» Es sei allerdings überraschend, wie viel mehr Tiefschlaf sie dadurch erhielten: «Wir haben gefunden, dass die Gruppe mit der entscheidenden Genvariante auf einen achtstündigen Schlaf eine halbe Stunde mehr Tiefschlaf zeigt als die andere Gruppe.»

Daneben dürfte es selbstverständlich noch viele andere Gene geben, die auf den verschiedensten Wegen die Tiefe und Dauer unseres individuellen Schlafs bestimmen, weiß Landolt. So ist es kein Wunder, dass der Schlafbedarf aller Menschen – ganz genau wie zum Beispiel bei der Fruchtfliege *Drosophila* – statistisch gesehen einer Gauß'schen Normalverteilung folgt: Die meisten Menschen brauchen acht Stunden, recht viele sieben oder neun, fast keiner weniger als sechs oder mehr als zehn Stunden.

Daniel Aeschbach aus der Arbeitsgruppe um Thomas Wehr fahndet seit Jahren nach systematischen Unterschieden zwischen Lang- und Kurzschläfern. Gezielt analysiert er die Schlafregulation bei Menschen, die mit weniger als sechs Stunden Schlaf auskommen, und vergleicht sie mit Daten von Menschen, die mehr als neun Stunden täglich schlafen müssen. Zunächst entdeckte er, dass Kurzschläfer länger wach sein müssen als Langschläfer, damit sie eine starke Müdigkeit spüren. Sie brauchen einen größeren Schlafdruck, um einschlafen zu können. Das betrifft Nachtschwärmer und Frühaufsteher übrigens gleichermaßen, denn entscheidend ist ja nur die Dauer ihres Wachzustands.

Um den Schlafdruck ihrer Testpersonen abschätzen zu können, benutzten Aeschbach und Kollegen einen Trick: Sie nutzten aus, dass sich Schlafwellen umso häufiger auch schon in unser so genanntes Wach-EEG schleichen, je größer unser Schlafdruck ist. Dazu maßen sie die Hirnströme der Lang- und Kurzschläfer im Wachzustand und schauten nach, wie viele langsame Hirnwellen darin auftauchten. Das Resultat: Kurzschläfer werden erst dann richtig müde, wenn die langwelligen Hirnströme in ihrem wachen Denkorgan schon sehr häufig sind. Langschläfer erreichen ein vergleichbares Hirnstrommuster nur, wenn man sie künstlich wach hält. Normalerweise schlafen sie schon bei einem viel geringeren Anteil von Schlafwellen im Wach-EEG ein.

«Kurzschläfer tolerieren einen hohen Schlafdruck besser als Langschläfer», fasst Aeschbach zusammen. Woher das komme, sei jedoch unklar. Sicher dürften unterschiedliche, größtenteils vererbte Einflüsse im Spiel sein, zum Teil sei es vielleicht aber auch nur eine Frage langfristiger Gewöhnung, wie gut wir mit Schlafdruck umgehen können.

Der Effekt lässt sich auch sehr gut im Borbély'schen Schlafregulationsmodell simulieren. Die Forscher müssen lediglich den Wert jenes Schlafdrucks anheben, bei dem ein virtueller Schläfer wegnickt, schon pendelt die homöostatische Schlafkomponente S auf einem deutlich höheren Niveau auf und nieder, und die insgesamt benötigte Schlafdauer verkürzt sich.

Sogar die Beobachtung, dass Menschen, die mit wenig Schlaf auskommen, besonders leicht und weitgehend unabhängig von der Uhrzeit einschlafen können, passt ins Bild: Ihr innerer Schlafdruck ist ständig relativ hoch, ohne dass sie sich müde fühlen. Wollen sie dann aber schlafen und regeln mit gezielter Entspannung ihre innere Erregung herunter, hat das Gehirn vergleichsweise geringe Probleme, in den Schlafmodus umzuschalten.

Doch auch die chronobiologische Komponente der Schlafregulation trägt bei manchen Menschen dazu bei, wie viel Schlaf sie brauchen. Im Jahr 2003 entdeckte Aeschbach, dass extreme Langschläfer im Durchschnitt eine vergleichsweise langsam gehende innere Uhr haben: «Der zirkadiane Taktgeber programmiert Langschläfer auf eine längere biologische Nacht als Kurzschläfer.»

Sehr wahrscheinlich spielen Störungen der inneren Rhythmen deshalb auch eine Rolle bei dem sattsam bekannten, extrem stark schwankenden Schlafbedürfnis von Menschen, die abwechselnd manisch oder depressiv werden. In depressiven Phasen sei der Schlafdrang vermutlich deshalb stark erhöht, weil die innere Uhr dem realen Tag hinterherhinke, glaubt Aeschbach. In den manischen Perioden sei es umgekehrt: Das jetzt ungewöhnlich geringe Schlafbedürfnis erkläre sich am besten durch ein Vorauseilen der biologischen Zeitmessung.

Länger leben mit weniger Schlaf?

Egal, wie groß das individuelle Schlafbedürfnis ist, wer seinen Schlafbedarf nicht auf einmal decken kann, sollte mehrmals täglich schlafen, beispielsweise einen Mittagsschlaf einlegen. Auch die Testschläfer von Thomas Wehr in Bethesda, die theoretisch 14 Stunden Zeit zum Schlafen hatten, teilten ihren etwa achtstündigen Schlaf alsbald in zwei Etappen auf: Nachdem sie ins Bett gegangen waren, blieben sie meist noch etwas wach und schliefen dann zweimal vier Stunden, zwischen denen sie eine ebenfalls etwa vierstündige Pause einlegten. Diese mitternächtliche Wachzeit verbrachten sie in einem eigenartigen Dämmerzustand, der an Halbschlaf und Dösen erinnerte. Tagsüber berichteten die Testschläfer, die vielleicht zum ersten Mal seit ihrer Kindheit keinen Schlafmangel mehr hatten, über ein «kristallklares Bewusstsein», so Wehr.

Einige Naturvölker schlafen auch heute nach einem ähnlichen Muster. Im Alltag der industrialisierten Welt ist diese Art zu schlafen natürlich kaum umzusetzen. Und ganz offenbar schläft ein Großteil der Menschheit derzeit sowieso weniger, als sie nach Meinung der Schlafforscher sollte: Das Richtmaß von acht Stunden Schlafdauer pro Tag erreicht die Durchschnittsbevölkerung westlicher Länder schon lange nicht mehr. Der Durchschnitt liegt je nach Land bei sieben bis siebeneinhalb Stunden.

Kurioserweise könnte dieser vergleichsweise geringe gesellschaftliche Schlafmangel allerdings auch eine positive Seite haben. Neueste epidemiologische Daten lassen nämlich den Schluss zu, dass es langfristig vielleicht ein wenig nutzen kann, wenn man etwas kürzer schläft, als die Natur verlangt. Und, was mindestens genauso überraschend ist, dass es womöglich schadet, wenn man zu lange schläft.

Das folgt zumindest aus einer Befragung, die der Japaner Akiko Tamakoshi bei mehr als 100000 Landsleuten durchführte. Das verblüffende, 2004 publizierte Resultat, das im Widerspruch zu den Angaben der Schlafforscher steht: Wer sieben Stunden pro Nacht schläft, hat die höchste Lebenserwartung. Eine zwei Jahre ältere US-amerikanische Studie, die Daten von mehr als einer Million Menschen zusammentrug, war bereits zum gleichen Ergebnis gekommen. Schon damals gab der Autor Daniel Kripke aus San Diego zu bedenken: «Oft klagen Patienten über schlechten Schlaf oder chronische Schlaflosigkeit, weil sie der festen Überzeugung sind, sie müssten acht Stunden schlafen.» Offenbar kämen aber viele Menschen sehr gut mit deutlich weniger Schlaf zurecht.

Die aktuellen Studien verwirren: Welche optimale Schlafdauer sollte man nun als Richtschnur nehmen? Doch letztlich bleibt die Antwort unverändert: Jeder muss seinen Schlafbedarf für sich selbst herausfinden. Denn dass der Durchschnittsmensch, wenn er regelmäßig weniger als sieben Stunden schlummert, früher stirbt, ist eigentlich banal und leuchtet angesichts der vielen krank machenden Einflüsse von chronischem Schlafentzug sofort ein. Und selbst dass Langschläfer im statistischen Mittel eine reduzierte Lebenserwartung haben, ist für gesunde Menschen eher uninteressant. Ihnen dürfte ein zu langer Schlaf zwar nichts nutzen, aber vermutlich auch nicht schaden.

«Es gibt einen strengen epidemiologischen Konsens, dass eine Schlafdauer von mehr als acht Stunden mit einer erhöhten Sterblichkeit einhergeht», weiß zwar Shawn Youngstedt von der Universität von South Carolina in Columbia, USA, der gemeinsam mit Kripke nahezu alles analysiert hat, was zu dem Thema bisher publiziert wurde. Ein großer Teil der erhöhten Sterblichkeit bei Langschläfern geht aber wahrscheinlich schlichtweg darauf zurück, dass viele schwere Krankheiten als Nebeneffekt das Schlafbedürfnis der Patienten erhöhen. Diese Menschen werden nicht krank, weil sie zu viel schlafen – sie schlafen so viel, weil sie krank sind.

Es könnte immerhin sein, dass ein kleines Maß an regelmäßigem Schlafentzug in unseren Zellen eine Art Lebensverlängerungsprogramm aktiviert, vermutet Youngstedt: Es soll den Körper bei schlechten Lebensbedingungen, etwa einem zu geringen Nahrungsangebot oder dauerndem, am Schlaf hindernden Stress, fit halten für bessere Zeiten. In diesem Zustand investieren die Zellen einen ungewöhnlich großen Teil ihres Energievorrats in den Schutz vor Krebs, chronischen Entzündungen und anderen lebensbedrohlichen Leiden. Sehr gut untersucht ist dieses Phänomen bei einer dauerhaften kalorienreduzierten Ernährung, die bei nahezu allen Tieren und vermutlich auch beim Menschen lebensverlängernd wirkt. Doch ebenso wie nur wenige Menschen laufend hungern wollen, will vermutlich auch kaum jemand ständig etwas schläfrig und folglich geistig weniger leistungsfähig sein, nur um am Ende etwas länger zu leben.

Auch ist es möglich, dass ein leicht erhöhter Schlafdruck, der eine zwangsläufige Folge von weniger Schlaf ist, unseren Schlaf insgesamt tiefer, unterbrechungsfreier und damit erholsamer und effizienter macht. Unbestritten sind jedenfalls zwei andere positive Seiten, die geringfügiger Schlafentzug bei manchen Menschen haben kann. Eine schlaflose Nacht hilft oft gegen Depressionen, und nachhaltige Begrenzung des Schlafes dient gerade bei älteren Menschen, die morgens viel zu lange im Bett bleiben, als probates Mittel zur Behandlung von abendlichen Einschlafproblemen. Erst wenn sie morgens weniger schlafen, werden Betroffene abends wieder rechtzeitig müde.

In manchen Einzelfällen raten Experten also tatsächlich dazu, den Schlaf gegen das eigene Gefühl künstlich zu beschneiden. Wer häufig schlecht einschlafen kann oder nachts sehr oft und lange wach wird, für den kann es sinnvoll sein, das Schlafbedürfnis dadurch zu erhöhen, dass er zumindest zum Anfang einer Therapie bewusst deutlich kürzer im Bett bleibt. Allen anderen Menschen dürfte es eher guttun, wenn sie sich mal so richtig ausschlafen können.

Wer eine Schlafkur braucht

Kurz schlafen muss also nicht ungesund sein. Und wer ohnehin schon genug schläft, dem werden zusätzliche Schlummerstunden nach der derzeitigen Datenlage nichts nützen. Nur wer meint, er bekomme regelmäßig zu wenig Schlaf, etwa weil er an Werktagen tagsüber und am frühen Abend oft sehr schläfrig wird und am Wochenende meist viel länger als «unter der Woche» schläft, sollte sein persönliches Schlafbedürfnis im Selbstversuch ermitteln und mit dem tatsächlichen Schlafkonto vergleichen.

Dazu kann man zum Beispiel in den Ferien eine Schlafkur machen, indem man jeden Morgen so lange im Bett bleibt, bis man partout nicht mehr weiterschlafen kann, und abends dennoch versucht, zur gewohnten Zeit einzuschlafen. Nach einigen Tagen sollte sich – wie bei den Testschläfern von Thomas Wehr – eine halbwegs konstante Schlafdauer einstellen, bei der man sich auch tagsüber wohl fühlt und abends keine gravierenden Einschlafprobleme hat.

Jetzt sollte man sich nicht nur deutlich besser fühlen als vor den Ferien, man kennt auch sein persönliches Schlafbedürfnis. Und wer auf Dauer gesund und leistungsfähig bleiben will, sollte sich in Zukunft ungefähr an diese innere Vorgabe halten. Ist das an Werktagen kaum zu schaffen, hilft es, ein Schlaftagebuch zu führen, in das man all seine Schlaf- und Schläfchenzeiten einträgt, und den Schlafbedarf erst am Ende der Woche abzurechnen. Achtstundenschläfer müssten insgesamt auf 56 Stunden Wochenschlaf kommen. Schaffen sie an Werktagen nur sieben, müssen sie irgendwie fünf Stunden aufholen. Das kann zum Beispiel mit vier halbstündigen Mittagsschläfchen, einem zehnstündigen Schlaf am Samstag und einem neunstündigen Schlaf am Sonntag gelingen.

Von Eulen und Lerchen

Wer mehr schlafen möchte, sollte sich aber zuvor ein paar Gedanken über das Timing seiner Zubettgehzeiten machen. Den einen gelingt es nämlich kaum, morgens etwas Schlaf anzuhängen, den anderen fällt es dagegen schwerer, abends früher einzuschlafen. Schuld daran ist die innere Uhr, die je nachdem, welche Varianten der Uhren-Gene man von seinen Eltern geerbt hat, unterschiedlich schnell tickt. Zwar korrigiert sie sich laufend mit Hilfe des Tageslichts, sodass sie im Endeffekt für einen Tag fast immer 24 Stunden braucht, doch in Extremfällen hinkt ihre Uhrzeit der tatsächlichen Zeit meist ein kleines bisschen hinterher oder eilt etwas voraus.

Chronobiologen unterteilen die Menschheit deshalb in Chronotypen, die sie nach zwei Vorbildern aus der Vogelwelt benannt haben: Nachtmenschen heißen Eulen, Frühaufsteher Lerchen. Extreme Eulen schlafen später als normale Menschen, weil ihre biologische Zeitmessung eigentlich zu langsam ist. Es fällt ihnen leicht, morgens stundenlang im Bett zu bleiben, vor allem in abgedunkelten Zimmern, in denen ihre Uhr kein Beschleunigungssignal erhält. Anschließend brauchen sie oft bis zum Mittag, um sich fit zu fühlen, sind dafür aber abends ungewöhnlich lange leistungsfähig und aktiv. In der Nacht steigt der chronobiologische Beitrag zu ihrer Gesamtschläfrigkeit so verzögert an, dass sie erst sehr spät problemlos einschlafen können – zumindest, wenn sie am Morgen zuvor ausschlafen durften und sich kein ungewöhnlich großer Schlafdruck angestaut hat.

Lerchen werden dagegen früh müde und stehen zeitig auf, weil ihre Uhren ungewöhnlich schnell ticken. Sie tun sich keinen Gefallen, wenn sie versuchen, morgens länger im Bett zu bleiben. Meist können sie dann ohnehin nicht mehr richtig schlafen und ärgern sich, weil sie die frühen Morgenstunden, während deren sie sonst besonders viel Arbeit erledigen können, ungenutzt verstreichen lassen. Wenn Lerchen mehr Schlaf brauchen, sollten sie noch früher als gewohnt zu Bett gehen. Vorausgesetzt, ihr Körper ist wirklich unausgeschlafen, werden sie dann problemlos einschlummern können. Umgekehrt sollten Eulen versuchen, morgens länger im Bett zu bleiben.

In den letzten Jahrzehnten nimmt der Anteil der extremen Chronotypen an der Gesamtbevölkerung immer mehr zu, fand der Münchner Chronobiologe Till Roenneberg heraus. Dabei sind regelrechte Nachtmenschen, die oft erst gegen vier Uhr nachts zu Bett gehen, deutlich häufiger als extreme Frühaufsteher, die zu dieser Zeit schon wieder wach werden. So lautet das

Fazit einer groß angelegten Fragebogenaktion, an der sich schon mehr als 40 000 Menschen beteiligten.

Offenbar unterwerfen sich die meisten modernen Menschen einem gefährlichen Trend: Weil sie immer seltener ans Tageslicht gehen, schlägt das größtenteils vererbte innere Tempo der Bio-Uhren bei ihnen immer stärker durch. «Selbst an trüben Tagen herrscht draußen ein Vielfaches der Helligkeit sogar von gut ausgeleuchteten Büroräumen. Weil wir aber drinnen bleiben, werden unsere Rhythmen nur schwach mit der Außenwelt synchronisiert», warnt Roenneberg. Früher arbeiteten die Menschen viel häufiger im Freien. Deshalb waren extreme Eulen und Lerchen eine absolute Rarität. «Für die meisten Menschen gilt: Je weniger Tageslicht sie abbekommen, desto später bettet sich ihre innere Uhr in den wirklichen Tag ein. Wären wir alle noch Landwirte und säßen nicht so viel in dunklen Büros herum, gäbe es viel weniger Spätschläfer, aber auch weniger Menschen, die bereits um acht Uhr schlafen wollen», sagt Roenneberg.

Fatalerweise suggeriert das viel zu schwache elektrische Licht uns Helligkeit, wo das chronobiologische System allerhöchstens Dämmerlicht wahrnimmt. Den physiologischen Uhren fehlt dann das, was die Chronobiologen «Zeitgeber» nennen: ein effektives Stellsignal. Dadurch decken sich der innere Tag und die innere Nacht noch viel schlechter mit den wirklichen Hell- und Dunkelzeiten, als sie es von Natur aus müssten. Schlafstörungen können die Folge sein.

Der Chronotyp lässt sich leicht selbst abschätzen: Dazu muss man lediglich ausrechnen, wann man an freien Tagen, zum Beispiel gegen Ende eines Urlaubs, wenn man ein möglichst geringes Schlafdefizit hat, seine Schlafmitte erreicht: Wer dann zum Beispiel von zwölf Uhr nachts bis acht Uhr morgens schläft, hat seine Schlafmitte um vier. Damit gehört er den Untersuchungen der Chronobiologen zufolge zur Mehrheit und ist ein Mensch mit völlig durchschnittlichem Chronotyp.

Dann gibt es noch eine Menge Zwischentypen, mehr oder weniger moderate Eulen oder Lerchen. Extreme Spätschläfer – immerhin jeder zwanzigste – haben auch ohne Schlafdefizit erst um halb acht Uhr oder noch später genauso viel Schlaf vor wie hinter sich. Und waschechte Lerchen, also Menschen, deren biologische Uhr ohne Stellsignale von außen für einen Tag weniger als 24 Stunden braucht, sind besonders selten: Nur zwei Prozent der Befragten fallen in diese Kategorie. Ihre Schlafmitte bleibt unverändert bei zwei Uhr oder liegt noch früher, egal, ob sie arbeiten müssen oder ihre Schlafzeit frei wählen können. Kein Wunder, stehen sie doch vermutlich aus eigenem Antrieb auf, lange bevor der Wecker klingelt.

Der soziale Jetlag

Die meisten Deutschen tendieren etwas Richtung Eule. Sie genießen weite Reisen nach Westen, etwa von Deutschland nach New York, weil sie dort dank der Zeitverschiebung endlich auch einmal frühmorgens bester Laune sind und mit Appetit frühstücken können, wie es sonst nur den Lerchen gelingt. Im Alltag beherrschen sie zwei gegeneinander arbeitende Zeitmesser: «Abends wird der Schlaf durch die innere Uhr begrenzt und morgens durch den Wecker», sagt der Chronobiologe Till Roenneberg. Und diese beiden Uhren passen umso schlechter zusammen, je später unser Chronotyp ist.

Diesem Dilemma sind sehr viele Menschen ausgesetzt, weiß Roenneberg, der dafür 2006 den treffenden Begriff «sozialer Jetlag» prägte: «Er kann weit reichende Folgen für die Gesundheit und die Leistungsfähigkeit haben, ist dem Jetlag vergleichbar, begleitet einen aber meist ein Leben lang.» Betroffene gehen an Werktagen umso später ins Bett, je langsamer ihre biologische Zeitmessung tickt. Ihr Wecker nimmt auf den Chronotyp aber

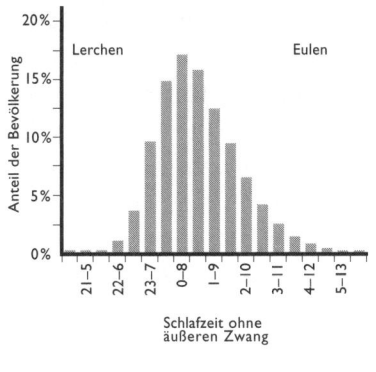
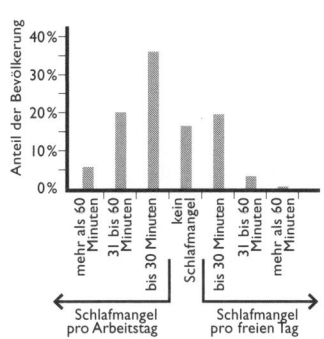

Sozialer Jetlag. Die Auswertung des Münchner Chronotyp-Fragebogens ergab, wie häufig welcher Chronotyp ist (links) und wie häufig manche Menschen wegen ihres Chronotyps an bestimmten Tagen zu wenig schlafen.

keine Rücksicht und verkürzt die Schlafzeit umso mehr, je eulenhafter sie sind. Das erschreckende Resultat von Roennebergs Fragebogenaktion: «Fast zwei Drittel der Menschen leiden unter der Arbeitswoche an Schlafentzug.» Nur wenigen gelinge es, das Defizit am Wochenende vollständig auszugleichen.

Vor allem im Winter reißt der Wecker viel zu viele Menschen viel zu früh aus dem Schlaf. Im Sommer, wenn man insgesamt mehr Licht abbekommt und die Sonne die Schlafzimmer früh erhellt, sind viele Menschen etwas lerchenhafter und brauchen auch insgesamt weniger Schlaf.

Nahezu alle Chronobiologen kritisieren angesichts ihrer Daten die bei uns üblichen Arbeitszeiten: Anders, als Sprichwörter wie «Morgenstund hat Gold im Mund» vermuten lassen, seien Lerchen «rare Vögel in der modernen Gesellschaft», so Roenneberg. Paradoxerweise seien dennoch «die meisten Arbeitspläne auf diese Minderheit abgestimmt». Die Experten fordern, diese Zeiten zu ändern, den allgemeinen Arbeitsbeginn und den Schulanfang nach hinten zu verlegen und Menschen mittags lange Pausen zu gestatten, in denen sie eine Siesta halten oder an die frische Luft gehen können. Davon würden auch die Unternehmen profitieren: Zahllose auf das Schlafdefizit zurückzuführende Bedienfehler und Unfälle würden ebenso wegfallen wie eine Reihe von Krankheiten, die hohe volkswirtschaftliche Kosten verursachen.

Das Schlafdefizit ausgeprägter Spätschläfer wird an Werktagen so groß, dass sie an freien Tagen oft zwölf Stunden am Stück schlafen und erst gegen 13 Uhr aufwachen. Der Mittelpunkt des Schlafs verschiebt sich dann von drei bis vier Uhr nachts an Werktagen auf später als sieben Uhr morgens. Doch selbst Normalschläfer leiden unter den frühen Bürozeiten: Auch sie stehen unter der Woche für ihren Chronotyp zu früh auf und schlafen deshalb an Wochenenden und Feiertagen meist eine gute Stunde länger als an Werktagen.

Frühaufsteher haben manchmal das umgekehrte Problem: Weil in ihrer Familie und im Freundeskreis häufig die Nachtmenschen dominieren, bleiben sie am Wochenende zu lange auf. Wer verlässt schon weit vor Mitternacht die Doppelkopfrunde mit der Begründung, er gehöre ins Bett, oder lässt seinen Ehepartner allein zum Spätfilm ins Kino gehen? Lerchen haben allerdings im Allgemeinen kaum Probleme, ihr Schlafdefizit an Werktagen rasch aufzuholen.

Das Ende der Jugend

Geradezu dramatische Ausmaße kann der soziale Jetlag für Teenager und Twens annehmen. Ihre Rhythmen takten entwicklungsbedingt besonders langsam. Dabei spielt es keine Rolle, ob sie gerne «auf die Piste» gehen oder Stubenhocker sind. Sie folgen einem biologischen, vermutlich hormonell gesteuerten Nachtaktivitätsprogramm und vertreiben sich die Zeit oft bis weit nach Mitternacht, weil sie einfach nicht anders können. Viele Eltern und Lehrer unterstellen ihnen dann zwar das Gegenteil. Die Jugendlichen würden nicht müde, weil es in der Disco so aufregend sei, sagen sie. Doch die können sich nun mit den neuesten Erkenntnissen der Rhythmusforscher verteidigen: Im Alter um die 20 sind Menschen nun mal extrem spät aktive Wesen, weil es aus bislang unbekannten Gründen ein naturgegebenes Programm dazu gibt.

Sollen die Schüler, nachdem sie erst spät in den Schlaf gefunden haben, am nächsten Morgen auch noch Vokabeln oder Formeln pauken, kann ihnen das wegen eines gigantischen Schlafdefizits und wegen ihrer auf Schlaf getakteten inneren Rhythmen kaum gelingen. «Um acht werden die Schüler mitten in ihrer subjektiven Nacht unterrichtet», sagt Till Roenneberg, «nicht gerade vorteilhaft für effektives Lernen.» Der Schulbeginn sollte deshalb zumindest in den höheren Klassen auf neun Uhr verschoben werden. Die Münchner Fragebogenaktion förderte zutage, dass Kinder und Jugendliche mit zunehmendem Alter immer mehr zu Nachtmenschen werden. Unter Abiturienten und Studenten der ersten Semester finden sich dann die extremsten Eulen überhaupt.

Erst mit dem Ende der Jugend kehrt sich der Trend schlagartig um, und alle Menschen werden wieder lerchenhafter. Diese Trendwende im Schlafverhalten gehört zu einer systematischen, für jeden Menschen gültigen Entwicklung, die vermutlich von Hormonumstellungen verursacht wird.

Ganz nebenbei fanden die Münchner Chronobiologen damit eine besonders zuverlässige Methode, das endgültige Ende der Jugend eines Menschen zu bestimmen. Die Umkehr des Tempos der inneren Uhren sei der erste «biologische Marker für das Ende der Adoleszenz», sagt Roenneberg. «Der Knickpunkt der Kinetik liegt bei Frauen im Alter von 19,5 und bei Männern im Alter von 20,9 Jahren.» Wie bei den meisten anderen Entwicklungsprozes-

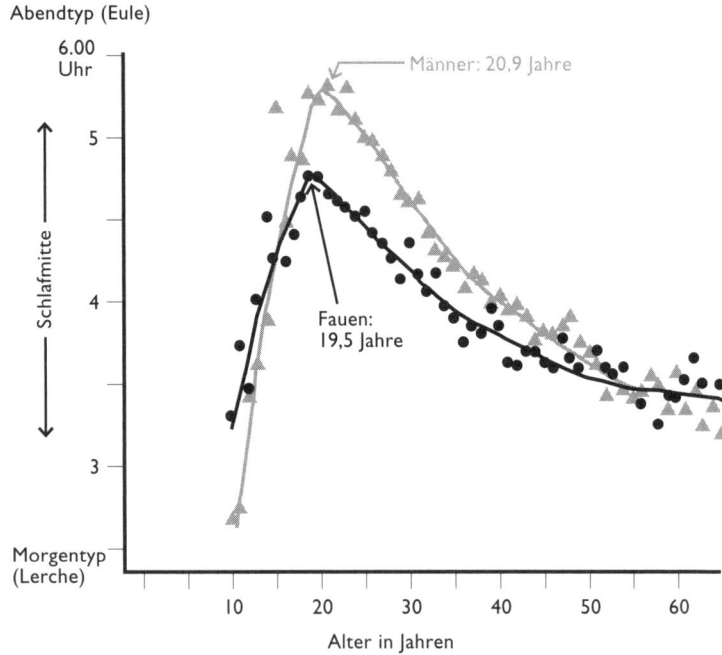

Abendtyp (Eule)

6.00 Uhr

Männer: 20,9 Jahre

Schlafmitte

Fauen:
19,5 Jahre

Morgentyp
(Lerche)

10   20   30   40   50   60

Alter in Jahren

Altersentwicklung des Chronotyps. Kinder werden immer mehr zu Spätschläfern, doch mit dem Ende der Adoleszenz kehrt sich der Trend um.

sen seien Frauen also auch beim Eintritt ins Erwachsensein früher dran als Männer. Mit zunehmenden Jahren entwickelt sich dann jeder immer mehr in Richtung Frühaufsteher zurück.

Zusätzlich haben natürlich auch die Uhren-Gene ihre Finger im Spiel und überlagern den entwicklungsbiologischen Effekt. Der Spruch «Einmal Eule, immer Eule» ist deshalb nicht falsch und bezieht sich auf das geerbte Tempo der inneren Uhr. Streng genommen gilt er aber nur, wenn man Menschen gleichen Alters miteinander vergleicht. Selbst extreme Eulen sind im hohen Alter nämlich so lerchenhaft wie höchstens zu Beginn ihres Lebens. Und starke Lerchen erleben mit dem Ende ihrer Jugend eine Phase ungeahnter Eulenhaftigkeit.

Viele Familien tun sich angesichts solcher Resultate also keinen Gefallen, wenn sie auch am Wochenende auf einem gemeinsamen Frühstück um acht oder neun Uhr bestehen. Die Großeltern mögen dann zwar lange schon vor Hunger und Langeweile den Tisch gedeckt und die Brötchen geholt haben. Und die Mutter – eine echte Frühaufsteherin – hat ihr morgendliches Jogging mit Sicherheit auch schon absolviert. Der Vater ist aber vielleicht ein Spätschläfer und braucht genauso wie die beiden Kinder im Teenageralter dringend den späten Schlaf. Wer sie jetzt weckt, erntet zum Frühstück nichts als Streit und miese Laune.

Wie man seine Rhythmen verstellt

Doch was tun, wenn die inneren Rhythmen verschiedener Familienmitglieder gar zu weit auseinanderklaffen oder jemand seinen Chronotyp ändern will, damit er in Zukunft mehr Schlaf findet? Dann heißt es, gezielt zu den richtigen Zeitpunkten ans Tageslicht zu gehen, damit die Zeitmesszentrale im Zwischenhirn die richtigen Nachstellsignale bekommt.

Nachtmenschen sollten nachts die Rollläden oben lassen, damit schon das erste Licht ins Zimmer dringt und ihre innere Uhr, die nun noch immer auf Nacht steht, merkt, dass sie zu langsam tickt. Aus dem gleichen Grund sollten diese Eulen möglichst früh am Vormittag nach draußen gehen, sich vielleicht zu Fuß auf den Weg zur Arbeit machen oder vor dem Frühstück eine Runde joggen. Abends sollten sie dagegen helles Licht meiden, weil das der Uhr, die nun schon mit Dunkelheit rechnet, signalisiert, sie ginge zu schnell. Wenn Nachtmenschen zum Beispiel im Sommer im Biergarten sitzen, empfehlen Chronobiologen oft, sie sollten eine Sonnenbrille aufsetzen. Extremen Lerchen hilft das umgekehrte Programm: Sie wollen ihre Uhr bremsen, müssen deshalb abends so viel wie möglich ans Tageslicht und sollten morgens eine Sonnenbrille tragen.

Den besonders stark wirkenden Einfluss des Lichtes kann man auch mit gut getimten körperlichen Signalen unterstützen, die vor allem die so genannten peripheren Uhren der einzelnen Organe verstellen: Wichtig sind dabei die Zeitpunkte, zu denen wir essen und Sport treiben. Eulen sollten versuchen, entgegen ihrem inneren Gefühl abends nicht zu spät zu essen und körperlich aktiv zu sein. Lerchen sollten sich umgekehrt verhalten.

Man sollte sich am Anfang aber keine unmöglichen Ziele setzen. Nicht die möglichst schnelle Umstellung der inneren Uhr ist entscheidend, sondern es sind die regelmäßigen, gleichförmigen Signale, die die biologischen Rhythmen langfristig manipulieren, ohne sie durcheinanderzubringen. Es gilt vor allem, möglichst immer zur gleichen Zeit ans Tageslicht zu gehen, große Mahlzeiten einzunehmen und Sport zu treiben – und diese Zeiten ganz allmählich in Richtung des gewünschten Chronotyps zu verschieben.

Der Aufwand einer solchen nachhaltigen Lebensumstellung könnte sich jedenfalls doppelt lohnen: Wenn der soziale Jetlag nachlässt, dürfte nämlich nicht nur der chronische Schlafmangel geringer werden. Auch der Zwang zu ungesunden Genussmitteln dürfte nachlassen. «Je stärker der soziale Jetlag, desto mehr greifen Individuen nach Stimulanzien, und desto häufiger sind sie auch Raucher», entdeckte Till Roenneberg.

Einmal mehr zeigt sich also, dass sich viele von uns gleich auf mehreren Ebenen Gutes tun, wenn sie darauf achten, umfangreicher und besser zu schlafen. Vor allem diejenigen, die unsicher sind, ob sie vielleicht sogar an einer Schlafstörung leiden, sollten besser heute als morgen handeln: Es gilt, chronischen Schlafmangel frühzeitig zu erkennen – und effektiv zu therapieren.

Kapitel 6

Wenn der Schlaf gestört ist

Die 88 Schlafkrankheiten

Moderne Gesellschaften sind unausgeschlafen. Auch die deutsche. Im Jahr 2002 nahmen hierzulande 570 000 Menschen vom Arzt verordnete Hypnotika und Sedativa im Wert von 104 Millionen Euro ein. Schlaf- und Beruhigungsmittel gehören außerdem zu den erfolgreichsten frei verkäuflichen Medikamenten. Den volkswirtschaftlichen Schaden, der pro Jahr vor allem durch unbehandelte Schlafstörungen verursacht wird, schätzen Mediziner auf 10 Milliarden Euro.

Im Jahr 2000 lieferte eine Befragung von 20 000 Patienten in 539 deutschen Allgemeinarztpraxen alarmierende Zahlen: Sieben von zehn Befragten klagten über Schlafprobleme, vier von zehn litten daran regelmäßig. Jeder sechste beklagte häufige Schläfrigkeitsattacken am Tag, acht Prozent nickten tagsüber sogar immer mal wieder ungewollt ein. Kleinere repräsentative Umfragen, die statt Patienten Durchschnittsbürger aushorchen, enden kaum besser: Etwa ein Viertel aller Westdeutschen leide zumindest zeitweilig an Ein- oder Durchschlafstörungen, ermittelten in den 1990er Jahren Göttinger Schlafmediziner. Damit liegt unser Land im internationalen Mittelfeld: 15 bis 35 Prozent der Bevölkerung in den westlichen Industrieländern leiden an Schlaflosigkeit.

Doch was ist schlechter Schlaf eigentlich? Wann ist der Schlaf gestört? Diese Frage lässt sich ungeheuer schwer beantworten. Viele Menschen bilden sich nur ein, sie würden nicht genug Schlaf bekommen – sprich eine Insomnie haben –, etwa weil sie nachts häufig wach werden oder ihnen die Einschlafzeit im Bett sehr lange vorkommt. In Wahrheit ist ihr Schlaf aber sehr tief und zumindest nicht zu kurz, sodass er seine wichtigste Funktion erfüllt: Er ist erholsam.

Andere Menschen wiederum schlafen viel und lange, kämen nie auf die Idee, schlafkrank zu sein, wachen morgens dennoch immer wieder unausgeschlafen, übermüdet und schlapp auf. Sie haben anschließend Probleme, den ganzen Tag wach zu bleiben, und dürften – ohne es zu wissen – irgendeine Krankheit haben, die ihren Schlaf nicht tief genug sein lässt oder immer wieder für sehr kurze Augenblicke unterbricht. Dadurch ist er kaum erholsam. Das führt zu einem krankhaft erhöhten Schlafbedürfnis, Hypersomnie genannt.

Viel leichter als die Schlafstörung erkennt man ihr Gegenteil: Wer morgens entspannt, gut gelaunt und voller Energie den Tag beginnt, diesen daraufhin problemlos auf anspruchsvollem Leistungsniveau übersteht und am kommenden Abend zur gewünschten Zeit müde wird, um rasch einschlafen zu können, der hat gut geschlafen. Doch gibt es solche Menschen überhaupt? Natürlich! Die meisten Kinder schlafen so gut. Und manche Erwachsene sicher auch. Gute Schläfer wissen allerdings im Allgemeinen nicht, warum ihnen ihr Kunststück immer wieder gelingt. Für sie ist erholsamer Schlaf eine Selbstverständlichkeit. Sie haben sich zumeist noch nie Gedanken über ihr Glück gemacht. Vor allem aber wissen sie nicht, wie viele Menschen sie um ihre gelungenen Nächte beneiden.

Für all die Unausgeschlafenen gibt es nämlich unzählige mögliche Auslöser ihres Problems. Schlafmediziner unterscheiden 88 Schlafkrankheiten. Alles Denkbare und noch mehr Undenkbares gehört dazu: Schlafwandeln, Rückenschmerzen, Wadenkrämpfe, Menstruationsbeschwerden, Asthma, Zähneknirschen, umweltbedingte Schlafstörungen – wie zum Beispiel das Schlafen bei falschen Temperaturen oder zu viel Lärm, das Syndrom der ruhelosen Beine, Tinnitus, Albträume, Nebenwirkungen von Medikamenten, Hormonstörungen, Sodbrennen, extremes Schnarchen mit häufigen Atemaussetzern namens Schlafapnoesyndrom, die Schlafanfallskrankheit Narkolepsie, grundlose Panikattacken, massive nächtliche Grübelei, unergründliche innere Unruhe, Halluzinationen, Depressionen, Störungen der chronobiologischen Rhythmik und vieles mehr.

Schwierige Diagnose

Die Fachleute täten sich unglaublich schwer, wollten sie für jede der 88 Schlafkrankheiten ein eigenes Diagnosesystem entwickeln. Deshalb einigten sie sich darauf, die Schlafqualität ihrer Patienten zum Maß aller Schlafgesundheit zu erheben. Letztlich messen sie, ob der Schlaf seine wichtigste Aufgabe erfüllt: uns optimal durch den Tag zu bringen. Schafft er das nicht, war er nicht erholsam, und geschieht das immer wieder, muss er unter Umständen sogar mit medizinischer Hilfe verbessert werden.

Doch woran erkennen Betroffene, dass sie ein ernstes, vielleicht sogar behandlungsbedürftiges Schlafproblem haben? Die Faustregel lautet: Wer erstens über einen Zeitraum von mindestens vier Wochen nahezu jede Nacht Schwierigkeiten mit dem Ein- oder Durchschlafen hat und zweitens am Morgen danach nicht ausgeschlafen ist sowie drittens im Laufe des Tages über Schläfrigkeitsattacken oder einen unerklärlichen Leistungsabfall klagt, der muss zum Arzt. Dabei sollten mindestens zwei Faktoren gleichzeitig auftreten. Schlechter Schlaf allein ist noch keine Schlafstörung.

Meist gehen Betroffene allerdings irgendwann zum Hausarzt und klagen über alles Mögliche – nur nicht über mangelhaften

Schlaf: Sie haben häufig und vor allem morgens Kopfschmerzen, ihr Blutdruck ist zu hoch und lässt sich auch mit Medikamenten kaum senken, sie fühlen sich ohne erkennbaren Grund seit geraumer Zeit schlapp, unkonzentriert, weniger kreativ, übellaunig, reizbar, ausgebrannt oder schwermütig, sie haben keine Lust mehr auf Sex oder sind gar impotent geworden.

Schlafmediziner warnen ihre Kollegen deshalb schon seit Jahren: Wenn Patienten mehrere unspezifische Beschwerden wie Leistungsabfall, ständige Erschöpfung oder erhöhte Krankheitsanfälligkeit auflisten, «sollte das den Hausarzt aufhorchen und unter anderem an eine Schlafstörung denken lassen», sagt Göran Hajak vom Schlafmedizinischen Zentrum Regensburg. Sofort müssten die Ärzte wichtige Fragen stellen: «Fühlen Sie sich tagsüber oft müde? Nicken Sie gegen Ihren Willen am Tage ein?»

Werden auch diese Fragen bejaht, besteht Handlungsbedarf. Doch keine Angst: Bei vielen leichteren Schlafstörungen reicht es schon, wenn der Hausarzt ein paar Tipps zur besseren Nachtruhe gibt und Schlafmangel als wahre Ursache der Beschwerden ausmacht. Manchen Menschen müssen die Ärzte zum Beispiel nur erklären, dass sie ihr Schlafbedürfnis unterschätzen und weniger lang arbeiten sollten oder den Fernseher in Zukunft vielleicht besser eine Stunde früher als gewohnt ausmachen. Bei umweltbedingten Störungen gilt es, die Störungsquelle aus dem Weg zu räumen – und wenn es nur die überdrehte Heizung, das zu schlecht schallisolierte Fenster oder das Schnarchen des Ehemanns ist.

Die Experten betonen immer wieder: Je besser aufgeklärt ihre Patienten über Sinn, Ablauf und Notwendigkeit des Schlafes seien, desto weniger Schlafprobleme hätten sie. «Wer über den Schlaf gut Bescheid weiß, schläft entspannter und damit besser», schreibt der Regensburger Schlafmediziner Jürgen Zulley.

Ein Beispiel sind die ganz normalen Aufwachphasen, die sich

mit zunehmendem Alter meist verlängern, weil unser Schlaf insgesamt etwas oberflächlicher wird. Überschreitet ihre Dauer etwa drei Minuten, können wir uns an sie auf einmal erinnern. Wer anfängt, sich dann über das Aufwachen zu ärgern, und womöglich glaubt, er habe eine Schlafstörung, bringt den Kreislauf unnötig in Schwung und schüttet Stresshormone aus, beides Faktoren, die nächtliche Wachphasen noch mehr in die Länge ziehen können. Als Folge steigt die Wut das nächste Mal noch höher, man schläft noch schlechter wieder ein und ist damit auf dem besten Weg in eine verhängnisvolle Abwärtsspirale, an deren Ende die reale Durchschlafstörung lauert. Die rechtzeitige Aufklärung vom Arzt sorgt hier für frühe Deeskalation.

Viele andere Schlafprobleme sind auf vorübergehende Ereignisse zurückzuführen: Trauerfälle, Prüfungsstress, familiäre Sorgen zum Beispiel. Auch dann genügt es für eine Besserung des Schlafes meist, wenn der Hausarzt auf die Querverbindung aufmerksam macht oder empfiehlt, das Problem offensiv anzugehen, es möglichst aus der Welt zu schaffen oder mit professioneller psychotherapeutischer Hilfe zu verarbeiten. Es ist unter diesen Umständen ganz wichtig, nicht zu lange mit einer Behandlung zu warten. Sonst kann sich die Schlafstörung verselbständigen und chronisch werden.

Gelegentlich ist das Schlafproblem auch nur Symptom einer anderen körperlichen oder geistigen Krankheit, etwa eines chronischen Schmerzleidens wie Rheuma oder Fibromyalgie, einer Schilddrüsenfehlfunktion, die zu einem gestörten nächtlichen Hormonhaushalt führt, einer Alkoholabhängigkeit oder einer Depression. Dann gilt es, die eigentliche Ursache zu behandeln, idealerweise mit Hilfe des zuständigen Facharztes. So fanden Forscher heraus, dass erstaunlich viele Menschen mit einem chronischen Müdigkeitssyndrom, die also ohne erkennbaren Grund über ständige Müdigkeit klagen, im Grunde eine Depression haben.

Insgesamt schreibt der Hausarzt, sofern er sich mit Schlafproblemen auskennt, nur bei einem kleinen Teil der Fälle eine
Überweisung an den Spezialisten für Schlafmedizin – Somnologe
genannt. Das sind Ärzte mit einem besonderen Qualitätsnach-
weis für Schlafmedizin, die zusätzlich meist eine schlafmedizinisch bedeutsame Facharztausbildung besitzen. Es sind Inter-
nisten, Pneumologen, Neurologen, Psychiater, Kinderärzte oder
HNO-Ärzte, die fast alle an einem Schlaflabor arbeiten. Wann
und unter welchen Umständen ihr Einsatz notwendig wird, steht
zum Beispiel in den «Leitlinien zum nicht-erholsamen Schlaf» der
Deutschen Gesellschaft für Schlafforschung und Schlafmedizin.

Dort kann man auch nachlesen, dass die chronisch Unausgeschlafenen erschreckend häufig sind: «Insgesamt ist davon
auszugehen, dass es in Deutschland etwa acht Millionen Betroffene mit dem Beschwerdebild nicht-erholsamer Schlaf gibt.»
Betrachtet man nur das Phänomen Schlaflosigkeit, sind Frauen
deutlich häufiger als Männer und Menschen im Alter zwischen
50 und 70 Jahren besonders stark betroffen.

Auf dem Weg zur Diagnose füllen die Patienten meist einen
oder mehrere Fragebögen aus, die die verschiedensten Symptome und möglichen Auslöser der Übermüdung abfragen. Es folgt
ein ausführliches Gespräch mit dem Schlafmediziner, in dem
er weitere kritische Punkte hinterfragt. Außerdem ermittelt der
Somnologe mit Hilfe einfacher Tests, wie groß die Tagesschläfrigkeit seines Patienten ist.

Beim Multiplen-Schlaflatenz-Test (MSLT) zum Beispiel werden
Patienten tagsüber in regelmäßigen Abständen zum Nickerchen
in ein Schlaflaborbett gebeten. Dann bekommen sie 20 Minuten
Zeit, einzuschlafen. Je schneller ihnen das gelingt, desto größer
dürfte ihr Schlafproblem sein. Wer binnen fünf Minuten einschläft, hat eine schwere Hypersomnie. Wer mehr als 15 Minuten
braucht, ist normal schläfrig. Und wer gar nicht einnickt, hat in
diesem Moment mit Sicherheit überhaupt keine Tagesschläfrig-

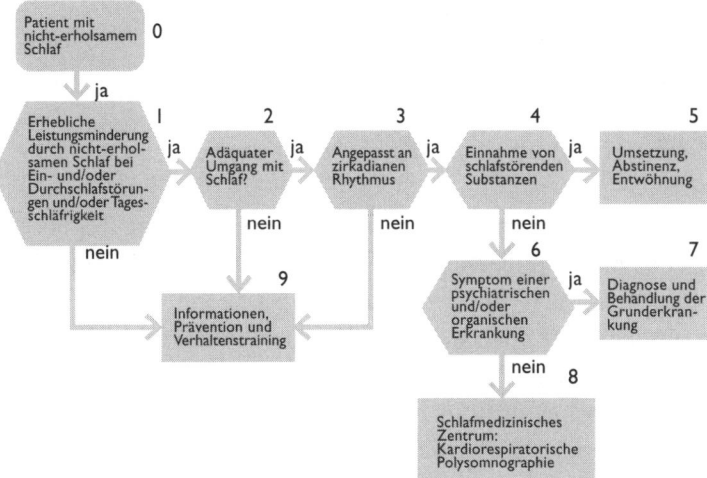

Der Weg zur Diagnose. Mit Hilfe des klinischen Algorithmus «Nicht-erholsamer Schlaf» fahnden Somnologen nach den Ursachen einer Schlafstörung und entscheiden über die vordringliche Bekämpfungsmaßnahme.

keit. Viele Schlafärzte führen auch die Messung der Wachbleibefähigkeit durch, den «Maintenance of Wakefulness Test» (MWT). Dabei müssen die Patienten 40 Minuten lang bequem und ohne Ablenkung im Sessel sitzen und versuchen, wach zu bleiben.

Je nachdem, auf welche Schlafkrankheit nun der Verdacht fällt, müssen die Patienten ein oder zwei Nächte zur Polysomnographie im Schlaflabor bleiben, die dann ähnlich abläuft wie meine Nacht in Basel. Spätestens danach sollte klar sein, welche Art von Schlafstörung vorliegt und wie man sie am besten therapiert. Auf fast jedes Schlafproblem können die Ärzte inzwischen reagieren: Gegen psychologische Probleme helfen oft Entspannungsübungen, festgelegte Schlafregeln oder die Teilnahme an einer so genannten Schlafschule. In seltenen Fällen macht auch die kurzfristige Gabe von Schlafmitteln Sinn. Und die verschiedenen eigentlichen Schlafkrankheiten wie Narkolepsie oder das Schlafapnoesyndrom werden mit speziell entwickelten Therapien oder Medikamenten bekämpft.

Grübelei und Insomnie: Kampf der Unruhe

Bei vielen Menschen lauert der Teufel unter dem Kopfkissen und beginnt ein diabolisches Werk, sobald sie es sich zum Einschlafen bequem machen. Kaum liegen sie im Bett, zieht eine tragische Kraft ihre Gedanken zielgenau zum Problem der vergangenen Nächte zurück. Sie gelangen in jenen Teufelskreis, der sie seit Wochen nicht mehr richtig schlafen lässt. Auf dem Sofa oder in fremden Hotels schlafen sie meist problemlos ein. Doch vor allem dort, wo sie eigentlich am besten einschlafen sollten, gelingt es ihnen am schlechtesten. Ihr Bett, das einst bequeme Ruhestatt in einer trauten Schlafhöhle war, ist zu einer Art Folterbank mutiert.

Jeden Abend zur gleichen Zeit erinnern sich diese Menschen an die quälend langen Minuten vor dem erlösenden Wegdämmern, die sich auch schon mal zu Stunden auswachsen können. Ihnen fällt wieder ein, dass sie nachts so schrecklich oft wach werden, dann alle Viertelstunde den Wecker auf dem Nachttisch anstarren und voller Entsetzen miterleben müssen, wie der Morgen näher und näher rückt – schlaflos. Sie wissen aus Erfahrung, dass der Tag danach nicht mehr viel Gutes für sie bereithält. Er wird wie der letzte werden: Wieder wird alles so träge, langsam, ungenau, freudlos und mühsam ablaufen. Wieder wird es nichts als Stress geben für jemanden, der die letzte Nacht kein Auge zubekommen hat.

Der Teufelskreis dreht sich nun schneller und schneller. Die Gedanken werden unruhiger und springen planlos hin und her. Die Panik steigt. Aus dem Kreis wird ein Strudel, der alles Positive auf dieser Welt in sich hineinzuziehen scheint. Und das Negative fratzenhaft vergrößert ausspuckt: die Probleme mit dem Chef, die letzte verhauene Prüfung, das Herzleiden des Vaters, der banale Streit mit dem Nachbarn.

Der Puls tobt, der Blutdruck steigt, Stresshormone überschwemmen das Blut. An Schlaf ist absolut kein Denken mehr. Und doch ist da diese entsetzliche, bleiern schwere Müdigkeit, die alles nur noch schlimmer macht, weil sie einen wieder und wieder an den Kern des Problems erinnert: «Du musst jetzt schlafen», wispert sie einem ins Ohr. «Wenn du nicht endlich einpennst, kannst du die ganze Nacht und den nächsten Tag total vergessen. Tu doch was!»

Wer solche Probleme kennt, hat höchstwahrscheinlich eine erworbene Insomnie. Betroffene schlafen schlecht, weil sie Angst davor haben, schlecht zu schlafen. Ihr Problem hat irgendwann aufgrund irgendeiner vorübergehenden Belastung begonnen, die schon lange vorbei und oft sogar völlig vergessen ist. Sie konnten ein paar Tage oder Wochen lang nicht richtig schlafen, und dann setzte der Teufelskreis der Schlaflosigkeit ein. Für sie ist es wichtig, möglichst schnell zu handeln. Irgendwann wird die Insomnie nämlich chronisch: Dann bleibt sie bestehen, egal, ob die Ängste vor der Schlaflosigkeit verschwinden oder nicht. Das physiologische Schlafsteuerungssystem hat dann das Ein- und Durchschlafen regelrecht verlernt.

Massive Insomnien sind zum Glück recht selten: Jeder 25. Deutsche gehöre wegen schwerer Schlaflosigkeit in ärztliche Behandlung, schätzen Experten. Bei drei Vierteln davon sei das Leiden chronisch geworden und bestehe schon länger als ein Jahr. Auslöser muss dabei nicht immer der beschriebene Teufelskreis sein. «Insomnie ist keine Krankheit, sie ist ein Symptom», erklärt der Schlafforschungspionier Dement. Psychische Leiden aller Art, häufige Nachtarbeit, Krankheiten, ein zu sorgloser Umgang mit den natürlichen inneren Rhythmen oder auch eine angeborene

Überfunktion der Erregungszentren im Gehirn: All das und noch viel mehr kann in nachhaltiger Schlaflosigkeit enden.

Sehr bedeutend ist der Zusammenhang zwischen Insomnie und krankhafter Schwermut, schreiben die amerikanischen Neurologen Mark Mahowald und Carlos Schenck: «Depressionen können Insomnien und Insomnien können Depressionen auslösen.» Kein Wunder, dass Schlafstörungen die häufigste Begleiterscheinung der krankhaften Schwermut sind und gleichzeitig als eines ihrer ersten Warnsignale gelten.

Schlafforscher und Psychiater rätseln derzeit, worin die Querverbindung zwischen den beiden Leiden besteht. Seit den 1960er Jahren wissen sie, dass man Depressionen mit einer Nacht Schlafentzug bei sechs von zehn Patienten schlagartig heilen kann. Die Symptome verschwinden aber nur für eine sehr kurze Zeit; oft sind sie nach der nächsten Nacht wieder da. Doch warum wirkt der Schlafentzug? Vieles spricht dafür, dass eine Störung der Schlafregulation für manche Depressionen verantwortlich ist. Je nach Theorie verursachen verschobene, schlecht synchronisierte Schlaf-Wach-Rhythmen oder ein zu schwach ansteigender homöostatischer Schlafdruck einen chronischen Schlafmangel und eine verminderte Schlafqualität, was letztlich schwermütig macht. Der Schlafentzug hilft gegen beide Probleme: Er synchronisiert die Rhythmen und erhöht den Schlafdruck.

Auch das Burn-out-Syndrom gilt unter Fachleuten als Schlafmangelkrankheit. Anders als bei depressiven Menschen liegt bei den Ausgebrannten die Ursache allerdings meist auf der Hand: Sie haben schlichtweg über einen langen Zeitraum zu viel gearbeitet oder sind aus einem anderen Grund überbeansprucht. Als eine der Folgen haben sie wochen- oder monatelang zu schlecht oder bewusst zu wenig geschlafen. Eines Tages hat dann der chronische Schlafmangel zugeschlagen und ihnen einen Großteil ihrer Kraft geraubt.

Entspannung als Schlüssel zur Einschlaftür

Die Gegenmittel sind bei fast allen Formen der Insomnie die gleichen. Und auch wer nur unter gelegentlicher Schlaflosigkeit leidet, kann mit den Tipps der Schlafmediziner eine Menge anfangen. Der Israeli Peretz Lavie ist fest davon überzeugt, dass es in den allermeisten Fällen von chronischer wie gelegentlicher Insomnie besonders wichtig ist, Entspannung zu finden und eine positive Beziehung zum Schlaf zurückzugewinnen: «Das Zügeln der Gedanken ist mit großer Wahrscheinlichkeit der Schlüssel zum Einschlafen.»

In den letzten Jahren fanden Schlafmediziner gleich mehrere wissenschaftlich etablierte Wege aus der Schlaflosigkeitsfalle, die man sogar miteinander kombinieren kann. Es sind Maßnahmen aus dem Bereich der kognitiven Verhaltenstherapie, die Ärzte auch zur Behandlung des chronischen Müdigkeitssyndroms empfehlen. Besonders wichtig sind Entspannungstechniken, Schlafhygiene, Strukturierung des Schlaf-Wach-Rhythmus, psychologisches Training und gezielte gedankliche Techniken gegen die nächtliche Grübelei.

Unter den Entspannungsübungen hat sich die Muskelentspannung nach Jacobson besonders bewährt, weil Patienten sie leicht erlernen und ohne fremde Hilfe anwenden können. Dafür brauchen sie eine Viertelstunde vor dem Zubettgehen Zeit, wählen sich einen angenehmen Leitsatz, etwa «Ich bin ganz ruhig» oder «Mir geht es sehr gut». Dann legen sie sich hin, schließen die Augen, atmen ein und spannen dabei ein bestimmtes Körperteil an, erst die rechte Hand, dann die linke, dann den rechten Oberarm, dann den linken, die Stirn (runzeln), die Augenbrauen, Wangen- und Kaumuskulatur, die Brustmuskulatur (Brust raus, Bauch rein), die Fersen und zum Schluss die Waden. Jedes Mal gilt es, die Anspannung fünf Sekunden zu halten, danach ruhig auszuatmen, die Muskeln allmählich wieder loszulassen und eine halbe Minute nichts zu tun, bevor der nächste Körperteil an die Reihe kommt.

Selbstverständlich helfen auch andere Entspannungsmethoden, etwa Yoga, Tai-Chi, autogenes Training oder Atemtherapie. Letztlich ist alles erlaubt, was die Spiegel von Adrenalin und Cortisol im Blut herunterfährt: ruhige Musik hören, ein nicht zu heißes Bad nehmen, meditieren, eine Phantasiereise erfinden, ein gutes Buch lesen, sich die Kleidung für den nächsten Tag herauslegen und vieles mehr. Selbst das berühmte Schäfchenzählen gehört in diese Kategorie, wobei die Rechenaufgabe auch ein wenig schwerer als bloßes Zählen sein darf, damit man sich darauf zumindest ein klein wenig konzentrieren muss. So wird empfohlen, sich eine bestimmte Schäfchenmenge vorzustellen und zum Beispiel immer sieben Schafe dazuzuaddieren oder abzuziehen.

Wenn wir uns entspannen, produziert unser Gehirn überwiegend Alphawellen. Sie sind typisch für die Trancezustände meditierender, tagträumender oder hypnotisierter Menschen und ein logisches Vorstadium des Schlafs. Viele Menschen genießen diesen Zustand, weshalb seit Ende der 1960er Jahre eine regelrechte Alphawellenindustrie entstand. Haufenweise Apparate wurden und werden entwickelt, die dabei helfen sollen, das Gehirn ins Alphawellenstadium zu treiben. Einige wirken über akustische Stimulation, bei der man zwei jeweils nur auf ein Ohr und etwas zeitversetzt abgespielte Töne im Geiste in akustischen Gleichklang bringen muss. Dadurch sollen Schwebungen entstehen, die einen Teil ihres Frequenzspektrums im unhörbaren Alphawellenbereich haben und so den Entspannungszustand auslösen.

Andere Geräte nutzen die Mechanismen des Biofeedbacks: Sie funktionieren, weil wir unsere Hirnaktivität unbewusst steuern können, sobald uns ein Signal anzeigt, was mit unseren per EEG gemessenen Hirnströmen passiert. Die Apparate blinken zum Beispiel immer dann, wenn unser angeschlossenes Gehirn Alphawellen generiert. So lernen wir, das Signal gezielt auszulösen.

Beide Methoden mögen eine gute Meditationshilfe sein, Biofeedback und Selbsthypnose werden bei Einschlafstörungen manchmal sogar mit gutem Erfolg eingesetzt. Dass die Alphawellen allerdings per se für die angenehmen Gefühle oder die gestiegene Einschlafbereitschaft verantwortlich sind, ist unwahrscheinlich. Die regelmäßigen Schwingungen der Nervenzellen entstehen, weil wir uns entspannen, und nicht umgekehrt.

Coaching und Hygiene:
Wege aus der Schlaflosigkeit

Ungleich wichtiger als technische Spielereien mit oder ohne Alphawellen sind nach Ansicht der meisten Schlafexperten so genannte Maßnahmen zur Schlafhygiene, Schlafrestriktion und Stimuluskontrolle sowie zur Synchronisation und Verstärkung innerer Rhythmen. Hinter diesen sperrigen Fachbegriffen verbergen sich ganz konkrete, meist einfach umzusetzende Regeln, die uns von schlafstörenden Einflüssen «reinigen» und unseren Körper und Geist wieder schlaffähiger machen sollen. Letztlich sollte sie jeder Mensch beherzigen, der seine Schlafqualität verbessern möchte.

Manches klingt trivial und etwas kleinkariert, doch in der Summe kann die strikte Einhaltung dieser Regeln sogar bei ernsten Schlafstörungen helfen. Hier die wichtigsten Tipps:
1. Begrenzen Sie die Zeit im Bett. Sie sollten versuchen, ein besseres Gefühl für die eigene Schläfrigkeit zu entwickeln. Gehen Sie erst ins Bett, wenn Sie wirklich müde sind, und stehen Sie morgens sofort auf, wenn Sie sich ausgeschlafen fühlen. Fachleute nennen diese Fähigkeit Stimuluskontrolle. Sie hilft,

wieder Herr über das eigene Schlafbedürfnis zu werden. Es kann zudem Sinn machen, etwas kürzer im Bett zu bleiben als üblich. Das erhöht den Schlafdruck am kommenden Abend und erleichtert eventuell das Einschlafen. Bei dieser so genannten Schlafrestriktion hilft am besten der Schlafmediziner. Er misst zunächst, wie viel Zeit Sie im Bett tatsächlich schlafend verbringen. Anschließend dürfen Sie nicht länger als diese Spanne im Bett bleiben. Das nutzt auf Dauer dabei, die im Bett verbrachte Zeit auch wirklich zu schlafen.

2. Benutzen Sie das Bett nur zum Schlafen. Schmeißen Sie den Fernseher aus dem Schlafzimmer. Essen Sie nicht mehr im Bett. Das Einzige, was dort außer Schlafen noch erlaubt ist, ist Sex. Es ist ganz wichtig, dass das Bett für Sie wieder zu einem bequemen, gemütlichen Nest wird, das vor allem dem Ein- und Durchschlafen dient – und nicht mehr mit schrecklich langen Wachphasen oder anderen, schlafhemmenden Dingen assoziiert wird. Sollten Sie nachts wach liegen, stehen Sie spätestens nach einer halben Stunde auf und suchen sich eine entspannende Ablenkung wie Lesen oder Hausarbeit. Gehen Sie erst zurück, wenn Sie sich wieder schläfrig fühlen. Vermeiden Sie aber, woanders als im Bett einzuschlafen.

3. Halten Sie sich an regelmäßige Schlafzeiten. Stehen Sie immer zur gleichen Zeit auf und gehen Sie zur gleichen Zeit ins Bett, auch am Wochenende. Regelmäßige Mahlzeiten und sportliche Aktivitäten, die immer zur gleichen Zeit stattfinden, helfen zusätzlich, Ihre inneren Rhythmen miteinander in Einklang zu bringen, zu stabilisieren und zu verstärken, was für die Schlafqualität sehr vorteilhaft sein kann.

4. Schmeißen Sie Uhren aus dem Schlafzimmer. Drehen Sie den Wecker um oder bringen Sie ihn anderweitig aus dem Sichtfeld. Alles, was hilft, den nächtlichen Zwang zum Blick auf die Uhr und den damit verbundenen Zeitdruck abzustellen, ist hilfreich.

5. Schlafen Sie überwiegend nachts. Vermeiden Sie Nickerchen am Tage und, falls unumgänglich, begrenzen Sie deren Dauer auf maximal eine Stunde. Nach 15 Uhr darf keinesfalls geschlafen werden.
6. Werden Sie tagsüber aktiver. Versuchen Sie, regelmäßig, am besten täglich, etwas Sport zu treiben oder sich insgesamt mehr zu bewegen – möglichst an der frischen Luft. Das macht Sie abends müde. Allerdings sollten Sie darauf achten, dass Sie sich in den letzten Stunden vor dem Schlafen nicht mehr zu sehr anstrengen. Im Zweifelsfall hilft der Hausarzt beim Ausarbeiten eines geeigneten Sportprogramms. Abends und vor allem vor dem Zubettgehen sind anstrengende, den Kreislauf anregende oder besondere Konzentration erfordernde Tätigkeiten tabu, zum Beispiel sehr heiße oder kalte Bäder, Hausputz, Sport und Büroarbeit.
7. Keine Aufputschmittel. Verzichten Sie spätestens drei bis vier Stunden vor dem Schlafen auf koffeinhaltige Getränke wie Kaffee, Cola oder Tee und auf koffeinhaltige oder anderweitig aufputschende Medikamente. Auch tagsüber sollten Sie Koffein nur in Maßen zu sich nehmen, weil sonst nächtliche Entzugserscheinungen drohen. Zigaretten wirken ähnlich. Deshalb wäre es am besten, das Rauchen aufzugeben. Vor und während der Schlafenszeit sind Zigaretten total verboten. Nehmen Sie wegen einer chronischen Krankheit ständig verschreibungspflichtige Arzneien, besprechen Sie mit Ihrem Arzt, ob diese vielleicht Schlafstörungen auslösen können.
8. Kein Alkohol. Vier bis sechs Stunden vor dem Einschlafen sollten Sie keinen Alkohol mehr trinken. Die Droge führt zu nächtlichen Entzugserscheinungen und kann das Durchschlafen erheblich beeinträchtigen. Der berühmte Schlummertrunk hilft zwar beim Entspannen und erleichtert so das Einschlafen. Er kann aber schon nach kurzer Zeit zum erneuten Aufwachen führen und das Wiedereinschlafen massiv

behindern. Menschen mit einer Alkoholabhängigkeit leiden oft an chronischen Schlafstörungen.

9. Abends keine Völlerei. Schwere Mahlzeiten am Abend können einen nachhaltig am Einschlafen hindern. Schwer verdauliche Speisen sollten Sie sogar während des Tages meiden. Die berühmte warme Milch mit Honig ist vor dem Einschlafen dagegen ideal: Sie enthält wie alle Milchprodukte das schlaffördernde Tryptophan.

10. Machen Sie es sich gemütlich. Richten Sie sich das Schlafzimmer behaglich ein, kümmern Sie sich um eine bequeme Matratze und sorgen Sie für die optimale Zimmertemperatur von 18 plus/minus zwei Grad. Zu warme, aber auch zu kalte Schlafzimmer sind schlecht. Lassen Sie frische Luft ins Schlafzimmer und dunkeln Sie den Raum gut ab. Machen Sie jenes Zimmer Ihrer Wohnung zum Nachtquartier, das vor Lärm am besten geschützt und von äußeren Lichtquellen optimal abgeschirmt ist. Entspannen Sie sich vor dem Einschlafen mit leiser Musik, wenn Sie es mögen. Und benutzen Sie gegen schlimmen Lärm Ohrstöpsel.

11. Helfen diese Maßnahmen nicht gut genug, muss niemand davor zurückschrecken, sich auch mal von einem Schlafarzt oder Psychologen coachen zu lassen. Gerade für den Fall, dass jemand wegen nächtlicher Grübelei zu schlecht schläft, haben die Experten eine Menge Methoden entwickelt, die mit speziellen gedanklichen Techniken helfen, den Teufelskreis aus schlafhemmenden Hirngespinsten zu durchbrechen. Bei der paradoxen Intervention müssen die Patienten zum Beispiel versuchen, solange es irgend geht, wach zu bleiben. Das lenkt ab und verringert die Angst vor dem Einschlafproblem. Und beim Imaginationstraining lernen sie, sich bestimmte Gegenstände vorzustellen, die ihnen beim Einschlafen helfen.

Schlafmittel und -mittelchen

Es gibt noch einen Tipp, den Menschen mit ernsten Schlafproblemen unbedingt beachten müssen: Sie sollten von sich aus keine Schlaftabletten oder Beruhigungsmittel nehmen, auch keine vermeintlich harmlosen, die frei verkäuflich sind. Ohne Kontrolle durch den erfahrenen Arzt und ohne einen professionell kalkulierten Einnahmeplan drohen Nebenwirkungen und eine Gewöhnung des Körpers an die Wirkstoffe. Letztlich erreichen die Mittel dann erschreckend oft genau das Gegenteil ihres eigentlichen Zwecks: Sie verstärken Schlafstörungen und machen aus vorübergehenden Ein- und Durchschlafproblemen eine chronische Insomnie – im schlimmsten Fall sogar gepaart mit einer psychischen Medikamentenabhängigkeit.

Das Hauptproblem fast aller starken Schlaf- und Beruhigungsmittel ist, dass sich das Gehirn früher oder später an sie gewöhnt. Die Nervenzellen der Erregungszentren haben dann zum Beispiel mehr Andockstellen für erregende Botenstoffe produziert oder sind unempfindlicher für die hemmende Substanz GABA geworden, deren Wirkung die meisten Schlafmittel verstärken oder imitieren. Dann gelingt den Hypnotika die Hemmung der Erregungszentren im Stammhirn nur noch, wenn man sie höher dosiert. Und das ist der erste Schritt in die Abhängigkeit. Nun wird nämlich auch das schlagartige Absetzen der pharmazeutischen Substanz zum Problem. Wegen der physiologischen, vom Schlafmittel ausgelösten Veränderungen der Nervenzellen ist das Schlafregulationssystem ohne Medikament leichter erregbar als vor der Therapie. Es leidet unter Entzugserscheinungen. Betroffene sind unruhiger als sonst und haben noch massivere Schlafprobleme.

Etwas anderes ist es, wenn der Somnologe die medikamentöse Therapie anordnet. Die Fachleute wissen genau, wie lange und in welcher Dosis man Hypnotika oder Sedativa sorgenfrei einnehmen darf. «Moderne Schlafmittel sind gut untersucht und wirken bei Schlafstörungen zuverlässig. Ihre unerwünschten Wirkungen sind bekannt und fallen bei richtiger Anwendung gewöhnlich nicht ins Gewicht», weiß der Schweizer Schlafforscher Alexander Borbély. «Die Dosis sollte so hoch wie nötig, aber so klein wie möglich gehalten und ihre Einnahme auf eine kurze Zeitdauer beschränkt werden.»

Ärzte sollten die Mittel zunächst nicht länger als ein bis zwei Wochen verschreiben und danach die Notwendigkeit einer längeren Therapie überprüfen, rät der Schlafforscher. Derart vernünftig angewendet, könnten sie effektiv helfen, den quälenden Teufelskreis der grüblerischen Gedanken und der Sorge vor der nächsten schlaflosen Nacht zu zerschlagen. Das baut wiederum Ängste ab und bekämpft so eines der Grundübel der Schlaflosigkeit. Es ist deshalb durchaus möglich, dass schon eine kurze medikamentöse Behandlungszeit ein Schlafproblem ein für alle Mal aus der Welt schafft.

Begleitend zur medikamentösen Therapie setzen Mediziner bei chronischer Schlaflosigkeit aber immer auch auf die Verhaltenstherapie. Viele Studien haben inzwischen zweifelsfrei belegt, dass Entspannung, Schlafhygiene und das Einhalten konstanter Schlafrhythmen langfristig effektiver sind als pharmazeutische Produkte. Im Jahr 2006 verglichen norwegische Ärzte den Effekt von Medikamenten, Placebos und Verhaltenstherapie speziell bei schlafgestörten alten Menschen. Auch hier war die Verhaltenstherapie eindeutiger Sieger: Probanden dieser Gruppe lagen nachts noch sechs Monate nach Beginn der Behandlung deutlich kürzer wach und hatten einen spürbar effizienteren Schlaf als die anderen.

Weil die Hypnotika die Erregbarkeit unseres Gehirns dämpfen, schlafen wir mit ihrer Hilfe meist problemlos ein und je nach Stärke und Wirkdauer des Medikaments auch fest und lange durch. Der pharmakologisch unterstützte Schlaf gilt jedoch als weniger erholsam. Vor allem ältere Menschen müssen besonders aufpassen, wenn sie nachts trotz der Schlafmittel wach werden und aufstehen müssen. Dann ist oft ihr Gleichgewichtssinn gestört, und sie stürzen leicht.

Bei Älteren sind auch so genannte paradoxe Reaktionen besonders häufig: Betroffene reagieren auf das Schlafmittel mit gesteigerter Unruhe, sie können noch schlechter schlafen als sonst und sollten das Mittel sofort wieder absetzen. Auch schwere Schnarcher und Menschen mit häufigen nächtlichen Atemaussetzern müssen mit Hypnotika und Sedativa vorsichtig sein. Ihr Schlafproblem wird durch die Mittel noch verstärkt – ähnlich wie unter Alkohol- oder Nikotineinfluss. Sie schlafen deshalb oft viel weniger tief als sonst und werden häufiger unbemerkt wach. Am nächsten Tag fühlen sie sich extrem unausgeschlafen.

Außerdem können vor allem lang wirkende Substanzen, die auch gegen Durchschlafstörungen in der späten Nacht und zu frühes Aufwachen helfen, noch am folgenden Tag schläfrig machen und die Leistungsfähigkeit beeinträchtigen, weil der Körper sie nicht rechtzeitig abbaut. Beschränkt sich die Insomnie auf das Einschlafen und die frühe Nacht, verschreiben Ärzte deshalb heute meist nur noch sehr kurz wirkende Substanzen, die am Morgen fast vollständig aus der Blutbahn verschwunden sind.

Die am häufigsten verschriebenen Schlaf- und Beruhigungsmittel sind mit einem Marktanteil von 45 Prozent noch immer die so genannten klassischen Benzodiazepine, die es schon seit einigen Jahrzehnten gibt, wie Lormetazepam, Flurazepam oder Triazolam. Auch der berühmte Tranquilizer Valium gehört zu dieser Stoffklasse.

Seit wenigen Jahren gibt es aber eine modernere Alternative, die nach Ansicht der meisten Experten etwas weniger nebenwirkungsreich ist und auch nicht so rasch abhängig macht. Diese Stoffe binden an die gleichen Rezeptoren wie die Benzodiazepine, sind chemisch aber anders gebaut. Sie heißen im Fachjargon Cyclopyrrolone oder Imidazopyridine. Wegen ihrer Vorteile holen sie allmählich auf und haben mittlerweile 34 Prozent des Marktes erobert.

Der Einfachheit halber nennen Somnologen sie auch Z-Medikamente, weil die Namen der Wirkstoffe fast immer mit Z beginnen. Sie heißen Zopiclon, Zolpidem oder Zaleplon und unterscheiden sich vor allem in ihrer Wirkdauer. Auch Eszopiclon gehört in diese Gruppe, obwohl es mit E beginnt. Es ist das einzige von Ärzten hierzulande verordnete Schlafmittel, für das bisher im Rahmen einer wissenschaftlich fundierten, placebokontrollierten Studie gezeigt werden konnte, dass seine Einnahme über einen Zeitraum von mehr als drei bis vier Wochen wirksam und unbedenklich ist.

Pflanzliche Präparate wie Baldrian, Hopfen oder Melisse verschreiben Mediziner in den restlichen 21 Prozent der Fälle. Sie gelten als vergleichsweise nebenwirkungsarm, sind aber leider auch nicht so effektiv, weshalb sie vor allem bei weniger ausgeprägtem Leiden zum Einsatz kommen. Zumindest für den Einschlafklassiker Baldrian konnten Studien immerhin belegen, dass er etwas besser wirkt als ein Scheinmedikament.

Wer nur hin und wieder schlecht schläft und deshalb nur gelegentlich und für vergleichsweise kurze Zeit auf eines der vielen frei verkäuflichen pflanzlichen Präparate zurückgreift oder sich immer mal wieder einen entspannenden Kräutertee aufbrüht, kann dies im Allgemeinen bedenkenlos tun. Man sollte dann selbst ausprobieren, welches Mittel am besten beim Entspannen hilft.

Anhaltende Selbstmedikation bewerten Schlafmediziner allerdings sehr skeptisch. Das Hauptproblem sei, dass die wenigsten Menschen ein ernstes von einem unproblematischen Schlafproblem unterscheiden könnten, sagt zum Beispiel der Reinbeker Somnologe Holger Hein, ehemaliger Leiter des Schlaflabors in Großhansdorf bei Hamburg. Wer lange Zeit ohne fachlichen

Rat Arzneimittel gegen seine Schlafschwierigkeiten nehme, auch vermeintlich harmlose pflanzliche Präparate, verhindere nicht selten eine effektive Therapie: «Leider versuchen trotz aller Warnungen noch immer viel zu viele Menschen, ihre Schlafprobleme jahrelang selbst zu behandeln, etwa mit Beruhigungstees, Baldriantropfen oder sogar Schlaftabletten.» Sie ignorierten völlig, dass das keine dauerhafte Lösung sei und dass sie ihr Leiden mit der Selbstmedikation unter Umständen sogar verstärken oder chronifizieren können.

Schlafapnoe: Schnarcher in Lebensgefahr

Schnarchen kann jeder: leicht den Mund öffnen, Zunge nach hinten nehmen, Rachenmuskulatur entspannen und stetig einatmen. Sofort knattern Gaumensegel und Rachenwand vor sich hin, erzeugen das typische Geräusch, mit dem schon Kinder anderen vorgaukeln wollen, sie würden tief und fest schlafen. Doch Schnarchen ist weitaus mehr als ein akustisches Schlummersymbol: Es ist Schlafstörung, Lärmbelästigung und Gesundheitsgefahr in einem. Betroffene rauben Bettgenossen, Mitbewohnern, mitunter sogar Nachbarn die nächtliche Ruhe und bedrohen nicht selten die eigene Gesundheit. Extremes Schnarchen, das von Atemaussetzern begleitet wird, kann die Gesundheit erheblich belasten.

Der Metzinger Schlafmediziner Jürgen Schäfer ermittelte die Lautstärke, bei der eine keuchende Atmung für gewöhnlich in Schnarchen übergeht. Diese «Schnarchschwelle» liege «praktisch immer bei einem Schallpegel zwischen 40 und 45 Dezibel». Das entspricht der Lautstärke eines normalen menschlichen Gesprächs. Extremschnarcher können da schon deutlich lauter werden: Das Rekorde-Archiv des Guinness-Verlags nennt als lautesten Schnarcher der Welt den Schweden Kåre Walkert aus

Kumala. Seine Sägerei brachte es auf 93 Dezibel – immerhin so laut wie eine Autohupe.

Viele denken, der typische Schnarcher sei alt, dick und männlich. Ein Vorurteil: Mittlerweile ist klar, dass Übergewicht nur einer von vielen Faktoren ist, der das Leiden begünstigt, weil dadurch Fettpolster entstehen, die den Rachenraum verengen können. Selbst von den Patienten mit besonders schwerem, krankhaftem Schnarchen hat ein Viertel Normalgewicht, treibt Sport und ernährt sich vernünftig, sagen Fachleute. Das verwundert nicht, denn die Liste potenzieller Schnarchauslöser ist schier unendlich, und meist sorgen mehrere davon gemeinsam für den nächtlichen Lärm: Alkohol, Zigaretten, entspannende Medikamente, die Atemwege reizende Allergien, anatomische Besonderheiten wie große Zungen oder kleine Unterkiefer, vergrößerte Mandeln, geschwollene Nasenmuscheln, eine schiefe Nasenscheidewand, ein Zurückfallen der Zunge, weil man in Rückenlage schläft, und vieles mehr.

Am gewöhnlichen, medizinisch unbedenklichen, so genannten primären oder habituellen Schnarchen leidet etwa ein Drittel der erwachsenen Deutschen – Gelegenheitsschnarcher und lärmgeplagte Partner nicht mitgerechnet. Alte Menschen schnarchen häufiger, weil die Weichteile der Atemwege im Alter erschlaffen und leichter vibrieren. Dennoch schnarchen gelegentlich sogar Kinder, was meist auf vergrößerte Mandeln zurückgeht. Je jünger erwachsene Schnarcher sind, desto deutlicher überwiegt das «stärkere Geschlecht», vermutlich, weil das weibliche Geschlechtshormon Östrogen das Rachengewebe besser in Form hält. Ab 60 schnarchen dann jeder und jede Zweite.

Inzwischen gilt primäres Schnarchen aber auch als mögliche Vorstufe des so genannten obstruktiven Schlafapnoesyndroms, kurz OSAS. Die Übergänge sind jedenfalls fließend, und je extremer das Schnarchen, desto näher liegt der Verdacht, dass die behandlungsbedürftige Krankheit bereits ausgebrochen ist.

Nach den vorsichtigsten Schätzungen sind immerhin 800 000 Deutsche davon betroffen, manchmal sogar Kinder. Die meisten Männer mit OSAS sind um die 55, die meisten Frauen zehn Jahre älter.

OSAS-Patienten zeigen typische Veränderungen des Schlafverhaltens. Immer wieder stockt ihnen der Atem, bis sie schließlich mit einem ohrenbetäubenden Schnarchgeräusch nach Luft schnappen. Auf den ersten Blick werden sie dabei gar nicht wach. Die Schlaflaboraufzeichnung bringt jedoch an den Tag, dass der Sauerstoffgehalt ihres Bluts durch die Atempause so sehr sinkt, dass das Gehirn mit einem Alarmsignal reagieren muss. Muskelspannung, Herzfrequenz und Blutdruck steigen. Schließlich weckt eine Erregungswelle den Körper auf, zwingt ihn, Luft zu holen. Die Schnarcher erinnern sich an diese kurzen Momente später nicht. Weil ihr Schlaf aber unentwegt gestört wird, sind sie tagsüber völlig übermüdet, können sich kaum konzentrieren, haben oft Kopfschmerzen und neigen langfristig zu Bluthochdruck, Schwermut oder Impotenz. Wegen ihres immensen Drangs zu Sekundenschlafattacken dürfen unbehandelte Schlafapnoiker nicht mehr Auto oder Motorrad fahren.

Gelegentliche Atemaussetzer sind allerdings völlig normal und harmlos. Einer groben Regel zufolge gilt man erst als krank, wenn man mindestens zehn Apnoen pro Schlafstunde hat, die mindestens zehn Sekunden anhalten. Manche Patienten sollen es sogar auf bis zu 110 Atempausen pro Stunde bringen. Der Atem stockt meist für 30 bis 40 Sekunden, in Extremfällen aber auch für drei Minuten.

Meist fällt während der Atempause die Luftröhre in sich zusammen, «wie ein schlapper, leerer Schlauch», beschreibt der Alfelder Schlafmediziner Josef Wirth die Ursache. Durch den Unterdruck der Luft holenden Lunge saugen sich bei einer solchen Obstruktion die Weichteile des Rachens und die Wände der kollabierten Luftröhre wie ein Pfropfen fest. Das eigentliche Schnarchgeräusch entsteht dagegen, weil die im Schlaf entspannten Muskeln die Luftwege im mittleren Rachen verengen. Das erhöht den Druck der vorbeiströmenden Atemluft auf die vielen Weichteile. Nun geraten Zäpfchen, Gaumensegel, Zungenbasis oder Rachenwände in Schwingung, was nicht nur klingt wie das Geknatter eines Segels im starken Wind, sondern auch ganz ähnlich zustande kommt.

Die Dunkelziffer der unbehandelten Schlafapnoiker ist vermutlich erschreckend hoch. Weil sich die Krankheit schleichend entwickelt, gewöhnen sich die Betroffenen an die Folgen und kommen gar nicht auf die Idee, krank zu sein. Sie ahnen meist noch nicht einmal, dass sie an einer der häufigsten und gefährlichsten Schlafkrankheiten überhaupt leiden. Schlafen sie doch meistens überdurchschnittlich oft und viel. Ihr Schnarchen tun sie als lästig, aber harmlos ab.

Auf der leichten Schulter ist die Schnarchkrankheit aber ganz schlecht aufgehoben. Zur endgültigen Diagnose des Syndroms gehören nämlich – neben dem extremen und unregelmäßigen, von Atemaussetzern unterbrochenen Schnarchen – auch einige Begleitsymptome, die langfristig lebensbedrohlich sind oder einen kurzfristig in tödliche Unfälle verwickeln können: dauerhafter und schwer behandelbarer Bluthochdruck und extreme Tagesschläfrigkeit zum Beispiel.

Schlafmediziner werden nicht müde, zu betonen, wie gefährlich OSAS ist. Unbehandelte Schlafapnoen seien schuld an «etwa 30 Prozent der Schlaganfälle», so Friedrich Vogel von der Medizinischen Klinik III in Hofheim, Taunus: «Die Lebenserwartung reduziert sich bei diesem Krankheitsbild um etwa zehn Prozent.» Wer seine Schlafapnoe nicht behandeln lasse, sterbe in 40 von 100 Fällen binnen zehn Jahren. Inzwischen sei sogar klar, dass die Gefahr nicht nur von den Begleitsymptomen, sondern auch vom Extremschnarchen direkt ausgeht, sagt der Züricher Neurologe Claudio Bassetti: «Es wurde jetzt von verschiedenen

Seiten belegt, dass das Schlafapnoesyndrom ein unabhängiger Risikofaktor für Herz-Kreislauf-Krankheiten wie Schlaganfälle, Herzinfarkte, Herzinsuffizienz oder den plötzlichen Herztod ist.»

Bassetti hatte 1996 als weltweit erster Forscher auf einen Zusammenhang zwischen einer gestörten Atmung im Schlaf und Schlaganfällen hingewiesen. Seit 2005 haben seine Resultate eine breite epidemiologische Basis: Klar Yaggi und andere Schlafmediziner von der Yale-Universität, USA, beobachteten 842 Patienten, die wegen starken Schnarchens in ihr Schlaflabor gekommen waren, etwa dreieinhalb Jahre. Dann verglichen sie die Daten der Patienten mit Schlafapnoesyndrom mit jenen der anderen Schnarcher. Es gab 573 Schlafapnoiker, die im Durchschnitt 35 Atemaussetzer pro Stunde hatten. Bei ihnen waren 22 Schlaganfälle und 50 Todesfälle aufgetreten. Bei den 269 anderen Befragten nur zwei Schlaganfälle und 14 Todesfälle.

Dann rechneten die Forscher die Effekte aller möglichen zusätzlichen Risikofaktoren heraus, darunter Bluthochdruck, Übergewicht, Diabetes, Alter oder Zigarettenkonsum. Hätte das Schlafapnoesyndrom keinen eigenen Einfluss gehabt, hätten danach die Resultate aus beiden Gruppen statistisch gleich sein müssen. Tatsächlich ergab sich bei den Schlafapnoikern jedoch noch immer ein deutlich erhöhtes Risiko. Es war im Durchschnitt fast verdoppelt und wuchs mit zunehmender Schwere des Leidens an. Virend Somers, Kardiologe von der Mayo-Klinik in Rochester, USA, äußerte seine große Besorgnis; denn die meisten Teilnehmer der Studie würden ja bereits gegen Schlafapnoe behandelt: «Das Risiko für unbehandelte Menschen ist vermutlich noch höher.»

Meist sind es die zunehmend besorgten Partner, die Betroffene nach endlos langen Diskussionen zum Arzt schicken. Lungenfachärzte oder Schlafmediziner prüfen die Verdachtsfälle zunächst mit einem ambulanten Überwachungsgerät, das wichtige

Daten schon zu Hause erfasst. Danach müssen Extremschnarcher ins Schlaflabor, wo ihr Schlaf noch eingehender analysiert wird. Dort testen die Schnarcher auch die bislang effektivste Maßnahme gegen ihr Leiden: das Tragen einer Atemmaske, die den Schlund leicht unter Druck setzt, damit er nicht mehr zufallen kann. Der Überdruck von vier bis 20 Millibar stemmt sich gegen die Weichteile des Rachens und hält die Luftzufuhr geöffnet. Atmen muss der Schnarcher weiterhin selbst. Es ist, als würde er seinen Kopf durch das Schiebedach eines Autos stecken und gegen den Fahrtwind Luft holen.

Das klingt nicht sehr angenehm, aber Alternativen sind rar und meist weniger erfolgreich. Zahnspangen, die den Unterkiefer nachts nach vorne verlagern, können zumindest bei leichten Fällen helfen. Bei Anti-Schnarch-Operationen, die vor allem in Frage kommen, wenn anatomische Besonderheiten wie ein zu großes Zäpfchen oder ein zu kleiner Unterkiefer Schnarchauslöser sind, müssen Schlafapnoiker besonders vorsichtig sein. Wenn sie überhaupt helfen, beseitigen sie oft nur das Schnarchgeräusch, nicht jedoch die Atemstillstände.

Alle nächtlichen Baumfäller – egal, ob sie schon OSAS haben oder nicht – sollten deshalb unbedingt auch Tipps zur veränderten Lebensführung beherzigen: Gesunde Ernährung, mehr Bewegung, weniger Nikotin und mehr Augenmaß beim Umgang mit entspannenden Substanzen können primäres Schnarchen abstellen und ein Schlafapnoesyndrom lindern. Die ersten Antischnarchtipps der Somnologen lauten nicht umsonst immer wieder Alkoholverzicht und Abspecken.

RLS: Wenn die Beine kribbeln

Endlich geschafft! Der anstrengende Tag geht zu Ende. Nichts ist schöner, als sich entspannt und locker auf dem Bett langzumachen, das Licht zu löschen und auf den verdienten Schlaf zu warten. Doch was ist das? Warum kribbelt es in den Waden so komisch? Warum brennen die Oberschenkel? Woher kommt dieser ungeheure Zwang, die Knie anzuziehen, die Beine hin und her zu wenden und danach extra fest, fast krampfhaft durchzustrecken? Das muss Einbildung sein. Gelaufen ist man am Tag doch wahrlich genug. Die Beine sollen jetzt endlich Ruhe geben und stillhalten.

Für einen Moment gelingt die Selbstbeherrschung, und die Beine entspannen tatsächlich. Doch dann kommt das Gefühl doppelt stark zurück. Es wird unerträglich, fast schmerzhaft. Nun hilft nur noch, die Decke beiseitezuwerfen, aufzustehen und ein paar Schritte zu tun. Schlagartig fühlen sich die Beine wieder wohl. Es geht zurück ins Bett. Alles ist normal. Doch kaum lässt die Muskelspannung nach, kaum haben die Beine nichts mehr zu tragen und müssen einfach nur noch liegen, melden sich das Kribbeln und Brennen zurück. Die Zappelei geht wieder von vorne los und endet diesmal mit dem Gang zum Bücherregal, vor den Kühlschrank oder ins Bad. An Einschlafen ist ohnehin nicht mehr zu denken.

Wem diese Geschichte vertraut ist, der leidet an einem der häufigsten Auslöser für Insomnie, dem Syndrom der ruhelosen Beine, Restless Legs Syndrome oder RLS genannt. Je nach Alter und Geschlecht leiden daran drei bis zehn Prozent der Bevölkerung, bevorzugt Frauen über 65, weiß eine der bekanntesten RLS-Expertinnen, Claudia Trenkwalder von der Paracelsus Elena Klinik in Kassel. «Erste Symptome treten oft schon in der Jugend auf. Wenn der Körper vor dem Einschlafen oder beim Fernsehen entspannt, spürt man hin und wieder ein Kribbeln und Ziehen in den Beinen, das sofort verschwindet, wenn man aufsteht», sagt die Neurologin. «Im Alter über 40 kehren die Symptome dann mehrmals pro Woche wieder und sind oft schmerzhaft.» Ganz selten sind auch Kinder bereits ernsthaft betroffen. Ärzte diagnostizieren das Leiden dann aber oft fälschlicherweise als Wachstumsschmerzen.

Betroffene können abends und nachts kaum noch ruhig sitzen oder liegen. Schlafstörungen sind die Folge, Kino- oder Theaterbesuche werden unmöglich. Im Extremfall macht die Unruhe sogar vor den Armen nicht halt, weckt einen nachts immer wieder auf und lässt einen nicht mehr in den Schlaf zurückfinden. Wenige Patienten leiden auch nur an periodisch wiederkehrenden nächtlichen Beinbewegungen, die nicht schmerzen und sie nur für so kurze Zeit wecken, dass sie sich später nicht erinnern können. Doch ihr Schlaf ist gestört, und ähnlich wie Extremschnarcher sind sie tagsüber müde, obwohl sie vermeintlich lange genug geschlafen haben. Erst der Testschlaf beim Somnologen bringt die Ursache ihres Problems an den Tag.

Manchmal ist die Krankheit nur die Begleiterscheinung einer Schwangerschaft, Nervenentzündung oder rheumatischen Erkrankung. Auch manche Medikamente oder ein Eisenmangel können verantwortlich sein. Dann fällt die Therapie vergleichsweise leicht, etwa mit der gezielten Gabe von Eisentabletten oder einem Wechsel des Medikaments, das die Nebenwirkung ausgelöst hat.

Viele Betroffene haben aber ein idiopathisches, also von anderen Leiden unabhängig entstandenes RLS. Über seine Ursachen ist noch wenig bekannt, sagt Trenkwalder, aber es existiere auf jeden Fall eine genetische Veranlagung: «Es gibt mindestens vier Stellen auf vier verschiedenen Chromosomen, auf denen das Risiko zu RLS vererbt wird.» Immerhin wissen die Experten schon ziemlich genau über die physiologische Basis des Leidens Bescheid. «Es scheint, dass bei RLS-Patienten Bestandteile des Dopaminsystems aus dem Gleichgewicht geraten sind», sagt Trenkwalder. So gibt es Hinweise auf eine veränderte Empfindlichkeit der Dopamin-2-Rezeptoren im Rückenmark und Gehirn.

Mit der Parkinson-Krankheit, deren Ursache ein Absterben

dopaminerzeugender Nervenzellen ist, hat RLS indes nichts gemein. Weil bei beiden Leiden aber das Dopaminsystem gestärkt werden muss, helfen auch die gleichen Medikamente. Sind die Beschwerden sehr stark, was fast nur Menschen über 50 betrifft, empfehlen die Neurologen zum Beispiel die Dopaminvorstufe Levadopa. Sie kann aber das RLS nach einiger Zeit verstärken und zum Auftreten der Unruhe am Tag führen. Deshalb musste die Therapie bisher bei vier von zehn Patienten schon nach einem Jahr wieder abgebrochen werden. Seit 2006 ist in Europa eine modernere, nebenwirkungsärmere Alternative zugelassen, so genannte Dopaminagonisten, die die Wirkung des Dopamins imitieren.

Es gebe noch einige andere effektive Medikamente, sodass Ärzte das Leiden letztlich fast immer in den Griff bekämen, sagt Claudia Trenkwalder. Ihrer Meinung nach mangelt es aber vor allem an der Aufklärung der großen Mehrheit von Betroffenen, die lediglich ein mildes RLS haben: «Leider wissen viele Patienten gar nicht, dass ihre nächtliche Unruhe eine Krankheit ist», sagt die Neurologin, «und noch weniger wissen, dass sich dagegen auch schon mit recht einfachen Mitteln eine Menge tun lässt.» Solange die Krankheit noch schwach ausgeprägt ist, helfen zum Beispiel Massagen sowie Wärme- oder Kältetherapie.

Schwache Rhythmen:
Warum Ältere schlechter schlafen

Auf den ersten Blick sind die Versuchstiere völlig gesund: Sie essen, trinken, schlafen, sind neugierig und aufmerksam. Ihr Problem ist allerdings, dass sie alles durcheinander tun. Sie schlafen ständig für kurze Zeit ein und werden kurz darauf wieder wach, fressen ein wenig, um rasch und unvermittelt wieder wegzunicken. Es scheint ihnen ganz egal, ob es gerade Tag oder Nacht ist. Ihnen fehlt die zentrale innere Uhr. Ihr Leben hat seine rhythmische Struktur verloren.

Den Tieren wurde von Forschern die zentrale innere Uhr der SCNs im Zwischenhirn herausoperiert, um eindeutig die These zu belegen, dass ihr Schlaf-Wach-Rhythmus von dort gesteuert wird.

Doch es gibt sogar Menschen, die aus ganz natürlichen Gründen ohne biologisches Zeitgefühl leben. Auch sie haben keinen geregelten Schlaf, nicken tags wie nachts ein, mal für längere, mal für kürzere Zeit. Sind sie jung, sind ihre so genannten Arrhythmien oft ein Indiz für Hirnerkrankungen. Diese werden nicht selten durch Tumore ausgelöst, die das Chronozentrum oder die Schlafzentren angreifen. Besonders häufig ist das Rhythmus-Chaos aber bei Senioren, die aufgrund ihres hohen Alters oder wegen eines Alzheimer-Syndroms dement geworden sind. Die Nervenzerstörung in ihrem Hirn hat auch vor den SCNs nicht Halt gemacht. Ihr Schlaf wird zunehmend unruhig, zerstückelt und insgesamt etwas weniger. Oft werden sie nachts wach und überaktiv. Angehörige, die ihre Verwandten alleine pflegen, sind auf Dauer völlig überfordert und können selber kaum noch schlafen.

Doch selbst bei älteren Menschen, die völlig gesund bleiben, tickt die physiologische Uhr mit zunehmenden Jahren immer schwächer. Die Symptome sind dann zwar längst nicht so extrem wie bei der Demenz. Aber je älter Menschen werden, desto rascher gerät ihr Körper aus dem zeitlichen Gleichgewicht, und desto öfter nehmen sie zu ungewöhnlichen Zeiten ein Nickerchen. Das führt wiederum dazu, dass sie nachts weniger tief schlafen und häufiger wach werden. «Das ist ein natürlicher Alterungsprozess, der auch gesunde und aktive Alte betrifft», fasst Christian Cajochen vom Basler Zentrum für Chronobiologie seine neuesten Studienresultate zusammen.

«Wir favorisieren inzwischen die Hypothese, dass alterungsbedingte Schlafstörungen vor allem von einer geschwächten inneren Uhr herrühren», sagt Cajochen und zeigt mir eine Reihe überzeugender Diagramme auf seinem Computermonitor. Das sind zum Beispiel Daten von Senioren, die 40 Stunden lang auf dem Schlaflaborbett ruhen mussten und tagsüber deutlich häufiger einnickten als junge Testschläfer in der gleichen Situation. Cajochen vermutet, dass die chronobiologische Komponente der Schlafregulation alte Menschen tagsüber weniger massiv wach hält als junge, weil sie nicht mehr so prägnant funktioniert. Vor allem am späten Nachmittag, wenn die Jungen fast nie müde werden, beklagen die Älteren eine ausgeprägte Schläfrigkeit. Geben sie ihr nach, haben sie am späten Abend oft einen zu geringen Schlafdruck und bekommen Probleme mit dem Ein- und Durchschlafen.

Lichttherapie: Helligkeit für starke Rhythmen

Christian Cajochen will den Alten mit einer gezielten Stärkung ihrer Rhythmik helfen: «Manipulationen an der inneren Uhr dürften eine gute Strategie sein, sowohl gegen alterungsbedingte Schlafstörungen als auch gegen mangelnde Wachheit am Tag.» Das wichtigste Signal sei dabei das Licht: «Es ist mit Abstand der stärkste Zeitgeber.» Wollen Menschen ihre inneren Rhythmen verstärken, sollten sie ihre Lichtduschen möglichst gleichmäßig über den Tag verteilen. Sind sie tagsüber wegen ihrer nächtlichen Schlafprobleme oft müde, sollten sie vor allem dann nach draußen gehen, wenn sie eine Schläfrigkeitsattacke überfällt. Das macht wieder munter.

Tageslicht ist natürlich am effektivsten. Je nach Bewölkung und Jahreszeit beträgt die natürliche Helligkeit 2000 bis 100000 Lux. Wer aber drinnen bleiben muss, kann mit einer der handelsüblichen Lichttherapielampen nachhelfen. Die Lampen enthalten keine UV-Strahlen, damit sie die Netzhaut nicht schädigen. Ihre Stärke beträgt 2500 bis 10 000 Lux. Je heller sie sind, desto weniger lang muss man sich davorsetzen, damit das Uhrwerk im Zwischenhirn reagiert. Die Therapie hat nach Auskunft der Experten praktisch keine Nebenwirkungen, sie kann beliebig oft und lange durchgeführt werden und ist zum Beispiel schon als Mittel zur Bekämpfung der Winterdepression bestens etabliert.

Dass helles Licht am Tage und möglichst wenig Licht in der Nacht biologische Rhythmen stabilisieren und verstärken hilft, haben mittlerweile zahlreiche Studien belegt. So zeigte der Neurobiologe Eus Van Someren mit Kollegen vom Niederländischen Hirnforschungsinstitut in Amsterdam 1997, dass es zur Therapie der Arrhythmien bei Alzheimer-Patienten schon reicht, die Beleuchtung in einem Pflegeheim tagsüber durch Lichttherapielampen zu ersetzen. Breits nach vier Wochen normalisierten sich die gestörten Aktivitätsrhythmen der Pflegefälle. Van Someren

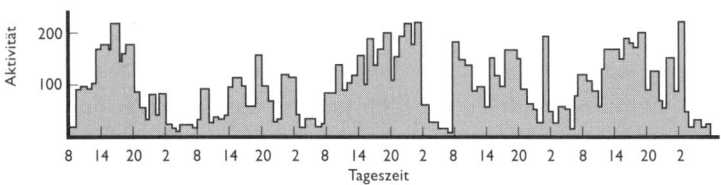

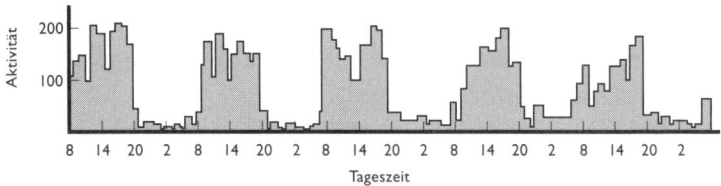

Lichttherapie bei Alzheimer-Patienten. Der gestörte Schlaf-Wach-Rhythmus der Patienten wird durch eine Lichttherapie deutlich verstärkt.

folgerte, das Licht lasse die geringer gewordene Zahl der rhythmisch aktiven Zellen im Gehirn wieder synchron schwingen: «Diese Verbesserungen bewirkt eine stabilere Organisation des zirkadianen Ruhe-Aktivitäts-Rhythmus.»

Noch hat sich diese Erkenntnis allerdings nicht sehr weit herumgesprochen. Der Spandauer Altersmediziner Jürgen Stadt kritisierte 2003 auf einer Tagung: «In manchen Heimen hat man eine Lichtstärke von 50 Lux gemessen. Wenn die Patienten bei solch schummriger Beleuchtung den ganzen Tag bewegungslos im Zimmer vor sich hin dämmern, können sie ja keinen Schlaf-Wach-Rhythmus haben.» Er verordnete seinen Patienten, sich jeden Tag eine Zeit lang im Freien aufzuhalten und, wenn möglich, spazieren zu gehen. Daraufhin schliefen viele seiner Patienten deutlich besser ein und durch.

Was den Schwerkranken und Älteren hilft, nutzt indes auch den geringfügiger Betroffenen. Menschen mit Schlafproblemen sollten eigentlich immer ihre biologische Uhr pflegen, sagen Chronobiologen. Sie sollten ihren Tagesablauf klar strukturieren, der inneren Uhr nachgeben, wo es nur geht, und sie mit eindeutigen Signalen versorgen. Das Programm ist simpel: tagsüber viel nach draußen gehen, regelmäßige Mahlzeiten einnehmen, aktiv sein und wenig schlafen, ungefähr immer zur gleichen Zeit Sport treiben und nachts Licht meiden, kaum essen und Ruhe suchen. Das macht nicht nur tagsüber fit und abends zur rechten Zeit schläfrig, sondern hält langfristig auch länger jung, weil es die innere Uhr stärkt, sind die Chronobiologen überzeugt.

Ein ganz anderes Rhythmusproblem haben die Eulen oder Lerchen. Ihre inneren Uhren arbeiten zwar stark genug, schlagen aber ein falsches Tempo an, was zum ausgeprägten sozialen Jetlag führen kann. Bei ihnen geht es um eine Verschiebung, nicht um eine Stärkung der Rhythmen. Deshalb müssen sie darauf achten, zur rechten Zeit ans Licht zu gehen: Eulen morgens, Lerchen abends. «Man kann mit richtig getimten Lichtduschen die Körperuhr um bis zu zwei Stunden verstellen», sagt Cajochen.

Davon profitieren Studien zufolge auch jene bedauernswerten, zum Glück sehr seltenen Menschen, die wegen einer erblichen Veränderung eines Uhren-Gens ein dramatisch falsches inneres Tempo besitzen. Patienten mit dem «Syndrom der vorverlagerten Schlafphase» sind zum Beispiel gnadenlose Frühaufsteher, die schon nachmittags richtig müde werden. All ihre inneren Rhythmen gehen ungefähr vier Stunden vor. Ein regelmäßiges abendliches Lichtbad zwischen 21 und 23 Uhr hilft ihnen wissenschaftlichen Studien zufolge, ihre Uhren halbwegs zurückzustellen.

Und auch die stärksten denkbaren Eulen, Patienten mit dem «Syndrom der zurückverlagerten Schlafphasen», profitieren von Lichttherapie. Sie müssen morgens möglichst viel ans Tageslicht oder vor die Speziallampen und abends helles Licht unbedingt meiden. Müssen sie schon früh in Büros arbeiten, empfehlen ihnen Chronomediziner, sie sollten sich eine Lichttherapielampe auf den Schreibtisch stellen und sie so ausrichten, dass die hellen Strahlen während des Telefonierens oder bei anderen Tätigkeiten in die Augen fallen.

Nur Heranwachsenden rät Cajochen zur Zurückhaltung in Sachen Lichttherapie: «Da Licht die nächtliche Melatoninproduktion hemmt und Melatonin wahrscheinlich die Geschlechtsreifung während der Pubertät verzögert, könnte zu viel Licht am späten Abend oder frühen Morgen theoretisch die Reifungsprozesse ein wenig beschleunigen.» Vielleicht habe sogar das gewöhnliche Kunstlicht schon eine Teilschuld daran, dass heutige Kinder durchschnittlich viel früher in die Pubertät kämen als noch vor hundert Jahren.

Melatonin: Guter Zeitgeber – schlechtes Schlafmittel

Dieter Kunz ist Leiter eines auf Forschung und ungewöhnliche Fälle spezialisierten Schlaflabors an der Psychiatrischen Universitätsklinik der Charité im St.-Hedwig-Krankenhaus, Berlin. Tagtäglich hat er auch mit Patienten zu tun, die an ernsten Schlafstörungen leiden, weil ihre inneren Rhythmen nicht mehr miteinander harmonieren.

Kein Wunder, dass er bei sich selbst besonderen Wert auf die Stabilisierung und Synchronisation der inneren Uhren legt. Und manchmal greift Kunz dabei auf ein ungewöhnliches Mittel zurück: «Ich achte darauf, möglichst oft zur gleichen Zeit ins Bett zu gehen. Und wenn mir das gelingt, nehme ich eine sehr kleine Dosis künstliches Melatonin.» Er warnt Laien allerdings vor der Nachahmung der Selbstmedikation. Sie missachteten dabei zu oft einige wichtige Regeln, zum Beispiel, das Mittel immer nur zur gleichen Uhrzeit zu nehmen.

Melatonin wird seit geraumer Zeit künstlich hergestellt und ist zum Beispiel in den USA, Polen und Singapur als frei verkäufliches Nahrungsergänzungsmittel erhältlich. Dennoch wird seine eigentliche Wirkung erst allmählich wissenschaftlich geklärt. Nicht halten konnte Melatonin, was sich viele nach seiner Entdeckung versprachen: Der Stoff ist weder natürliches Schlafmittel noch Wunderdroge zur Erhaltung ewiger Jugend. Dass es als gewöhnliches Schlafmittel nicht taugt, bestätigten 2004 und 2005 zwei Übersichtsstudien: Es verkürze weder die Einschlafzeit, noch verringere es nächtliche Aufwachphasen, so das Fazit. Immerhin sei die kurzzeitige Einnahme über wenige Wochen aber unbedenklich. Weil jedoch langfristige Daten über mögliche Nebenwirkungen nicht existieren und weil die Substanz hierzulande nur auf einem grauen Markt erhältlich ist, stimmen die meisten Experten dem Berliner Kunz zu und raten von einem unkontrollierten Melatonineinsatz ab.

Das eigentlich in der Zirbeldrüse produzierte Hormon, das wir unter Kontrolle der inneren Hauptuhr im Zwischenhirn und nur in der Dunkelheit ausschütten, scheint die vielen körperlichen Rhythmen ähnlich wie Licht beeinflussen zu können. Während das Licht jedoch ein Tagessignal ist, meldet das Melatonin die Ankunft und Länge der Nacht. Es verschiebt die inneren Uhren deshalb in entgegengesetzte Richtung wie Helligkeit. Ein zu früher abendlicher Melatoninanstieg beschleunigt sie, ein zu später morgendlicher Abfall des Hormons bremst sie.

Wenn man den Melatoninspiegel wie Kunz genau dann künstlich erhöht, wenn er ohnehin am Ansteigen ist – kurz vor dem Einschlafen –, dann verstärkt und synchronisiert sich der Takt der biologischen Uhren. «Das körpereigene Melatonin ist wie ein Zement, der die Rhythmen des Körpers zusammenhält und für ein zusätzliches Trägheitsmoment sorgt, das kurze Störungen folgenlos überwinden hilft», sagt der Berliner. Zur falschen Zeit genommen, bewirke der Stoff aber das Gegenteil. Es verschiebe, schwäche und desynchronisiere die inneren Uhren: «Die Millionen Amerikaner, die Melatonin zu unterschiedlichen Tageszeiten schlucken, um müde zu werden, als wäre es ein harmloses Schlafmittel, wissen nicht, was sie tun. Sie bringen die Rhythmen ihres Körpers völlig durcheinander.»

Der Einfluss von Melatonin auf unsere innere Uhr ist zwar nicht so stark wie der von Licht. Dennoch testen Ärzte seinen Einsatz als Chronotherapeutikum zur Stärkung, Synchronisation und Verschiebung gestörter Schlaf-Wach-Rhythmen seit Jahren. Und das durchaus mit Erfolg: Zum Beispiel wurden die Rhythmen von angeborenen Extremspätschläfern, die das Hormon vier Wochen lang fünf Stunden vor dem Einschlafen erhielten, vorverlagert. Bei Alzheimer-Patienten mit nächtlichen Unruhezuständen scheint Melatonin ebenfalls zu wirken. Und für blinde Menschen, bei denen Licht als Zeitgeber versagt, weil ihre Netzhaut völlig zerstört ist, ist das spätabendlich verabreichte Hormon sogar das effektivste Zeitsignal zur Korrektur eines falsch gehenden Chronozentrums.

Die Lehre aus den bisherigen Daten ist: Eine medikamentöse Gabe des Hormons macht offenbar nur Sinn, wenn tatsächlich nachts zu wenig Melatonin im Blut ist. Das ist vor allem für ältere Menschen wichtig. Denn bei ihnen lässt die Aktivität der Zirbeldrüse und damit die Melatoninproduktion fast automatisch nach. «Bei manchen alten Menschen dürfte deshalb eine Melatoninersatztherapie gegen Schlafstörungen helfen», ist Dieter Kunz überzeugt. Vorher müsse man allerdings klären, ob wirklich ein Melatoninmangel schuld am Schlafproblem sei, was mit den normalen Mitteln wie Blut oder Urinkontrolle derzeit noch nicht möglich sei. «Dann könnte das Hormon, zur rechten Zeit und unter ärztlicher Kontrolle verabreicht, eine gestörte innere Rhythmik normalisieren.»

Zuletzt testete Kunz den Einsatz des Mittels bei Menschen mit krankheitsbedingt reduziertem REM-Schlaf. Eine abendliche Tablette mit drei Milligramm Melatonin wirkte gegen die chronobiologisch ausgelöste Schlafstörung deutlich besser als ein Placebo. «Das Auftreten von REM-Schlaf ist streng an Signale der inneren Uhr gekoppelt», sagt Kunz. Dass seine Patienten dank Melatonin wieder mehr REM-Schlaf entwickelten, sei ein Hinweis auf eine generelle Stabilisierung der inneren Uhr.

Der niederländische Chronobiologe Frank Scheer publizierte 2004 mit Kollegen Daten, die wunderbar in dieses Bild passen: Er gab Patienten mit Bluthochdruck, die wegen eines gestörten chronobiologischen Rhythmus keinen natürlichen nächtlichen Blutdruckabfall mehr hatten, abends 2,5 Milligramm Melatonin. Das Hormon verstärkte die Rhythmen, und der Blutdruck sank nachts in ähnlichem Umfang wie bei einer Vergleichsgruppe, die herkömmliche blutdrucksenkende Medikamente erhielt.

Schichtarbeit: Wenn die Nacht zum Tag wird

Schichtarbeiter und Berufsflieger sind nicht zu beneiden: «Die Kosten durch Schäden an der Volksgesundheit, die durch das Arbeiten außerhalb der Phasen unserer biologischen Uhren entstehen, sind gegenwärtig unkalkulierbar», warnt die britische Chronobiologin Shantha Rajaratnam im renommierten Mediziner-Fachblatt «Lancet». Ein Fünftel der Arbeitenden in einer modernen Gesellschaft seien außerhalb der Bürozeiten tätig. Das sorge kurzfristig vor allem für Schlafstörungen oder auch für Magen- und Darmprobleme und ein erhöhtes Unfallrisiko. Langfristig drohten Herz-Kreislauf-Krankheiten und kaputte Verdauungsorgane sowie eine Schwächung des Immunsystems.

Wer über Jahre hinweg immer wieder längere Zeit nachts arbeiten muss oder pausenlos über viele Zeitzonen hinwegreist, bei dem leidet die Gesundheit oft nachhaltig. Ausgeprägte Ein- und Durchschlafprobleme sowie andere chronische Folgekrankheiten verschwinden auch dann nicht mehr, wenn die Menschen schon lange am Boden bleiben oder keine Nachtarbeit mehr leisten. Für Schichtarbeiter ist das Herzkrankheitsrisiko langfristig um 40 Prozent erhöht. Die Bluthochdruckgefahr steigt um Faktor vier.

Besonders belastend seien Wechselschichten, die bei 19 von 20 Betroffenen Schlafstörungen auslösten, weiß Schlafforscher Jürgen Zulley. Und: «70 bis 90 Prozent der ehemaligen Schichtarbeiter klagen noch über Schlafstörungen, obwohl sie wieder im normalen Arbeitsrhythmus tätig sind.» Selbst wer dauerhaft immer nachts arbeitet und damit etwas mehr Ruhe in sein chronologisches System bringen kann, leidet mit einer Wahrscheinlichkeit von 55 Prozent an einem gestörten Schlaf.

Weil die Chronobiologen Schichtarbeit aber nicht abschaffen können, entwickeln sie jetzt Gegenmaßnahmen: Seit wenigen Jahren werden Schichtarbeiter mit Lichttherapie oder Melatoningaben behandelt. Noch sprechen Forscher vom Experimentierstadium, aber sie verzeichnen erste Erfolge. So lassen Schlafstörungen teilweise nach. Die krankhaft veränderten physiologischen Zeitmesser scheinen sich wie bei Alzheimer-Patienten ein Stück weit regenerieren zu können.

Ein zweiter Schwerpunkt liegt auf dem Versuch, die Schichtarbeit so erträglich wie möglich zu gestalten. So konnte der Chronobiologe Till Roenneberg nachweisen, dass der menschliche Körper Nachtarbeit bei tagheller Beleuchtung besser akzeptiert. Im VW-Werk in Wolfsburg ließ er eine halbe Fabrikhalle nachts mit Speziallampen erhellen, die andere Hälfte war normal beleuchtet. Die Arbeiter der gesamten Halle wurden vor und nach einer dreiwöchigen Nachtschicht getestet. Und tatsächlich hatten sich die inneren Uhren vieler Arbeiter auf der hellen Hallenseite deutlich besser auf die Schicht eingestellt.

Das macht Sinn: Licht, das die Netzhaut vor dem absoluten Tiefpunkt der Körpertemperatur gegen halb fünf Uhr nachts registriert, verzögert die Uhr ein wenig und schiebt das Leistungstief etwas hinaus. Eine zu deutliche Umstellung der inneren Uhr ist allerdings meist nicht erwünscht. Die Schichtwechsel sollten deshalb recht schnell erfolgen, spätestens nach drei Tagen, sagen Chronobiologen. Wichtig ist allerdings, dass man sich nach den drei Tagen ordentlich ausschlafen kann. Denn selbst wenn Schichtarbeiter tags gut schlafen können, wachen sie im Durchschnitt zwei Stunden zu früh auf.

Moderne Schichtpläne berücksichtigen diese Faktoren: Sie lassen Menschen immer nur wenige Tage hintereinander zur gleichen Zeit arbeiten und rotieren von früh über spät nach nachts und nicht umgekehrt. Den Arbeitern ergeht es dann wie Piloten, die immer wieder westwärts um den Globus fliegen. Sie müssen ihre Rhythmen verlangsamen und nicht beschleunigen – was den meisten Menschen wegen ihrer ohnehin etwas zu langsam gehenden inneren Uhr leichter fällt.

In einem EUCLOCK genannten Projekt erforschen Europas Chronobiologen mit Hilfe der EU derzeit gemeinsam die Bedeutung verschiedener Zeitgeber und entwickeln neue Konzepte für eine gesündere Schichtarbeit. Schon heute sei klar, dass Spättypen mit etwa dreiwöchigen Dauernachtschichten biomedizinisch gesehen besser klarkämen als mit schnellen Wechselschichten, sagt der Koordinator des Projekts, Till Roenneberg. Es sei also wichtig, den Chronotyp bei der Wahl der Arbeitszeit zu berücksichtigen: «Eulen können ohne größere Probleme bis um vier Uhr nachts arbeiten und Lerchen dann bereits ohne Schaden anfangen.»

Strategien gegen den Jetlag

Auch gegen Jetlags kann man eine Menge tun. Ganz wichtig für einen langen guten Schlaf am Ziel ist die Vorbeugung: Wer sich vor der Abreise bereits an mehreren Tagen schrittweise auf den zukünftigen Rhythmus zubewegt, etwa vor Ostreisen immer etwas früher isst und zu Bett geht, hat nach der Reise weniger Umstellungsprobleme.

Ansonsten gilt die Faustregel, dem Körper pro Stunde Zeitverschiebung einen Tag Zeit zu lassen, sich an den neuen Rhythmus zu gewöhnen. Die meisten Menschen haben mit Westreisen weniger Probleme, weil ihre Rhythmen tendenziell etwas zu langsam sind und dabei nur noch etwas langsamer werden müssen. Und jungen Menschen gelingt die Umstellung meist schneller, vermutlich, weil ihre inneren Uhren noch besser funktionieren und zügiger auf die ungewohnten Zeitsignale reagieren.

Kommt man am Zielort vormittags an, was bei Ostreisen häufig der Fall ist, sollte man während des Flugs unbedingt schlafen. Sonst kann es helfen, den Schlaf möglichst lange hinauszuzögern. Das erhöht den Schlafdruck und lässt einen im Jetlag auch dann wegnicken, wenn die Zeiger der inneren Uhr auf Tag stehen. Nach Ostreisen macht es zudem Sinn, wichtige Termine in die Abendstunden zu verlegen oder bis in die späte Nacht zu arbeiten, weil man zu dieser Zeit ein Leistungshoch hat und ohnehin kaum schlafen kann. Zum frühen Morgen wird man dann extrem schläfrig und sollte nun idealerweise Zeit haben, bis zum Mittag zu schlafen. Darf man das nicht, kann man auch versuchen, am Abend ein Zusatzschläfchen zu machen, wenn die innere Uhr auf Mittag steht und man sich zu Hause vielleicht ohnehin ein Nickerchen gönnen würde.

Bei Westreisen ist es meist sinnvoller, im Flugzeug wach zu bleiben und keine wichtigen Termine auf den Abend nach der Ankunft zu legen. Stattdessen sollte man besser den Signalen seiner chronobiologischen Schlafregulationskomponente nachgeben und nach Ortszeit so früh wie möglich zu Bett gehen. Das Einschlafen fällt dann leicht, weil es für die innere Uhr schon später Abend oder Nacht ist. Mit ziemlicher Sicherheit wird sie einen aber lange vor dem Morgengrauen aus den Federn reißen. Wichtige Termine plant man deshalb am besten schon vormittags ein.

Zur Not können Jetlaggeplagte hin und wieder natürlich auch mit einem Schlafmittel nachhelfen. Das hat jedoch den Nachteil, dass es das Grundübel nicht behebt, weil es die physiologische Zeitmessung nicht bei ihrer Umstellung unterstützt. Das gelingt stattdessen mit dem Nachtboten Melatonin: Wer ihn nach einer weiten Ost- oder Westreise als Einschlafhilfe nimmt, gleicht den nächtlichen Mangel des Hormons aus, der daher rührt, dass seine Uhr eigentlich noch auf Tag steht, und verstellt seine Rhythmik zudem ein wenig in die richtige Richtung.

Das bestätigte 2003 eine Übersichtsstudie des renommierten britischen Cochrane-Zentrums: Andrew Herxheimer kam zu dem Schluss, Melatonin sei ein effektives Anti-Jetlag-Mittel. Acht von insgesamt zehn Studien, bei denen die Effekte von Melatonin mit Placebogaben verglichen wurden, hätten eine deutliche Besserung bei Melatoninkonsum ergeben. Mindestens jeder Zweite profitiere, wenn er die ersten zwei bis vier Tage nach seiner Ankunft beim Zubettgehen zwei bis fünf Milligramm Melatonin nehme.

Allerdings sollte man auch an die vermutlich noch bessere Alternative denken und die Wirkung des Lichts auf das Chronozentrum nutzen. Für einen durchschnittlichen Chronotyp gilt: Wenn man nach Osten fliegt, muss man berechnen, zu welcher neuen Uhrzeit die Heimatuhr auf halb fünf morgens, sprich am absoluten Tiefpunkt steht. Vor diesem Zeitpunkt gilt es, Tageslicht zu meiden, danach gezielt aufzusuchen. Das beschleunigt die innere Uhr. Konkret heißt das, nach einer Reise von Berlin in das acht Stunden weitere Tokio muss man bis 12.30 Uhr eine Sonnenbrille tragen, danach eine Lichtdusche nehmen. Bei Reisen nach Westen sollte man sich umgekehrt verhalten, sprich vor dem Tiefpunkt helles Licht suchen und danach Licht meiden, weil die Bio-Uhr langsamer werden muss.

Findige Firmen bieten mittlerweile sogar Schirmmützen mit eingebauten Lichttherapielampen an, die Jetlaggeplagten auch dann Helligkeit spenden, wenn sie nicht ins Helle können: im Flugzeug, am Arbeitsplatz oder – wenn hilfreich – nachts. Und Airbus entwickelte für seine neuesten Flugzeuge sogar eine Sonderausstattung mit Lichttherapielampen in der Decke. Eines Tages überreicht dann die Stewardess zusammen mit der Speisekarte vielleicht einen detaillierten Beleuchtungsplan, der Reisenden in Abhängigkeit von Chronotyp und Reiseziel verrät, zu welcher Zeit sie eine Lichtdusche nehmen sollten und wann nicht.

Schlafstörungen bei Kleinkindern:
Schlummern lernen

Es gibt einen Auslöser von Schlafproblemen, auf den sich viele Menschen ganz bewusst und voller Vorfreude einlassen: das Kinderkriegen. Neugeborene werden nachts alle drei bis vier Stunden wach, weil sie gestillt werden müssen und weil ihre biologische Uhr noch keinen Tag-Nacht-Rhythmus kennt. Die Eltern tragen es mit Fassung, wissen sie doch, dass die meisten Kinder ab einem Alter von etwa drei Monaten allmählich das Durchschlafen lernen und oft schon nach sechs Monaten, spätestens aber nach einem Jahr nur noch hin und wieder und zu unregelmäßigen Zeiten aufwachen.

Schlafforscher sind sich einig, dass die ersten Lebensmonate besonders wichtig für die Schlafentwicklung sind. In dieser Zeit gewöhnen wir uns daran, uns in unserem Bett wohl und sicher zu fühlen, wir lernen, uns zu entspannen, wenn wir einschlafen sollen, und es nicht als bedrohlich zu empfinden, wenn wir nachts mal kurz aufwachen. Wer seine Kinder in dieser wichtigen Phase sinnvoll unterstützt, schenkt ihnen vielleicht für den Rest ihres Lebens eine besonders hohe Widerstandsfähigkeit gegen Schlafprobleme aller Art.

Manchmal geht dieser natürliche Prozess aber schief. Dann finden auch ältere Kinder abends nur äußerst schwer und unter großem Geschrei in den Schlaf oder werden in der Nacht häufig für lange Zeit wach. Daran können die Eltern schuld sein: Senden sie ihren Kindern zum Beispiel unsinnige Signale, kann es passieren, dass die Kleinen etwas Falsches lernen. Stecken sie den Nachwuchs immer wieder und ganz unvermittelt schon dann ins Bett, wenn er noch gar nicht schläfrig ist, werden die Kleinen sich zwangsläufig angewöhnen, das Bett statt als Ort der Ruhe als Tobehöhle, Jammerkammer oder Spieleparadies zu nutzen.

Auch wenn die Eltern immer sofort herbeieilen, wenn ein gesundes Kind im Bett schreit, um es auf den Arm zu nehmen und zu trösten, tun sie ihm langfristig keinen Gefallen. Das Kind kann so nicht lernen, sich alleine zu beruhigen und selbständig durch die nächste Einschlafpforte zu gehen. Stattdessen merkt es rasch, dass das Schreien im Bett eine prima Methode ist, sich im ungewohnten Schläfrigkeitszustand noch einmal die volle Zuwendung der Eltern zu sichern.

«Schlafstörungen in der Kindheit sind häufig auf das Verhalten der Eltern zurückzuführen und nicht auf einen funktionsgestörten Schlaf des Kindes», schreibt der israelische Schlafforscher Peretz Lavie. Er erlebte es in seiner Praxis immer wieder, dass sich Eltern bitter darüber beklagten, ihre Kinder wollten abends partout nicht einschlafen oder sie wachten morgens immer schon viel zu früh auf. Bei genauerem Nachfragen stellte sich dann meist heraus, dass die Eltern ihre Kinder viel zu früh ins Bett steckten und völlig überzogene Vorstellungen von deren Schlafdauer hatten.

Der erste Schritt zur Behebung kindlicher Schlafstörungen ist deshalb immer, herauszufinden, wann die Kleinen müde werden, und sie dann möglichst regelmäßig zu dieser Zeit ins Bett zu bringen. Ist dieser Moment verpasst, drehen die Kinder wegen ihres 60- bis 90-minütigen Aktivitätszyklus oft noch einmal richtig auf. Dann sollten Eltern noch ein wenig warten, bis die Müdigkeit zurückkommt. So entdecken sie leicht eine zweite Einschlafpforte, die sie in Zukunft sogar öfter nutzen können, damit das Kind morgens länger schläft.

Vor dem Zubettbringen sollten Eltern ihren Kindern beim Entspannen helfen. Vorlesen, eine Geschichte erzählen, Schlaflieder singen: Das sind zu Recht die Klassiker. Aus der letzten Viertelstunde vor dem Schlafengehen sollte ein Zeremoniell werden, mit einer strengen Abfolge von ganz gewöhnlichen, ruhigen und entspannenden Tätigkeiten, deren glückliches Ende das wohlige

Einschlafen ist. Eltern sollten jetzt allerdings nicht zu den falschen Tricks greifen: Wer sein Kind immer auf dem Arm oder im Elternbett einschlafen lässt, darf sich nicht wundern, wenn es später im eigenen Bett Schlafprobleme bekommt.

Fernsehen ist nicht nur vor dem Zubettgehen verkehrt. Eine Reihe von Studien hat mittlerweile gezeigt, dass übermäßiger Fernsehkonsum den Schlaf von Kindern massiv beeinträchtigen kann. Selbst wenn die Kinder gar nicht hinsehen, sollten Eltern ihr TV-Gerät in Gegenwart der Kleinen tagsüber auslassen. Finnische Forscher fanden 2006 mit Hilfe einer Befragung bei 321 Eltern von Fünf- bis Sechsjährigen heraus, dass die Kinder erheblich schlechter ein- und durchschlafen, wenn sie lange Zeit Erwachsenensendungen passiv mitbekommen haben.

Hat ein mindestens sechs Monate altes Kind das Ein- und Durchschlafen noch nicht richtig gelernt oder irgendwann später wieder verlernt, raten viele Experten zu einer Methode, die auf Ideen mehrerer Kinderärzte und -psychiater zurückgeht. Danach unterstützen Eltern ihre schlaflos im Bett schreienden Kinder am besten, indem sie ihnen zwar zeigen, dass sie da sind, dass es für die Kleinen aber gar keinen Grund gibt, sich trösten, füttern oder ablenken zu lassen. Die Kinder müssen ihren Zustand als etwas Natürliches und Unbedrohliches begreifen lernen.

Deshalb sollen die Eltern in regelmäßigen Abständen von fünf bis zehn Minuten zum Kind ins Zimmer gehen, ihm mit ruhigen Worten erklären, dass alles in Ordnung ist, und es dann wieder mit seinem Schreien alleine lassen. Je nach Konzept wird der Abstand zwischen den Besuchen in Fünf-Minuten-Schritten gesteigert oder konstant gehalten. Manche Experten erlauben den Eltern zudem, ihren Kindern zärtlich über den Rücken zu streichen, andere nicht. Solche Details scheinen nicht so wichtig zu sein. Entscheidend ist, dass die Eltern ihre Zuwendung im Laufe des Programms keinesfalls steigern und dass sie ein gutes

Gefühl dafür entwickeln, wie sie den Lernerfolg der Kleinen am besten fördern.

Für die Eltern und vermutlich auch für die Kinder sind diese Methoden zwar sehr nervenaufreibend. Aber sie haben einen großen Vorteil: Meist helfen sie binnen weniger Tage – und danach können sich alle Beteiligten besonders gut von den Strapazen erholen.

Parasomnien: Vom Zähneknirschen und Schlafwandeln

Nicht nur Schönes, auch Traumatisches verarbeiten wir im Schlaf. Wachen wir dabei auf, stecken wir meist mitten in einem fürchterlichen Albtraum: Wir waren verzweifelt, weil wir eine unzumutbar große Aufgabe bewältigen sollten, wurden von unbekannten Mächten verfolgt und unter Druck gesetzt, sind um unser Leben gerannt oder von einer Brücke gestürzt.

Hinter solchen Träumen verbirgt sich meist nichts Schlimmes. Sie gehören zur normalen Nacht wie die Gefahr zum gewöhnlichen Leben, und sie ereignen sich im Allgemeinen während des REM-Schlafs, wenn wir am lebhaftesten träumen. Dennoch können sie unsere Schlafqualität beeinträchtigen, denn oft nicken wir danach nicht wieder zügig ein. Bei den allermeisten Menschen kommen sie allerdings so selten vor, dass sie schlafmedizinisch gesehen kein Problem darstellen. Menschen, die sehr oft von Albträumen verfolgt werden, sollten dagegen auf jeden Fall einen Arzt aufsuchen. Vielleicht sind bestimmte Medikamente schuld, die man dann besser absetzen sollte.

Gelegentlich kehrt auch der gleiche Traum immer wieder zurück. Dann gehört das Problem in die Hände eines Psychologen. Vielleicht haben wir dann Schwierigkeiten, ein zurückliegendes Trauma zu verarbeiten, etwa den Tod eines Angehörigen oder die Beteiligung an einem Unfall.

Auch Kinder haben manchmal Albträume. Dann sollten ihre Eltern sie gut trösten und sich am nächsten Tag über mögliche Ängste mit ihnen unterhalten. Meistens ist nur ein zu gruseliger Fernsehfilm verantwortlich, doch manchmal können auch Probleme mit Freunden oder innerhalb der Familie schuld sein. Die gilt es dann unbedingt abzustellen. Für Kinder, aber auch für manche Erwachsene haben Psychologen einen besonders guten Anti-Albtraum-Trick parat: Sie spielen die schreckliche Geschichte am Tag noch einmal durch, denken sich dabei aber immer ein positives Ende aus.

Schlafmedizinisch gesehen, gehören Albträume zu den so genannten Parasomnien. Dazu zählt eigentlich alles, was wir manchmal im Schlaf tun, obwohl es dort nichts verloren hat: mit den Zähnen knirschen, schlafwandeln, sprechen, nächtliche Muskelkrämpfe kriegen, bettnässen und in Panik verfallen. «Parasomnien sind kein einheitliches Phänomen», berichtet der Amerikaner Mark Mahowald. «Sie sind Manifestationen einer großen Varietät völlig unterschiedlicher Zustände.» Gemeinsam sei ihnen, dass aus den unterschiedlichsten Gründen Handlungen des Wachzustands in einen der beiden Schlafzustände geraten.

Beim Zähneknirschen mahlen im Schlaf die Kiefer viel zu fest aufeinander, sodass manchmal fürchterlich laute Knirsch- und Klappergeräusche entstehen. Die Bruxismus genannte Störung befällt fast jeden Menschen irgendwann in seinem Leben, geht aber meist wieder vorbei. Jedes zweite Kind leidet zeitweilig daran. Betroffene merken nachts nichts von dem Problem, aber tags klagen sie verständlicherweise über Kiefer-, Zahn- und Kopfschmerzen sowie manchmal über Tagesschläfrigkeit.

Die Ursachen sind weitgehend unklar. Doch vieles spricht dafür, dass wir mit den mahlenden Kiefern nächtlichen Stressabbau betreiben: Niedersächsische Zahnärzte, die in den 1990er Jahren Frauen von in Deutschland stationierten britischen Soldaten zu ihren Patienten zählten, stellten während des ersten

Irakkrieges einen drastischen Anstieg der Knirscherquote fest. Die Soldaten waren an die Front beordert worden. Ihre Frauen mussten sich offenbar «durchbeißen» und ihre Sorgen nachts «mit ihren Kiefern wegdrücken».

Bruxismus kann auch das Symptom eines ernsteren psychischen Problems sein, etwa einer Angststörung, die dann auch therapiert werden sollte. Ansonsten sind effektive Gegenmittel rar: Zahnärzte verordnen gegen die manchmal zahnzerstörenden Folgen eine Plastikschiene, die man nachts auf die Zähne schiebt. Auch Medikamente, die die Muskeln entspannen, können helfen. Neuerdings testen Forscher den Erfolg von Entspannungsübungen aller Art. Der Ausgang dieser Versuche ist noch offen.

Schlafwandeln und einige verwandte Parasomnien kommen vor allem bei Kindern vor, gehen aber meistens recht schnell wieder vorüber. Etwa jedes sechste Kind ist schon mal geschlafwandelt, meist im Alter von elf bis zwölf Jahren. Forscher vermuten daher, dass in einem bestimmten Entwicklungsstadium des Gehirns das Risiko dafür steigt, dass Menschen im Schlaf plötzlich irgendwelche Tätigkeiten ausführen, die eigentlich in ihre wache Welt gehören.

Bei Erwachsenen ist Schlafwandeln viel seltener, soll aber immerhin bei vier Prozent der Menschen auftreten. Alkohol, Fieber und Schlafentzug scheinen das Risiko zu erhöhen. Und oft ist die Veranlagung geerbt. Dann hat man bereits als Kind geschlafwandelt, hört damit als Erwachsener aber einfach nicht auf. Bei den anderen Fällen, bei denen Betroffene erst im Alter mit dem Schlafwandeln beginnen, sind die Auslöser noch weitgehend unbekannt. Klar scheint immerhin, dass die Erregungszentren im Stammhirn scheinbar ohne Grund mitten im Schlaf eine Aktivität auslösen, die völlig fehl am Platze ist. «Beim Schlafwandeln wird der Körper wach, obwohl der Geist weiterschläft», sagt der Neurologe Claudio Bassetti.

Eine Art Mini-Schlafwandeln ist das Reden im Schlaf. Es kann jedem Menschen in jedem möglichen Schlafstadium passieren. Echter Schlafwandel tritt dagegen immer nur im Tiefschlaf auf. Er kann sehr unterschiedlich stark ausgeprägt sein, vom kurzen Aufsetzen im Bett bis zum Aufstehen und Herumlaufen. Angehörige sollten Schlafwandler nicht wecken und sie vor Unfällen schützen, indem sie Türen und Fenster abschließen. Nach ein paar Minuten gehen Betroffene wieder ins Bett und schlafen weiter, als sei nichts geschehen.

In einer übersteigerten, seltenen Form von Schlafwandel nehmen Menschen im Schlaf sogar Nahrung zu sich oder führen sexuelle Handlungen aus – alles, ohne sich am nächsten Tag daran zu erinnern. Besonders dramatisch sind nächtliche Panikattacken, *Pavor nocturnus* genannt. Jedes 25. Kind schreit immer mal wieder nachts laut auf oder weint und ist extrem verwirrt, ohne dabei wach zu werden. Träume scheinen kein Auslöser der unbegründeten Angst zu sein. Eltern sollten deshalb ihr Kind nicht aufwecken, es aber in den Arm nehmen und beruhigend zu ihm sprechen. Nach einigen Minuten wird der Spuk vorbei sein.

Bei Erwachsenen tauchen manchmal die gleichen Symptome auf. Dann sprechen die Somnologen von Schlafterror. Auch er startet mit einer unbegründete Panikattacke, Betroffene setzen sich laut schreiend im Tiefschlaf auf, sind extrem erregt und meist sehr ängstlich, rennen in seltenen Fällen sogar aus der Wohnung, schlagen gegen Wände, zerstören Gegenstände, verletzen sich selbst und andere. Man kann sie kaum aufwecken, sie schlafen nach den mehrminütigen Attacken normal weiter und können sich später an nichts erinnern. Bis zu drei Prozent der Bevölkerung sollen gelegentlich solche Attacken erleben, die vermutlich ein falsch arbeitendes Angstzentrum im Stammhirn auslöst. Solche Extremschlafwandler sollten zum Arzt gehen. Gegenmittel sind bestimmte Medikamente sowie Beruhigungsmaßnahmen und Verhaltenstherapie.

Narkolepsie: Die Schlafanfallkrankheit

Der Mann erinnert sich: «Ich ging mit meinen beiden Vorgesetzten zu einer Besprechung, bei der alle Mitarbeiter anwesend waren. Ich saß zwischen meinen beiden Chefs. Das Thema des Vortrags interessierte mich sehr. Trotzdem schlief ich unter den Augen aller Anwesenden plötzlich ein.» Dies ist eine typische Szene aus dem Leben seiner Patienten, die der Somnologe Geert Mayer von der Hephata-Klinik in Schwalmstadt-Treysa beschreibt. Sie scheinen aus hinterhältigen Albträumen zu stammen – und sind doch wirklich geschehen.

In einer anderen Geschichte will ein Patient gerade ein besonders gutes Skatblatt ausspielen. Die Vorfreude steigt. Doch plötzlich scheint eine fremde Macht Herrschaft über ihn zu gewinnen, sodass «die Hände versagen und die Karten auf den Tisch fallen». Einer betroffenen Jugendlichen passiert das gleiche Missgeschick oft dann, wenn sie beim Basketballspielen einen Korb wirft: Das erfülle sie mit einem «triumphierenden Gefühl», schreibt Mayer, «wodurch ihr sofort die Beine wegknicken und sie zu Boden fällt». Selbst der Lehrer, der behauptet, fast jeden Morgen beim Autofahren zur Schule in einen seltsamen Trancezustand zu geraten, aus dem er erst erwacht, wenn er bis zu drei Kilometer zu weit gefahren ist, flunkert nicht und hat auch nicht geträumt.

All diese Menschen leiden an einer zum Glück recht seltenen Krankheit, bei der sie tagsüber fast ständig müde sind und in Phasen der Entspannung, ohne es zu wollen und ohne es verhindern zu können, für zehn bis 20 Minuten einschlafen. Außerdem bekommen sie oft eigenartige, so genannte kataplektische Anfälle, bei denen sie für wenige Sekunden all ihre Muskelspannung verlieren, in sich zusammensacken und manchmal sogar hinfallen. Das kann gefährlich werden. Zumal diese Anfälle – selten sogar das ungewollte Einschlafen – sich fatalerweise vor allem dann ereignen, wenn die Patienten besonders aufgeregt sind, etwa beim Besuch des lange nicht gesehenen Enkels, beim entscheidenden Ball in einem Tennismatch, beim Versuch, vor einem großen Publikum einen Vortrag zu halten, oder mitten im Geschlechtsverkehr.

Während monotoner Tätigkeiten, wie Hausarbeit oder Autofahren, verlieren Betroffene immer wieder die Kontrolle und überlassen ihre Handlungen einem unbewussten automatisierten Schema: Mit dem Auto fahren sie dann übers Ziel hinaus, oder sie sortieren die Wäsche statt in die Waschmaschine in den Kühlschrank. Liegen sie im Bett, haben die Patienten oft beim Einschlafen, manchmal aber auch beim Aufwachen erstaunlich reale Halluzinationen: Sie unterhalten sich mit ihrer toten Großmutter, hören die Türklingel läuten, obwohl niemand geschellt hat, sehen himmlische Lichterscheinungen oder schweben über ihrem Bett und betrachten ihren vermeintlich leblosen Körper. Ihr Schlaf ist fast immer schlecht und oberflächlich. Sie werden häufig wach, und manchmal erschrecken sie sich dabei fast zu Tode, weil sie sich überhaupt nicht mehr bewegen können, was Experten Schlaflähmung nennen.

Über die Ursachen des Leidens rätseln Mediziner spätestens seit dem Jahr 1880, als der Franzose Jean Baptiste Edouard Gelineau ihr den Namen Narkolepsie gab, was man am ehesten mit «Schlafanfallkrankheit» übersetzen könnte. Der Arzt untersuchte einen Weinfasshändler, den am Tag bis zu 200 der seltsamen Anfälle überfielen. Und er fand heraus, dass die Symptome eine Folge plötzlichen Einschlafens und nicht etwa epileptische Anfälle sind, wie seine Kollegen bis dahin vermuteten.

Heute wissen die Forscher weitaus besser über das Leiden Bescheid. «Narkolepsie ist die einzige bekannte Krankheit, bei der sich die Schlaf-Wach-Generatoren abnormal verhalten», schreibt der Amerikaner Mark Mahowald. Wenn Narkoleptiker im Schlaflabor übernachten, entdecken die Wissenschaftler in ihren Somnogrammen oft etwas, das weder bei Gesunden noch bei Menschen mit einer anderen Schlafkrankheit geschieht: Typische Zeichen für REM- und Normalschlaf treten gleichzeitig auf. Offenbar entsteht die Narkolepsie, weil die Abstimmung zwischen den Einschlaf- und Erregungszentren im Stamm- und Zwischenhirn nicht mehr richtig funktioniert. Die neuronalen Kippschalter, die bei gesunden Menschen perfekt arbeiten, sprich scharf und rechtzeitig zwischen Wachheit, normalem Schlaf und REM-Episoden trennen, arbeiten bei Narkoleptikern unpräzise.

All die seltsamen Symptome der Narkolepsie gehen auf diese eine Ursache zurück: Weil die Grenzen zwischen Schlaf- und Wachheit verwischen, sind Betroffene tagsüber zu schläfrig, um wirklich wach zu sein, und nachts zu erregt, um gut schlafen zu können. Bei den Einschlafattacken schaltet ihr Gehirn zur Unzeit auf den Tiefschlafmodus. Und während eines kataplektischen Anfalls verirrt sich eine REM-Phase in den Wachzustand: Das REM-Zentrum schaltet die Muskelspannung ab, der Anfall kommt, und durch die ungewollte Bewegung wacht der Narkoleptiker rasch wieder auf.

Auch wenn die Patienten ihre schmutzige Wäsche in den Kühlschrank packen oder mit dem Auto zu weit fahren, trennt ihr Schlafregulationssystem nicht mehr scharf zwischen Wach- und Schlafbewusstsein. Ihr Bewusstsein schaltet sich ab, obwohl sie eigentlich nur eine automatisierte Handlung ausführen und folglich ziemlich entspannt, aber noch immer wach sein müssten.

Selbst die bei Narkoleptikern auftretenden Halluzinationen und die Schlaflähmung lassen sich durch Fehlschaltungen der Schlafzentren erklären: Die Trugbilder entstehen, wenn die traumreiche REM-Arbeit des Gehirns bereits beim Einschlafen einsetzt oder nicht rechtzeitig vor dem Aufwachen abgeschaltet wird. Und eine Schlaflähmung erlebt jemand, der mitten in einer REM-Phase wach wird und mit vollem Bewusstsein registrieren muss, wie das REM-Zentrum in seinem Brückenhirn seinen Körper paralysiert. Er kann nichts tun, nur möglichst ruhig atmen, seine Augen bewegen und geduldig, aber bewegungsunfähig darauf warten, dass das Gehirn den paradoxen Zustand beendet.

Menschen, die über solche Symptome klagen, wissen oft gar nichts von der rätselhaften Krankheit. Im Mittelalter wären sie vielleicht für ihre vermeintlich seherischen Fähigkeiten berühmt geworden. Heute sollte sie ihr Hausarzt unbedingt zum Somnologen überweisen, der das Leiden, das meist im jungen Erwachsenenalter erstmals auftritt, im Schlaflabor zweifelsfrei erkennen kann. «Narkolepsie ist vermutlich unterdiagnostiziert», weist der Nervenarzt Bassetti auf eine hohe Dunkelziffer hin. Die Angaben zur Häufigkeit in Europa schwankten zwischen einem Patienten auf 2000 und einem auf 3800 Menschen. «Damit kommt Narkolepsie in etwa so oft vor wie Multiple Sklerose.»

Die Therapie der Narkolepsie ist inzwischen einfacher geworden. Früher wurde sie mit allen möglichen Stimulanzien mehr recht als schlecht behandelt. Doch seit ein paar Jahren gibt es das wach machende Medikament Modafinil – eine effektive, ziemlich nebenwirkungsarme Methode, das Erregungssystem der Betroffenen tagsüber zu unterstützen. Gegen die nächtlichen Schlafprobleme verordnen Ärzte Schlafmittel.

Wie Krankheiten der Schlafforschung helfen

Doch was sind die genauen Auslöser der Schlafanfallkrankheit? «Das ist noch immer nicht ganz klar», antwortet Claudio Bassetti. «Aber es ist eine unerhört spannende Frage.» Den Leiter der Neurologie des Züricher Universitätsspitals packt die Begeisterung. Ich merke sofort: Dieser viel beschäftigte Mann nimmt sich nicht aus Spaß die Zeit, mich zwischen zwei Visiten in seinem Arbeitszimmer zu empfangen. Dass er sich auf die

Behandlung schwerer Schlafkrankheiten spezialisiert habe, sei kein Zufall, verrät er. Ihn bewege seit Jahren die Frage, was da im Schlaf geschieht.

Bassetti ist von der großen Bedeutung des bewusstlosen Zustands nicht zuletzt deshalb überzeugt, weil er tagtäglich sieht, wie sehr jene leiden, deren Schlaf nicht mehr richtig funktioniert. Er sieht in der Erforschung menschlicher Schlafkrankheiten eine der besten Möglichkeiten, neue Antworten auf das große Rätsel Schlaf zu finden. Und viele seiner Kollegen sehen das genauso: «Forschung über menschliche Schlafkrankheiten führt zu wichtigen neuen Konzepten des Schlafs», weiß Mark Mahowald. «Die Parasomnien, die üblicherweise durch eine Vermischung der Bewusstseinszustände ausgelöst werden, unterstützen beispielsweise gemeinsam mit der Narkolepsie die Theorie, dass Schlaf und Wachen keine sich gegenseitig ausschließenden Zustände sind.»

Außerdem wüsste man heute bestimmt noch lange nicht so gut über innere Uhren Bescheid, hätte man sich weniger intensiv mit den Ursachen menschlicher Rhythmusstörungen beschäftigt. Die Suche nach den Ursachen des Restless Legs Syndroms dürfte noch einige Geheimnisse über den Zusammenhang zwischen Schlaf und Entspannung enthüllen. Und die geistigen wie körperlichen Symptome von Menschen mit Insomnien oder Hypersomnien wie dem Schlafapnoesyndrom geben wichtige Hinweise auf die Funktion des Schlafs.

Das Paradebeispiel sei allerdings die Narkolepsie, betont Bassetti. «Sie ist ein sehr komplexes Phänomen und eine sehr interessante Modellkrankheit, weil sie so viele Bereiche der Schlafregulation berührt.» Als Auslöser spielt die Genetik eine sehr wichtige Rolle. Neun von zehn Narkoleptikern tragen eine bestimmte Genvariante in ihrem Erbgut. Sie ist aber relativ häufig, sodass letztlich nur ein Bruchteil der Menschen tatsächlich erkrankt, die sie geerbt haben. Das Risiko, die Schlafanfallkrankheit zu bekommen, wenn ein Elternteil daran leidet, beträgt maximal zwei Prozent. Ob man tatsächlich krank wird, wenn man das Narkolepsie-Gen trägt, hängt also entscheidend von zusätzlichen Umwelteinflüssen ab.

Besonders häufig ist das Narkolepsie-Gen übrigens bei Japanern, bei denen die Schlafanfallkrankheit auch verbreiteter ist als in Europa. Vielleicht ist in dem fernöstlichen Inselreich nicht zuletzt deshalb die Kultur des Nickerchens so populär wie nirgends sonst auf der Welt. Dort ist es völlig normal, wenn Menschen in der Öffentlichkeit schlafen. Es gilt noch nicht einmal als unhöflich, wenn man während eines Vortrags oder mitten in einer Verhandlung wegnickt. Man macht dann «inemuri», ein Wort, das zusammengesetzt ist aus den Schriftzeichen «i» für «anwesend sein» und «nemuri» für «schlafen».

Manche Narkolepsien werden durch Entzündungen oder Verletzungen in jenen Teilen des Gehirns ausgelöst, in denen die verschiedenen erregenden und einschläfernden Nervenknoten ihr Netzwerk zur Schlaf-Wach-Regulation knüpfen. Detaillierte Untersuchungen solcher Patienten bringen die Schlafforschung selbstverständlich ein gutes Stück voran, weil sie helfen, das Einschlafnetzwerk besser zu verstehen.

Den größten Satz nach vorne machten die Narkolepsieforscher allerdings, als sie 1998 Hunde mit einem genetischen Defekt untersuchten, die im Gegensatz zu den erblich vorbelasteten Menschen mit extrem hoher Wahrscheinlichkeit an der Schlafanfallkrankheit litten. Das in diesem Fall betroffene Gen codiert den Bauplan eines Rezeptors für einen bis dato unbekannten Botenstoff im Hirn, das Orexin. Dank dieser Entdeckung kennt man inzwischen den wichtigen kleinen Nervenknoten im Hypothalamus, der Orexin ausschüttet und damit sämtliche Erregungszentren des Stamm- und Zwischenhirns aktiviert. So stabilisiert er vermutlich die Kippschalter der Schlafregulation und des REM-Zentrums, damit genau das nicht passiert, worunter Narkoleptiker leiden: das Verwischen der drei verschiedenen Stadien unseres Bewusstseins.

Ein fehlerhaftes Orexinsystem wird derzeit als wahrscheinlichster Auslöser für Narkolepsie gehandelt. Die narkoleptischen Hunde, bei denen die Orexin-Rezeptoren versagen, und auch gentechnisch veränderte narkoleptische Mäuse, die kein Orexin produzieren, sind ein deutlicher Beleg dafür. Einer Theorie zufolge zerstört das körpereigene Immunsystem bei manchen Narkoleptikern orexinproduzierende Zellen.

Claudio Bassetti ist dennoch überzeugt, dass auch andere Botenstoffe des Hypothalamus mitmischen: «Orexin ist wichtig, aber es spielt seine Rolle nicht alleine.»

Die rätselhafte Schlafanfallkrankheit dürfte also noch für einige weitere Überraschungen sorgen und der Gemeinde der Schlafforscher manch neues Aha-Erlebnis bescheren. Nach und nach geben die Narkolepsie und die vielen anderen Leiden, die uns nicht ausreichend schlafen lassen, ihre Geheimnisse preis. Und damit steuern die Schlafstörungen ihre nicht unerheblichen Teile zum großen Puzzle bei, das sich eines Tages hoffentlich zu einem klaren Bild vom Sinn des Schlafs zusammenfügt.

Teil 3:
Warum wir schlafen

Kapitel 7

Lernen im Schlaf

Wie Strom das Gedächtnis verstärkt

Angst vor Elektrosmog dürfen die Probanden im Schlaflabor des Instituts für Neuroendokrinologie der Universität Lübeck wahrlich nicht haben. Sie müssen nachts eine Kappe mit zahllosen Elektroden tragen. Einige der Metallplättchen messen die Schwankungen der Hirnströme. Andere senden jedoch Strom aus, anstatt ihn zu empfangen. Sie erzeugen schwache, einmal pro Sekunde auf und nieder schwingende elektrische Potenziale, die ungefähr so stark sind wie die Stromschwankungen der Zellen und Zellnetzwerke selbst. Diese Ströme dringen durch die Schädeldecke und verändern die Aktivität der Nervenzellen.

Doch das schadet nicht. Im Gegenteil: «Hinterher fühlen sich die Testpersonen ausgeschlafener, und sie haben ein besonders gutes Gedächtnis», sagt Institutsleiter und Hirnforscher Jan Born. Am Tag, nachdem die Testschläfer unter Strom gesetzt wurden, prüfen die Wissenschaftler mit Hilfe vor dem Schlaf trainierter Reaktions- und Gedächtnistests die Leistungsfähigkeit des Denkorgans. Dabei schneiden die Probanden besser ab als Vergleichspersonen, die ohne Strom geschlafen haben. Der Strom hat offenbar einen besonderen Lerneffekt ausgelöst. Und der betreffe vor allem das bewusste, so genannte deklarative Gedächtnis, zu dem auch das Speichern von Formeln oder Vokabeln gehört, weiß Born. Doch selbst das unbewusste, prozedurale Gedächtnis, in dem wir automatisierte Handlungen – wie zum Beispiel Bewegungsabläufe – ablegen, werde vom Strom verbessert.

Was ist mit den Schläfern in der vorangehenden Nacht passiert? Warum können sie ihre Aufgabe nun so gut erledigen? «Zumindest für die im Tiefschlaf stattfindende deklarative Gedächtnisbildung haben wir eine Vorstellung, was geschehen sein könnte», sagt Born. Das künstliche Stromsignal habe dem Gehirn irgendwie bei seiner Arbeit geholfen, vermutlich, indem es den Nervenzellen des Großhirns seinen Rhythmus aufdrängte. Der schwankende Strom von außen nötigt die Zellen, sich noch stärker als sonst zu synchronisieren und ihre elektrischen Potenziale im gemeinsamen Takt auf und nieder schwingen zu lassen. Und weil der künstlich vorgegebene Rhythmus ungefähr jenem entspricht, den das Denkorgan im Tiefschlaf auch aus eigener Kraft erzeugt, resultiert daraus eine Art Supertiefschlaf.

«Wir zwingen das Gehirn eine Weile, unserer Vorgabe zu folgen, und schalten dann den Strom für eine Minute ab. In dieser Pause können wir beobachten, wie die Nervenzellen reagieren», erklärt Born. «Und wir sehen, dass die elektrische Aktivität der Zellen außergewöhnlich stark im typischen Deltawellenmuster des Tiefschlafs schwingt.»

Die Gedächtnistests am Folgetag und auch das subjektive Empfinden der Testschläfer, die behaupten, sie wären ausgeschlafener als sonst, bestätigen, wie sehr der verstärkte Tiefschlaf dem Gehirn bei seiner nächtlichen Arbeit nachgeholfen hat. Nur logisch, dass Born bereits überlegt, wie man die elektrische Stimulation in Zukunft medizinisch nutzen könnte. Theoretisch ließen sich damit Schlafqualität und geistige Leistungsfähigkeit zugleich steigern. Bevor man an eine praktische Umsetzung aber realistisch denken könne, müssten noch viele Tests folgen und das Resultat abgesichert werden, dämpft Born voreilige Hoffnungen.

Dem Lübecker geht es vorerst um etwas anderes: Er möchte aufklären, was im schlafenden Gehirn geschieht. Die Experimente mit der Stromkappe sollen Hinweise geben, welche Funktion der Tiefschlaf hat. Und sie sollen bestätigen, was viele Schlafforscher überall auf der Welt seit gut zehn Jahren mit einer Reihe spektakulärer Experimente nahelegen: Es scheint eine der wichtigsten Aufgaben des Schlafs zu sein, unser Gehirn beim Lernen zu unterstützen.

Das Rätsel Erinnerung

Am unteren Ende der Großhirnrinde, dort, wo sie sich über dem Zwischenhirn nach innen wölbt, gibt es mitten im Kopf eine charakteristische Ausstülpung, die wie ein Seepferdchen geformt ist. Deshalb trägt sie auch den lateinischen Namen der possierlichen Fische: Hippocampus.

Doch das ist nicht das einzig Ungewöhnliche an diesem Hirnareal. Genau hier haben Hirnforscher eine zentrale Schaltstelle unseres deklarativen Gedächtnisses ausgemacht. Viele Informationen, die wir im Laufe eines Tages nicht beiläufig und automatisch – sprich prozedural – aufnehmen, sondern bewusst miterleben und benennen können, werden auch im Hippocampus abgelegt, aber nur für eine befristete Zeit: zum Beispiel die Erinnerung daran, welche Marmelade wir gefrühstückt haben, die Erkenntnis, dass wir bald eine neue Zahnpastatube kaufen sollten, der Name des neuen Kollegen aus der Buchhaltung, der Roman, den wir kurz vor dem Einschlafen noch gelesen haben, und Tausende andere mehr oder weniger wichtige Dinge.

Vor allem im Schlaf, wenn die Kontakte zur Außenwelt weitgehend gekappt sind und das Wachbewusstsein abgeschaltet ist, wird das Seepferdchen aktiv. Nun, wo es nichts mehr aufnehmen muss, «funkt» es selber Signale und stößt damit die Wiederholung der oft nur ein einziges Mal erlebten Ereignisse an. Dadurch

entscheidet es mit, welche Inhalte nach und nach im Langzeitgedächtnis verfestigt werden. «Im Schlaf werden Informationen
des Tages reaktiviert und als Impulsmuster vieler Nerven an die
Teile der Großhirnrinde zurückgesendet, wo sie ursprünglich
verarbeitet wurden. Dort wird das neue Wissen dann mit dem
Langzeitgedächtnis verknüpft», sagt Hirnforscher Born.

Dieser Prozess heißt Gedächtniskonsolidierung. Dabei werden aus der unendlichen Datenflut des im Wachzustand Erlebten
nur jene Informationen verstärkt, dauerhaft abgespeichert und
mit den Erfahrungen aus der Vergangenheit verknüpft, die wirklich wichtig erscheinen. Der Hippocampus diene als eine Art
Puffer, erklärt Born: «Hier werden Informationen, Erfahrungen,
Eindrücke erst einmal für mehrere Tage und Nächte zwischen-
gelagert, ehe sie – wahrscheinlich begleitet von Selektionspro-
zessen und dem Aussieben unwichtiger Inhalte – in den Langzeitspeicher gelangen.»

Je wichtiger ein Ereignis war, desto intensiver und häufiger
wird es der Hippocampus im Laufe der nächsten Zeit hervorkramen, und desto fester wird es sich ins Langzeitgedächtnis ein-
brennen. Nach einer bestimmten Zeit werden die Inhalte dann
aus dem Zwischenspeicher gelöscht. Was bis dahin noch nicht in
der dauerhaften Erinnerung angekommen ist, wird vergessen.

In der Großhirnrinde gibt es allerdings keine speziellen Gedächtniszellen. Die Erinnerungen sind versteckt in der unendlichen Zahl verschiedener möglicher Erregungsmuster, die das
Denkorgan in den informationsverarbeitenden Regionen ohnehin bereitstellt. Jede Erinnerung ist mit einem solchen Muster
verknüpft. Wenn wir beispielsweise einen angenehmen Duft entdecken und zugleich die Blume sehen, von der er stammt, fla-
ckert ein einzigartiges Muster aus all jenen Zellen der geruchs-
und bildverarbeitenden Areale auf, die in diesem Moment im
Gehirn aktiv sind. Und wenn wir uns in Zukunft an die Situation
erinnern, erregen sich die gleichen Zellen, dasselbe Muster kehrt

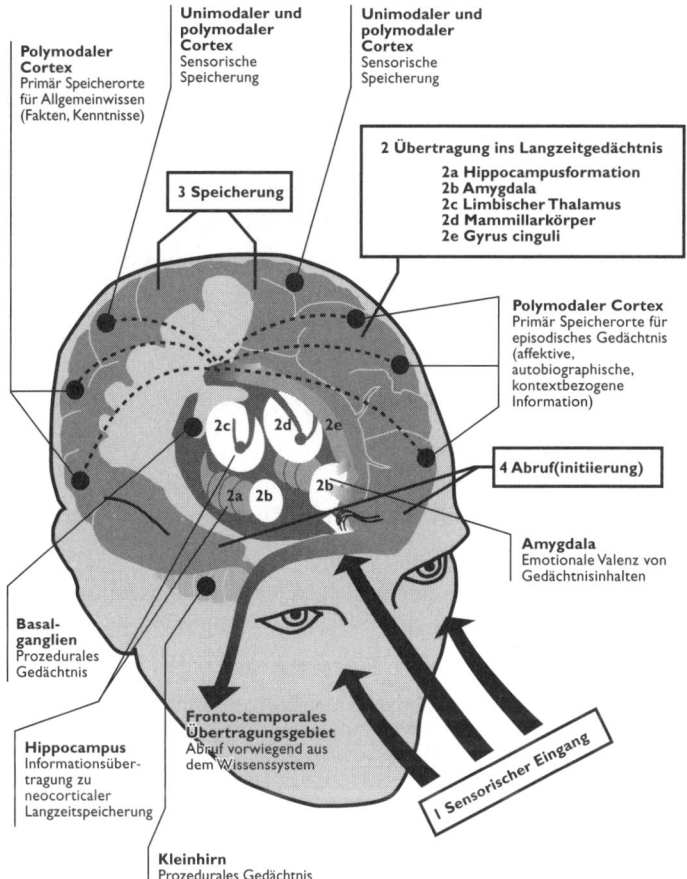

Modell der Informationsverarbeitung in unserem Gehirn (nach Hans-Joachim Markowitsch).

zurück, und es ist, als würden wir den Duft noch einmal riechen und die Blume erneut sehen.

Damit es so weit kommt, müssen sich während der Gedächtniskonsolidierung die Kontakte des beim ersten Erleben aktivierten Netzwerks verstärken. Zwischen den beteiligten Nervenzellen entstehen neue oder vergrößerte, besonders feste und leicht erregbare Kontakte, die dafür sorgen, dass das typische, mit der Erinnerung verknüpfte Muster im Gehirn immer wieder aufflackert, sobald nur ein Teil des Netzwerks aktiviert wird. So schreibt der Hippocampus durch das Wiederholen der zwischengespeicherten Informationen dauerhafte Spuren in das unendlich komplexe Netz der Abermilliarden Neuronen. Am nächsten Tag, aber auch noch Jahre später, reicht eine winzige, ferne Assoziation, schon ist die Erinnerung zurück.

Die virtuellen Lieder der Singvögel

Dass sich genau so das Gedächtnis ausbildet, ist zum Großteil reine Theorie. Und die tatsächlichen Zusammenhänge dürften ungleich komplizierter sein, als im vereinfachten Modell dargestellt. So schreibt der anerkannte Gedächtnisforscher Hans-Joachim Markowitsch von der Universität Bielefeld, die Konsolidierung betreffe auch andere Hirnstrukturen als Hippocampus und Großhirnrinde und sei «vermutlich ein mehrstufiger Prozess». Ganz falsch scheint das Modell dennoch nicht zu sein. Und gerade der Umstand, dass sich zumindest ein wichtiger Teil der Gedächtnisausbildung im Schlaf abspielt, ist inzwischen gut belegt.

Dass Menschen sich besser erinnern können, wenn sie zwischenzeitig geschlafen haben, wissen Forscher zum Beispiel schon sehr lange. 1924 zeigten die amerikanischen Psychologen John Jenkins und Karl Dallenbach, dass Probanden eine sinnlose Silbenfolge besser erinnerten, wenn sie zwischen Training und Test schlafen durften. Ein Resultat, das Forscher im Laufe des vergangenen Jahrhunderts mehrfach bestätigten. Auch dass Kinder ungleich mehr Schlaf brauchen als Erwachsene, gilt als deutliches Indiz dafür, dass das Gehirn den Schlafzustand zum Lernen braucht. Denn wenn es irgendetwas gibt, was Kinder häufiger tun müssen als Erwachsene, dann ist es das Verarbeiten neuer Eindrücke und das Trainieren von Bewegungsabläufen.

Wie die Gedächtnisarbeit des schlafenden Gehirns aber konkret aussieht, das können sich die Hirnforscher erst seit dem Jahr 1994 vorstellen. Damals gelang Matthew Wilson und Bruce McNaughton an der Universität von Arizona, USA, ein atemberaubendes Experiment: Sie implantierten bei drei Ratten zwölf Elektroden gleichzeitig fest im Gehirn. Jede Elektrode hatte mehrere Empfangskanäle und konnte deshalb eine ganze Gruppe von Signalen gleichzeitig aufnehmen: Dadurch gelang es den Forschern mit Hilfe einer komplexen Datenverarbeitung, bis zu hundert einzelne Nervenzellen gleichzeitig zu belauschen. Die Elektroden richteten die beiden so aus, dass sie exakt auf die so genannten «Ortszellen» im Hippocampus zeigten. Diese Neuronen werden immer dann aktiv, wenn die Nagetiere sich bestimmte Merkmale ihrer Umgebung einprägen. Nun setzten McNaughton und Wilson die Ratten in ein Labyrinth und registrierten, welche Ortszellen sich wie stark und wie nachhaltig erregten.

Spannend wurde es, als die Nager nach dem Experiment das erste Mal wegnickten und im Tiefschlaf ankamen: «Die Gruppen von Nervenzellen, die während der Erkundung des Labyrinths gleichzeitig aktiv waren, erregten sich auch während des Schlafs gemeinsam», erinnert sich McNaughton. Im letzten Schlaf vor dem Experiment herrschte im Hippocampus der Versuchstiere noch ein völlig anderes Erregungsmuster.

Matthew Wilson, heute am Massachusetts Institute of Technology in Cambridge, USA, bringt das Resultat auf den Punkt: «Die Ratten wanderten im Schlaf noch einmal durch das Labyrinth. Es fehlte nur die Bewegung der Gliedmaßen.» Allerdings passierte alles sehr viel schneller als in der Realität, «wie beim Rückspulmodus eines Kassettenrecorders», vergleicht

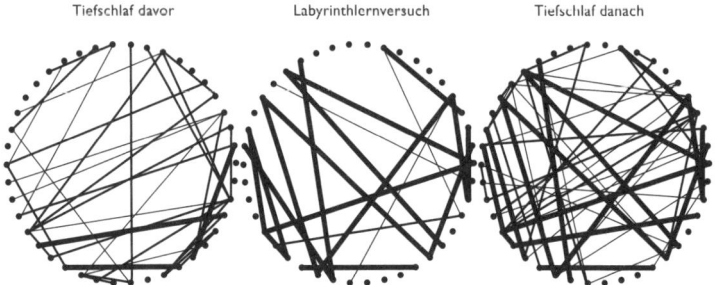

Korrelationsmuster im Rattenhirn. In einem Netz aus 42 Nervenzellen im Hippocampus von Ratten (Punkte) sind im Tiefschlaf nach einem Labyrinthversuch die gleichen Zellen besonders oft gemeinsam aktiv wie während des Versuchs (dicke Linien). Im Schlaf vor dem Experiment war das nicht so.

McNaughton. Und das mache Sinn: «Wenn die Tiere ihre Erlebnisse in Echtzeit wiederholen würden, müssten sie die ganze Zeit schlafend verbringen.»

Dass diese Erkenntnisse sehr gut auf andere Tierarten und Gedächtnissysteme übertragbar sind, zeigte sich spätestens, als der Biologe Daniel Margoliash von der Universität Chicago im Jahr 2000 Experimente mit Zebrafinken veröffentlichte: Sind sie jung, trainieren die Singvögel tagsüber ausgiebig ihre Melodien und lernen dabei unbewusst, den richtigen, so genannten sensomotorischen Zusammenhang zwischen ihren Bewegungen, etwa der Stellung des Schnabels, und den erzeugten Tönen herzustellen.

Margoliash und sein Kollege Amish Dave beobachteten nun die Erregung einiger Neuronen im so genannten motorischen Cortex, also jenem Teil des Großhirns, der Bewegungen steuert. Während des Trainings feuerten einige Nervenzellen immer wieder in der gleichen zeitlichen Abfolge. Offenbar entstand dieses Muster bei der Steuerung der komplexen, während des Singens benötigten Bewegungen. Dann schauten die Forscher, was im Schlaf passiert. Und tatsächlich wurden die Neuronen nun spontan im selben Muster wie beim Singenlernen aktiv. Die jungen Zebrafinken trällerten ihre Gesänge im Schlaf erneut – völlig lautlos, aber vor einem imaginären inneren Ohr.

Tetris für die Forschung

Bis heute konnte niemand beweisen, dass unser bewusstes, explizites Erinnerungsvermögen den Schlaf wirklich benötigt. Dafür gibt es laut Jan Born aber eine simple Erklärung: «Deklaratives Lernen braucht Zeit!» Die Daten würden über mehrere Tage bis Wochen immer wieder aus dem Hippocampus hervorgekramt, und so lange könne man schließlich niemanden am Schlafen hindern. Zudem sei es möglich, dass auch das wache Gehirn seinen Teil zur Festigung der Kenntnis von Vokabeln, Formeln oder Ereignissen beitrage. «Immerhin liefern die bisherigen Studien sehr klare Indizien dafür, dass zumindest ein Großteil des deklarativen Langzeitgedächtnisses im Schlaf entsteht», sagt Born. Und das leuchtet auch ein, weil das schlafende Gehirn sich weniger auf andere Dinge konzentrieren muss als das wache.

Viel eindeutiger ist die Faktenlage beim prozeduralen System, das automatisch gelernte Vorgänge speichert. Ein Puffersystem à la Hippocampus ist bei ihm nicht nötig, weil wir alles, was wir weitgehend automatisch lernen – Bewegungsabläufe und die damit verbundenen Sinnesverknüpfungen wie das Fahrradfahren, die optimale Belastung der Skier beim Parallelschwung oder das Spielen eines Klavierstückes –, durch direktes, weitgehend unbewusstes, möglichst häufig wiederholtes Üben trainieren. Ein Großteil dieser Art von Information überträgt sich in das Langzeitgedächtnis aber offenbar erst im darauf folgenden Schlaf. Einfachere Bewegungen speichern wir dabei im Kleinhirn, komplexere automatisierte Anforderungen aber auch im Großhirn.

Der Abruf der Information erfolgt dann meist ein Leben lang und ohne nachzudenken – wie jeder weiß, der als Kind das Schwimmen oder Fahrradfahren lernte, es als Senior aber immer noch problemlos beherrscht. Experten sprechen deshalb auch vom impliziten Gedächtnis.

Dass die prozedurale Verarbeitung vom schlafenden Gehirn wiederholt wird, haben zum Beispiel die Chicagoer Experimente mit den Zebrafinken gezeigt. Vor allem aber belegen neuere Studien bei Menschen, wie wichtig für dieses Gedächtnissystem der erste Schlaf nach dem Training ist. Vermutlich werden nicht verfestigte unbewusste Erinnerungen wegen des Fehlens eines dem Hippocampus vergleichbaren Puffersystems nämlich nicht länger als etwa 30 Stunden aufgehoben.

Robert Stickgold, Neurophysiologe an der Harvard Medical School in Boston, testete mit seinem Team im Jahr 2000 Menschen, die tags das Computerspiel Tetris üben sollten. Dabei geht es darum, verschiedene auf dem Monitor herabsinkende geometrische Formen möglichst rasch und geschickt zu drehen und möglichst lückenlos zu sortieren. Kurz nach dem Einschlafen wurden die Probanden geweckt und nach ihren Träumen gefragt. Sie berichteten von Bildern, die eindeutig an das Computerspiel erinnerten.

Auch drei Amnesiepatienten sahen die Bilder im Traum, obwohl ihnen wegen eines zerstörten Hippocampus das deklarative Gedächtnis fehlte, sie also weder das Spiel kannten noch sich an das Training erinnerten. Diese Beobachtung ist ein klarer Beleg, dass in diesem Moment das prozedurale System aktiv war, und – ganz nebenbei – einer der besten Hinweise dafür, dass die beiden Gedächtnisarten unabhängig voneinander arbeiten: Sonst hätte bei den Patienten neben dem bewussten Erinnern auch das unbewusste System versagen müssen.

Stickgold war es auch, der im Jahr 2000 belegte, wie wichtig es bei implizit verarbeiteter Information ist, schon in der ersten

Nacht nach dem Training zu schlafen: 133 Menschen mussten in einer Übung lernen, nur kurz auf einem Bildschirm aufblitzende Objekte möglichst schnell und sicher zu erkennen. Wiederholten sie das Experiment noch am gleichen Tag, zeigte sich kein zusätzlicher Trainingseffekt. Nach einer, zwei oder drei durchschlafenen Nächten verbesserten sich die Resultate jedoch zunehmend. Nur elf Testpersonen hatten bis zum dritten Tag nichts dazugelernt, obwohl sie zuletzt zwei Nächte schlummern durften und ausgeschlafen waren. Diese Personen hatten in der ersten Nacht nach der Übung nicht schlafen dürfen. «Eine einzige Nacht Schlafentzug löscht den normalen Lernprozess nachhaltig aus», bilanzierte Stickgold. Wer innerhalb der ersten 30 Stunden nicht schlafe, habe umsonst gelernt.

Jan Born hat ein ganz pragmatisches Fazit aus diesen Studien gezogen: «Wenn Sie Klavierunterricht nehmen oder in eine Fahrstunde investieren, sollten Sie anschließend nicht die Nacht durchfeiern. Sonst hätten Sie sich das Geld sparen können», rät er mir beim Besuch in seinem Lübecker Institut.

Im Jahr 2000 benutzten er, sein Mitarbeiter Steffen Gais und weitere Kollegen den gleichen Test wie Stickgold, um den Einfluss der verschiedenen Schlafphasen auf das Lernen zu analysieren. Probanden, die sie nach der ersten, vom Tiefschlaf dominierten Schlafhälfte weckten, hatten deutlich gelernt. Andere Testpersonen, die zusätzlich die an REM-Schlaf besonders reiche zweite Schlafhälfte absolvieren durften, schnitten noch viel besser ab. Aber eine dritte Gruppe musste mitten in der Nacht trainieren, als sie den Tiefschlaf bereits hinter sich hatte. Sie bekam daraufhin nur noch Leicht- und REM-Schlaf ab. Bei diesen Menschen brachte der Schlaf keinen Lerneffekt.

Dies sei «der erste starke experimentelle Beleg, dass das menschliche Gedächtnis sich im Schlaf in einem zweistufigen Prozess ausbildet», kommentierte damals der Neurologe Pierre Maquet von der Universität im belgischen Lüttich die Lübecker

Ergebnisse. Im REM-Schlaf würden danach vor allem solche Informationen aufbereitet, deren Verarbeitung im Tiefschlaf begonnen hat. Die einzelnen Schlafphasen wirken laut Maquet wie nacheinander geschaltete Gedächtnisverstärker. Diese Idee passt gut zu der so genannten Sequenzhypothese mancher Hirnforscher: Danach bildet sich das Gedächtnis im Schlaf in mehreren aufeinanderfolgenden Stufen aus. Der REM-Schlaf verfestigt, was der Tiefschlaf zuvor als besonders wichtig ausgesiebt hat.

Eine weitere Idee besagt, der REM-Schlaf sei vor allem deshalb so anders als der Tiefschlaf, weil wir verschiedene Gedächtnissysteme besitzen, die sich auf unterschiedliche Art verfestigen würden: REM-Schlaf ist danach eher für das Einprägen von Emotionen und das Trainieren angeborener Bewegungsmuster zuständig. Beide Ansichten könnten aber auch zusammenpassen, wenn das Gehirn die Informationen, die es im Tiefschlaf konsolidiert hat, im REM-Schlaf mit Gefühlen verknüpft.

Die Arbeitsgruppe von Daniel Margoliash in Chicago fand im Herbst 2003 schließlich einen Beleg, dass der Mensch den Schlaf auch für prozedurales Lernen im akustischen Bereich und – was noch wichtiger erscheint – für die Generalisierung von Problemen nutzt: Die Forscher brachten Menschen bei, künstlich veränderte Wörter zu verstehen. Zwölf Stunden später prüften sie die Versuchspersonen erneut, setzten dabei aber völlig neue Wörter ein. Hatten die Probanden in der Zwischenzeit nicht geschlafen, war das Prinzip vergessen, und sie schnitten genauso schlecht ab wie zu Beginn des ersten Trainings. Mit Schlaf beherrschten sie die Übung jedoch genauso gut wie direkt nach dem ersten Training.

Ihr schlafendes Gehirn verfestigte also nicht nur die Erinnerung an jene speziellen Wörter, die beim Üben aufgetaucht waren, sondern auch die allgemeine Methode zur Identifizierung der verzerrten Laute. Doch damit nicht genug: Wer zwischen den ersten beiden Tests nicht geschlafen und das Prinzip der Lauterkennung folglich wieder vergessen hatte, dem reichte schon ein kurzes Nickerchen für eine deutliche Resultatsverbesserung. Wie viele andere Indizien ist auch dieses Ergebnis ein Beleg für die Wirksamkeit des viel gepriesenen «Power-Naps», des kurzen Mittagsschlafs, zur Leistungssteigerung.

Schlafen für den Geistesblitz

Ohne dass wir etwas davon merken, lässt das schlafende Gehirn also Ereignisse und Handlungen des Tages Revue passieren. Damit verstärkt es höchstwahrscheinlich die unbewusst geknüpften Assoziationen zwischen einzelnen Nervenzellen und knüpft bleibende, auch lange später noch abrufbare Muster ins unendliche Nervennetz. Unser bewusstes Gedächtnis lagert vermutlich nach einem ähnlichen Prinzip Daten aus dem Zwischen- in den Langzeitspeicher und verbindet neue Informationen mit älteren Eindrücken.

So bereitet uns der Schlaf auf die Zukunft vor und macht manchmal ganz nebenbei etwas, worüber sich fast jeder von uns schon einmal gefreut haben dürfte: Er verschafft uns am nächsten Morgen einen Geistesblitz.

«Schlaf drüber» ist ein Tipp, der dies berücksichtigt, und auch der Spruch «Den Seinen gibt's der Herr im Schlaf» kommt nicht von ungefähr. Viele Menschen schwören auf den Schlaf als Ideengeber. Dem Chemiker August Kekulé soll die ringförmige Molekülstruktur des Benzols im Traum erschienen sein – als Schlange, die sich in den Schwanz beißt. Der Schriftsteller Robert Louis Stevenson hat die Geschichte vom zwiespältigen «Dr. Jekyll und Mr. Hyde» angeblich fast vollständig geträumt, bevor er sie niederschrieb. Und der US-amerikanische Golfprofi Jack Niklaus soll einst aus einer Formkrise herausgefunden haben, weil er über Nacht auf die Idee kam, seinen Schläger etwas anders zu halten als früher.

Der Wahrheitsgehalt dieser Geschichten wird oft angezweifelt. Und doch weiß jeder aus eigener Erfahrung, dass man am nächsten Morgen tatsächlich manchmal schlauer ist als am Abend zuvor. Rätsel, die man mit in den Schlaf nimmt, lösen sich morgens manchmal wie von selbst.

Den ersten Hinweis, dass der Schlaf tatsächlich auch einen Weg für Geistesblitze bahnt, lieferten 2004 Jan Born und sein Mitarbeiter Ullrich Wagner: Die Forscher ließen Testpersonen knifflige Zahlenrätsel bearbeiten, für die es auch ein simples, immer gleiches Lösungsprinzip gab. Anschließend durften einige Personen acht Stunden schlafen, andere mussten wach bleiben. Dann bekamen die Probanden weitere Rätsel auf, und die Forscher registrierten, wie schnell sie hinter den Trick mit der leichten Lösung kamen. Tatsächlich waren jene, die geschlafen hatten, cleverer: Von ihnen entdeckten 60 Prozent den Trick, von den anderen dreimal weniger.

Die Versuchsanordnung war so gewählt, dass weder die Tageszeit der Prüfung noch die Müdigkeit der Testpersonen die Resultate beeinflussen konnten. Letztlich blieb nur die Aktivität des schlafenden Gehirns als mögliche Ursache dafür übrig, dass in der einen Personengruppe so viel mehr Menschen hinter den entscheidenden Rechentrick kamen als in der anderen. Und Born hat natürlich auch eine Erklärung parat: «Der Schlaf verfestigt neue Gedächtnisspuren nicht nur, er verändert sie auch qualitativ. Das verschafft uns am Morgen einen besseren Überblick über ein tags zuvor aufgetretenes Problem.» Daraus resultiere oft ein neuer Ansatz zur Problemlösung.

Der populäre Psychologe Mihaly Csikszentmihalyi dürfte sich durch die Erkenntnisse aus Lübeck ganz besonders bestätigt fühlen. Er hat schon 1997 gewusst: «Niemand sollte sich schuldig fühlen, weil er ein paar Stunden länger schläft, als gemeinhin

für normal gehalten wird. Was man quantitativ an Wachzeit ein-
büßt, wird zweifellos durch die Qualität der erlebten Zeit auf-
gewogen», schrieb er in seinem Buch «Kreativität». Seine These
untermauern jedenfalls zwei äußerst berühmte Einzelfallbei-
spiele: Johann Wolfgang von Goethe und Albert Einstein. Beide
sollen täglich mindestens neun Stunden am Stück geschlummert
haben. Der Dichter reimte über den Schlaf, er sei «ein treuer
Freund, der allen frommt». Der Physiker schwor tagsüber auf
kurze Nickerchen, deren Dauer er allerdings begrenzte, indem
er einen Schlüsselbund in die Hand nahm, der auf den Boden
fiel, wenn er zu tief eingeschlafen war.

Vielleicht hatten ja beide zumindest ein kleines Stück ihrer
Genialität dem Schlaf zu verdanken?

Jedem Hirnteil seine Schlaftiefe

Es liegt in der Natur des Schlafes, dass er sich weitgehend dem
menschlichen Bewusstsein entzieht. Es sind also oft gerade die
besonders cleveren Versuchsansätze und die geschickt gestell-
ten Fragen, die die Schlafforschung schlagartig ein gutes Stück
voranbringen. Eine solche Frage lautet: Sollte der Schlaf für die
Arbeit unseres Denkorgans tatsächlich so wichtig sein, wie viele
immer behaupten, müsste das schlafende Gehirn dann nicht auch
in jenen Hirnteilen besonders viel zu tun haben, in denen es am
zurückliegenden Tag außergewöhnlich viel gefordert wurde?

Damit war das Konzept vom lokalen Schlaf geboren. Es besagt, dass der Schlafzustand gar kein einheitlicher, über den
gesamten Körper gleichmäßig verteilter Prozess ist, sondern
eine Art physiologisches Angebot des Gesamtorganismus an
seine einzelnen Teile, sich in dem Maße zu bedienen, in dem sie
Schlaf benötigen. Die Schlaftiefe muss deshalb nicht überall zur
gleichen Zeit gleich groß sein. Es ist denkbar, dass ein Teil des

Gehirns tiefer schläft als die anderen, beispielsweise das senso-motorische Zentrum, das den Schlagarm koordiniert, wenn wir am Tag stundenlang Tennis trainiert haben.

Dass dieses Konzept tatsächlich stimmt, konnten die Forscher inzwischen zumindest für das Gehirn eindeutig belegen. Der Halbseitenschlaf der Meeressäuger und Vögel ist ein gutes Beispiel: Als der russische Tierphysiologe Lev Mukhatemov Delphine für längere Zeit immer nur dann am Schlafen hinderte, wenn die eine Hirnhälfte wegnicken wollte, holte diese Denkhemisphäre hinterher ungleich mehr Schlaf nach als die andere.

Selbst bei Menschen fanden die Forscher lokale Schlafunterschiede: Unser Großhirn schläft im vorderen Teil meist etwas tiefer als im hinteren, vermutlich weil es dort tagsüber mehr gefordert wird. «Der frontale Cortex ist wichtig für kognitive Aktivitäten», sagt der Züricher Schlafforscher Hans-Peter Landolt. «Dort hat das Gehirn tagsüber vielleicht besonders viel zu tun, und es bilden sich dort mehr Substanzen wie Adenosin, die den Schlafdruck erhöhen.» Auch der Umstand, ob wir Rechts- oder Linkshänder sind, schlägt sich manchmal im Schlaf-EEG nieder: Manche Rechtshänder schlafen mit der linken Hirnhälfte etwas tiefer, da dort die Informationen der rechten Hand verarbeitet werden, und umgekehrt.

Der Schweizer Schlafforscher Alexander Borbély wollte diese Idee mit Kollegen 1994 gezielt überprüfen. Sie stimulierten für lange Zeit immer nur eine Hand von acht rechtshändigen Studenten mit einem vibrierenden physiotherapeutischen Gerät. Im anschließenden Schlaf traten während der ersten Stunde in der Hirnregion, die die Sinnesinformationen von der gereizten Hand verarbeitet hatte, tatsächlich mehr Tiefschlafwellen auf. Der Effekt war zwar schwach und auch nur bei Reizung der rechten Hand statistisch eindeutig, aber es war ein erster klarer Hinweis darauf, dass auch der Mensch lokal schlafen kann.

Irene Tobler bestätigte die Experimente zunächst in Versuchen mit Ratten. Dann untersuchte sie mit Kollegen 2004 den lokalen Schlaf im Gehirn von Mäusen. Sie hielten die Nagetiere sechs Stunden lang wach und stimulierten dabei gezielt nur die Schnurrbarthaare auf einer Seite. Danach durften die Tiere schlafen, und es geschah wieder das Erhoffte: «Wir sahen im EEG eine deutlich größere langwellige Aktivität in der benutzten Hemisphäre als in der unbenutzten», sagt Tobler. «Diese Erhöhung hielt ganze zehn Stunden an.»

Offenbar hatten die Gehirnzellen in dieser Region auch mehr Energie verbraucht. Denn ein paralleles Experiment ergab, dass sie im Anschluss an den Versuch deutlich mehr Treibstoff in Form von Glukose «nachtanken» mussten als die anderen Zellen. Während die Tiere ihren lokal erhöhten Druck zur Produktion der langsamen Hirnstromwellen aber nur im Schlaf abbauen konnten, glichen sich die Unterschiede in der Aufnahme von Glukose zwischen den einzelnen Hirnteilen auch dann wieder aus, wenn die Forscher die Mäuse weiter wach hielten. Es scheint also unwahrscheinlich, dass der Tiefschlaf nur zum Auffüllen von Energiespeichern in den Nervenzellen dient, wie eine ältere Theorie besagt.

Den vorläufigen Höhepunkt der Experimentenserie publizierte die Arbeitsgruppe um Giulio Tononi und Reto Huber aus Madison, ebenfalls 2004. Ihre Versuchspersonen sollten vor dem Schlafen trainieren, mit einer Art Computermaus den Cursor auf einem Bildschirm immer wieder neu von einem Startpunkt zu einem Ziel zu verschieben. Dabei wurde die Cursorposition – ohne Wissen der Probanden – systematisch gestört. Die Steuerzentren der Hand mussten nun unbewusst lernen, mit der Abweichung umzugehen, so wie jeder Mensch implizit weiß, dass er sich beim Erklimmen einer Rolltreppe anders bewegen muss als auf einer statischen Treppe. Bewusst wird einem das übrigens erst, wenn die Rolltreppe steht.

«Diesen Test haben wir ausgewählt, weil wir damit sehr gut

unbewusstc Lerneffekte studieren können und gleichzeitig aus früheren Versuchen wissen, welche klar umgrenzte Hirnregion er aktiviert», erklärt Huber.

Nach dem Training mussten die Probanden mit einer Kappe schlafen, die mit 256 Elektroden gespickt war. Das Resultat war eine extrem genaue Hirnstromableitung, die auch kleinflächige lokale Unterschiede auflöste. So gelang es den Forschern, eine Verknüpfung zwischen Lernerfolg und lokaler Hirnaktivität herzustellen: Zum einen traten nämlich tatsächlich in jener Hirnregion, die das Üben des Tests am meisten beansprucht, im Tiefschlaf die heftigsten Deltawellen auf. «Der homöostatische Schlafdruck muss hier besonders groß gewesen sein», sagt Huber. Und zum anderen schnitten die Probanden bei einem zweiten Trainingsdurchgang nur dann besser ab, wenn sie zwischenzeitig geschlafen hatten.

Das erstaunlichste Fazit folgt aber aus dem Vergleich aller Versuchspersonen: «Wir fanden eine deutliche Korrelation zwischen der Abnahme der Fehlerhäufigkeit im Test und der lokal begrenzten Zunahme der langwelligen Aktivität im Tiefschlaf», sagt Huber. Die Teilnehmer, die – warum auch immer – über Nacht am meisten dazugelernt hatten, hatten in der entscheidenden Hirnregion auch am tiefsten geschlafen. Überspitzt formuliert, folgt aus diesem Experiment, dass letztlich jede einzelne Nervenzelle ihre Schlaftiefe selbst regelt und dass diese Schlaftiefe sehr wahrscheinlich direkt abhängig davon ist, wie stark die Zelle zur Gedächtniskonsolidierung im Schlaf beitragen muss.

Besser lernen – schneller vergessen

Dass wir im Schlaf lernen, bezweifeln die Fachleute also kaum noch. Doch um Missverständnissen vorzubeugen: «Lernen im Schlaf» bedeutet aus Sicht der Wissenschaftler nur, dass unser

Gehirn im weitgehend unerforschten Zustand des Schlafbewusstseins jene Dinge verfestigt, mit denen wir es tags gefüttert haben. Es nutzt natürlich nichts, das Matheheft nachts unters Kopfkissen zu legen. Wir werden es im Schlaf schwerlich hervorkramen und darin lesen. Es dürfte auch nichts bringen, die Sprachlernkassette während des Schlafens weiterlaufen zu lassen. Akustische Reize aus der Umwelt erreichen unser Schlafbewusstsein nur, wenn sie eine Alarmfunktion haben.

Wer sich auf eine Prüfung vorbereitet und binnen kurzer Zeit ganz viel deklaratives Wissen paukt, dem schadet es unter Umständen noch nicht einmal, wenn er nachts wach bleibt, um zu lernen. Die Fakten sind in seinem Zwischenspeicher auch mit wenig Schlaf einige Tage gut aufgehoben. Und nach der Prüfung hat man noch immer Zeit, zu schlafen und die Fakten ins Langzeitgedächtnis zu übertragen.

Insgesamt sollte aber jeder, der seine bewussten wie unbewussten Leistungen langfristig optimieren will, auf ausreichend Schlaf achten. Und es schadet bestimmt nichts, wenn man besonders wichtige Dinge direkt vor dem Schlafengehen nochmal wiederholt, weil sich das schlafende Gehirn dann womöglich eingehender damit auseinandersetzt. Doch wie so viele Ratschläge aus der Gedächtnisforschung ist auch dieser Tipp vorerst reine Spekulation.

«Gedächtnis zählt zu den komplexesten Gegenständen der psychologischen und neurowissenschaftlichen Wissenschaften», schreibt Hans-Joachim Markowitsch. Kein Wunder, dass wir noch nicht wirklich wissen, wie wir unsere Erinnerungsarbeit künstlich optimieren können. Pharmakologische Hilfen, die das konsolidierende Zusammenspiel der Nerven während des Schlafs gezielt unterstützen, sind jedenfalls noch extrem weit weg. Weitaus realistischer ist der Ansatz, den Tiefschlaf insgesamt zu verstärken und damit dem Gedächtnis indirekt auf die Sprünge zu helfen. Das könnte mit elektrischen Feldern, mit künstlichem

Wachstumshormon oder anderen chemischen Substanzen geschehen, die ins Botenstoffgefüge des Gehirns eingreifen. Was dieses Gebiet tatsächlich bringt, ist heute aber noch gar nicht abzusehen.

Dennoch gibt es bereits eine praktikable Idee, wie man die neuen Erkenntnisse medizinisch umsetzen könnte: für das gezielte Vergessen. Der Lübecker Physiologe Ullrich Wagner und Kollegen wollen dem so genannten Posttraumatischen Stresssyndrom mit Schlafentzug vorbeugen. Sie befragten ehemalige Testpersonen, die sie vier Jahre zuvor einem Schlaf- und Gedächtnistest unterzogen hatten, wie gut sie sich an das damals Gelernte erinnerten. Es zeigte sich, dass die Probanden nur emotional aufwühlende, nicht aber neutrale Geschichten erinnerten. Und das galt zudem nur für diejenigen, die damals nach dem Lesen der Texte drei Stunden schlafen durften.

«Emotionale Erinnerungen können über Jahre hinweg gespeichert werden, wenn direkt nach dem Lernen eine kurze Schlafepisode folgt», urteilen die Forscher. Im Umkehrschluss schlagen sie vor, Menschen sollten möglichst direkt nach einem traumatischen Erlebnis, zum Beispiel nach einem schweren Unfall oder wenn sie eine Katastrophe miterleben mussten, mehrere Stunden am Schlafen gehindert werden. Das schwäche die Ausbildung des emotionalen Gedächtnisses ab und raube dem Posttraumatischen Stresssyndrom die Basis. Die Symptome wie regelmäßige Albträume, Panikattacken, Depressionen, Schlafstörungen und chronische Müdigkeit blieben dann hoffentlich aus.

In die gleiche Richtung gehen Studien, die untersuchen, wie das Gedächtnis reagiert, wenn man den Tiefschlaf pharmakologisch unterdrückt, zum Beispiel indem man den Spiegel des erregenden und den REM-Schlaf fördernden Botenstoffs Acetylcholin im Gehirn künstlich hochhält. Dabei zeigte sich, was zu erwarten war: Vor allem das deklarative Erinnerungsvermögen, das ja vom Tiefschlaf am meisten zu profitieren scheint, leidet massiv.

Wenn wir also in absehbarer Zeit schon nicht mit einer Gedächtnispille rechnen dürfen, so könnte doch immerhin das Gegenteil bald einsatzfähig sein: ein Medikament für das Vergessen. Bleibt nur zu hoffen, dass das dann nicht in die falschen Hände gerät.

Kapitel 8
Die Welt der Träume

Was wir im Schlaf erleben

Als Nathaniel Kleitman und Eugene Aserinsky Anfang der 1950er Jahre den REM-Schlaf entdeckten, dachten die meisten Schlafforscher, sie hätten endlich das entscheidende Tor zur Traumwelt gefunden. Sie ließen ihre Testschläfer so lange schlafen, bis sich deren Augen rasch bewegten und das Hirnstrommuster unruhig wurde. Dann warteten sie noch einige Zeit und weckten die Probanden schließlich auf. Damit erreichten sie in drei von vier Fällen, was ihnen zuvor nur äußerst selten gelungen war: die Schlafenden mitten in einem Traum zu wecken.

Ein regelrechter Traumforschungshype entstand. Bis in die 1990er Jahre hinein lauschten Traumforscher aus aller Welt bei ihren so genannten Weckungsexperimenten den immer wieder neuen, eigenartigen Berichten aus der surrealen Welt des schlafenden Gehirns, führten akribisch Buch über die verschiedensten Aspekte der Träume. Sie analysierten unter anderem, wie stark Ereignisse des Tages in Träumen wiederkehrten, wie bizarr die Geschichten des Schlafs waren und ob man den Inhalt der Träume von außen beeinflussen konnte.

Inzwischen ist der Boom abgeebbt, gibt es doch kaum noch Neues zu entdecken. «Heute wissen wir, welche Objekte – statistisch betrachtet – wie oft in den Träumen auftauchen, in welchem Ausmaß die verschiedenen Sinnesmodalitäten, Riechen, Schmecken, Sehen aktiviert sind, wie sich die Träume von Kindern, alten Menschen, Depressiven, traumatisierten Menschen voneinander unterscheiden», fasst Wolfgang Leuschner, Traumforscher am Sigmund-Freud-Institut in Franfurt am Main, zusammen.

In unserer Traumwelt seien wir meist in Bewegung, weshalb vermutlich mehr Träume im Freien als in abgegrenzten Räumen stattfinden würden, weiß die Traumforscherin Inge Strauch von der Züricher Universität: «Die Kulissen bleiben meist konstant.» Allerdings spielen unsere Träume überwiegend in ungewohnter, manchmal verfremdeter Umwelt, oft in eigenartigen Landschaften, die wir nie zuvor gesehen haben. Stören tue uns das allerdings nicht: «Im Gegensatz zum Wachen realisiert man im Traum meist nicht, dass man sich in einer fremden Umgebung aufhält, und erkundigt sich auch nicht danach, wo man gerade ist.» Die Traumwelt habe ihre eigenen Gesetze: «Bei weitem das Auffälligste am Traum ist das ihm eigene Wirklichkeitsbewusstsein. Erst nach dem Aufwachen erweist sich der Traum als ein während des Schlafs phantasiertes Erleben.»

Nur jeder 16. Traum findet ganz ohne Umgebung – sozusagen im räumlichen Vakuum – statt, und fast jeder zehnte besteht lediglich aus einem Standbild. Und da wir Menschen sehr soziale Wesen sind, wundert es nicht, dass es auch in unserer Traumwelt meist sehr gesellig zugeht. Strauch zitiert aus einer typischen Traumerinnerung:

«Da waren mein Vater, meine Mutter, drei ältere Damen, von denen ich eine kenne, das ist meine Großmutter, und meine Tante aus Deutschland, und ein kleiner Zwergpinscher, der anscheinend meinen Eltern gehört hat und den sie sich gerade an diesem Tag gekauft hatten. Und da saß man um den Tisch herum, so einen tiefen Tisch mit Ledergarnitur, und hat sich über die Vor- und Nachteile von Zigaretten unterhalten. Das Letzte, was mein Vater gesagt hat, war so ungefähr, es kümmere ihn nicht, wenn sich jemand in Israel …

und der Rest vom Satz ist abgeschnitten worden. Und vorher ging es noch um ein neues Kind, das da scheinbar bei meiner Tante im Haus war, und sie wolle nicht, dass das Baby krank würde, denn mein Vater schwitze so schaurig. Und Lift gefahren sind wir auch einmal irgendwann, mit einem anderen Herrn.»

Freunden und Bekannten begegnen wir in unseren Träumen häufiger als Verwandten. Auch fremde und schemenhafte Menschen tauchen oft auf. Nur Prominente und fiktive Personen haben offenbar kaum Zutritt zu unseren Träumen. Die häufigsten Gefühle, von denen wir träumen, sind Freude, Ärger, Angst, Interesse und Stress. Sex scheint in den Träumen eine geringere Rolle zu spielen, als viele denken. Das kann aber auch daran liegen, dass manche Probanden bei den Weckungsexperimenten ihre sexuellen Träume verschwiegen haben.

Die mittlerweile emeritierte Inge Strauch sammelte mit ihrem Team zwischen 1979 und 1999 insgesamt 3000 Traumberichte. Dabei machte sie die Erfahrung, dass die meisten Träume bei weitem nicht so sensationell sind, wie wir denken. Offenbar erinnern wir uns später schlichtweg eher an die spektakulären Details: «Wenn Träume immer wieder als bizarr, dramatisch und gefühlsbetont beschrieben werden, dann fehlt hier die Überlegung, ob das Besondere am Traum auch das Typische repräsentiert.» Etwa die Hälfte aller Träume enthalte keinerlei bizarre Elemente, ein knappes Drittel nur eines und nur in jedem 50. Traum wimmele es geradezu von Unglaublichkeiten.

Das heißt aber noch lange nicht, dass die Mehrheit der Träume logisch ist. Schon der Psychoanalytiker und Vater der Traumdeutung, Sigmund Freud, schrieb: «Träume können ganz sinnvoll sein oder wenigstens kohärent, ja sogar geistreich, phantastisch schön; andere wiederum sind verworren, wie schwachsinnig, absurd, oft geradezu toll.» Um herauszufinden, wie realistisch menschliche Träume sind, wertete Strauch in einer Studie 500 REM-Träume von jungen Erwachsenen aus. Das Fazit: 29 Prozent der Träume hätten auf ähnliche Art tatsächlich passieren können. Die große Mehrheit, 63 Prozent, stufte Strauch dagegen als erfinderisch ein. Was in ihnen passierte, war unwahrscheinlich, aber noch nicht phantastisch. In diese letzte Kategorie fielen nur 8 Prozent der Träume. Und Strauch zitiert ein besonders drastisches Beispiel:

> «Da haben zwei gerungen, der eine hat etwas verloren, ein kleines Klötzchen, das steckt der andere in den Mund, dann sage ich: ‹Jetzt hast du dessen Selbstmordkapsel erwischt, jetzt stirbst du wahrscheinlich mit Krämpfen.› Und ich habe ein Messer hingehalten und noch gefragt, ob ich Sterbehilfe geben und zustechen soll. Und irgendwo ist auch ein Bild meines Vaters aufgetaucht.»

Wie wir uns vor unseren Träumen schützen

In der Arbeitsgruppe des Schlafforschungspioniers Nathaniel Kleitman übernahm sein Schüler William Dement, der später selber ein großer Schlafforscher werden sollte, die Aufgabe der Traumbeobachtung. Dement hatte einst Psychiater werden wollen und war begeistert von der Idee, Sigmund Freuds Thesen zur Entstehung von Träumen nun experimentell untermauern zu können. Tatsächlich widerlegte er in den 1960er Jahren jedoch Freuds Idee, dass die dauerhafte Unterdrückung von Träumen geisteskrank mache. Der Begründer der Psychoanalyse hatte angenommen, es schütze unseren Geist vor Schäden, wenn wir im Traum Dinge ausleben dürfen, die uns im Wachzustand verboten sind. Dement hinderte Menschen deshalb längere Zeit am REM-Schlaf, konnte aber keine Anzeichen für aufkeimende Psychosen registrieren.

Die meisten Versuchspersonen ließ Dement aber träumen und weckte sie erst gegen Ende der REM-Phase. Dabei fanden sich immer wieder Hinweise, dass das charakteristischste äußere Merkmal des REM-Schlafs – die Bewegung der Augäpfel – entsteht, weil die Augen auch im Traum scheinbar etwas beobachten und deshalb ihre Blickrichtung wie im Wachzustand ändern müssen. «Die Augen zeigen, dass das Gehirn auf die Traumszenen genauso reagiert, wie es das täte, wenn der Traum Wirklichkeit wäre», schreibt der Forscher.

Einmal stutzten er und seine Kollegen, weil die Ausschläge des Elektrookulogramms ungewöhnlich regelmäßig und gleichförmig auftraten. Sie gingen sofort zu dem Probanden, weckten ihn aber erst nach 26 der extrem rhythmischen Hin- und Herbewegungen. Es folgte der Bericht dessen, was als «Pingpong-Traum» Legende wurde: Der Geweckte «erzählte, er habe an einer Tischtennisplatte gesessen und dem Spiel zwischen seinem Bruder und einem Freund zugesehen, und während eines langen Ballwechsels habe er den Ball mit den Augen verfolgt», schreibt Dement.

Gleich drängten sich neue Fragen auf: Warum bewegen sich nur die Augen? Warum hat der Träumer nicht auch seinen Kopf gewendet? Warum zucken unsere Beine nicht, wenn wir träumen, wir würden vor etwas davonrennen? Die Antwort darauf lieferte der französische Neurophysiologe Michel Jouvet: Unser Gehirn muss uns vor unseren eigenen Träumen schützen.

Jouvet hatte 1959 in der Hirnbasis von Katzen das kleine REM-Schlafzentrum entdeckt, das beim paradoxen dritten Zustand unserer Existenz den Körper lahmlegt und das Gehirn aktiviert. Katzen gehören zu den besten Schläfern im Tierreich. Sie schlummern ausgesprochen viel, in vielen kleinen Nickerchen rund um die Uhr. Als Jouvet seine Experimente begann, hatten Schlafforscher gerade herausgefunden, dass die Tiere ungewöhnlich häufig in eine Art REM-Schlaf fallen. Ihre Gehirne sind dann so aktiv wie im Wachzustand, die Augen rollen, die Barthaare zucken, aber der Rest des Körpers ist gelähmt.

Es hatte also einen guten Grund, dass Jouvet ausgerechnet diese Tiere für seine Forschung aussuchte. Und auch wenn seine Experimente – wie so viele andere Studien in der Hirn- und Schlafforschung – Fragen nach der ethischen Vertretbarkeit von Tierversuchen aufwerfen, so brachten sie doch derart sensationelle Resultate, dass sie unser Verständnis vom Schlafen und vom Träumen noch heute prägen.

Jouvet durchtrennte mit einem gezielten chirurgischen Eingriff jene Nervenzellausläufer im Brückenhirn der Tiere, die die hemmenden Signale in den Körper übertragen. Weil die Muskeln der Katzen daraufhin keine Lähmungssignale mehr empfangen konnten, waren sie alles andere als die gewohnt ruhigen Schläfer: Sobald sie der paradoxe Schlaf überkam, sprangen sie auf, liefen aufgeregt herum, jagten unsichtbare Mäuse, sträubten das Fell, machten einen Buckel, fauchten und knurrten Gegner an, die gar nicht vorhanden waren. Kurz darauf zogen sie sich ohne äußeren Anlass bleckend in eine Ecke des Käfigs zurück, als hätten sie vor etwas Angst. Oder sie schnupperten und suchten ihr Revier nach irgendwelchen verborgenen Spuren ab. Insgesamt zeigten sie triebhaftes, emotionales Verhalten, gepaart mit automatisierten Bewegungsabläufen. Alle Versuche der Biologen, die offensichtlich noch immer schlafenden Tiere abzulenken, scheiterten.

Schlagartig war klar, dass sich die Natur den Trick mit der Lähmung hatte einfallen lassen müssen. Es wäre ohne Frage sehr unökonomisch und sogar gefährlich, die komplexen Träume des REM-Schlafs ganz real mit vollem Körpereinsatz auszuleben. Daher legt das REM-Schlafzentrum immer auch den Körper still, wenn es seine Erregungswellen ins Gehirn schickt.

Bei Menschen gibt es übrigens eine sehr seltene und grausame Krankheit, die fatal an das Erscheinungsbild der operierten Katzen erinnert. Sie gehört zu den Parasomnien, heißt REM-Schlaf-Verhaltensstörung und ist meist ein Frühsymptom der Parkinson'schen Krankheit. Dabei versagt die schützende Paralyse immer mehr, weil die entscheidenden Nervenzellen im Brückenhirn mit zunehmendem Alter degenerieren. Was dann passiert, «haben die früheren Katzenexperimente bereits vorausgesagt», meint der Neurologe Mark Mahowald, der das Leiden mit Carlos Schenck 1986 erstmals beschrieb.

Die Betroffenen sind meist mehr als 50 Jahre alt und in neun von zehn Fällen Männer. Sie können im Wachzustand und auch im normalen Schlaf ganz normale, friedliebende, ruhige und freundliche Menschen sein – wenn das heftige Augenrollen einsetzt, verwandeln sie sich oft zu «Monstern». Bei einem sehr schwachen Krankheitsverlauf reden die Patienten immer wieder während einer REM-Phase oder zucken mit Armen und Beinen, beides keine ungewöhnlichen Dinge, die manchmal auch gesunden, sehr heftig träumenden Menschen passieren können. Im Extremfall stehen sie jedoch auf, schimpfen, rennen, fluchen, werden mitunter sogar gewalttätig, treten Türen ein, schlagen ihre Partner, schneiden sich oder ziehen sich Knochenbrüche zu. Zur Vorsorge lassen sie sich teilweise vor dem Schlafen ans Bett fesseln, benutzen Schlafsäcke statt Bettdecken oder schlafen auf dem Boden eines abgeschlossenen, völlig leeren Raumes.

«Es ist immer sehr dramatisch, wenn solche Patienten in unserem Schlaflabor übernachten», erzählt der Schweizer Neurologe Claudio Bassetti. «Doch so tragisch es für die Betroffenen ist, für die Schlafforschung ist ihre Krankheit ein Glücksfall.» Sie verrate den Wissenschaftlern den Inhalt menschlicher Träume, ohne dass sie die Schlafenden wecken müssten.

Die Krankheit wird oft mit anderen Parasomnien verwechselt, etwa mit dem Schlafwandeln oder dem Schlafterror. Doch im Gegensatz zur REM-Schlaf-Verhaltensstörung stehen die Patienten dabei immer nur im Tiefschlaf auf, niemals während einer REM-Phase. Außerdem hat Schlafwandeln – anders, als viele Menschen denken – gar nichts mit unseren Träumen zu tun. Schlafwandler und Schlafterroristen werden aktiv, weil ihr Erregungssystem gestört ist. Es versetzt sie im Schlaf in unbegründete Panik oder stößt automatisierte Bewegungsabläufe an, völlig unabhängig davon, ob und was sie gerade träumen.

Wir träumen auch im Tiefschlaf

Lange Zeit galt es als ausgemachte Sache in der Gilde der Schlafforscher, dass wir nur dann träumen, wenn unsere Augäpfel hin und her zucken. Das war verständlich: Fast immer, wenn sie Menschen aus dem Non-REM-Schlaf weckten, ernteten sie von den Probanden als Antwort auf die Frage nach möglichen Träumen nur grimmiges, verständnisloses Kopfschütteln.

Eigentlich hätten sie es besser wissen müssen: Schon Kleitman und Aserinsky berichteten direkt nach der Entdeckung des REM-Schlafs, dass auch 17 Prozent jener Versuchspersonen Träume erinnerten, die sie aus dem Leicht- oder Tiefschlaf weckten. Doch erst vor rund 20 Jahren machte sich der US-amerikanische Traumforscher David Foulkes mit seinen Mitarbeitern systematisch auf die Suche nach Tiefschlafträumen und weckte Menschen gehäuft dann, wenn ihre Augen nicht rollten. Es war inzwischen klar, dass das Gehirn auch während des Tiefschlafs aktiv ist, und man war bereits überzeugt, dass die Träume ihren Ursprung in ebendieser Arbeit des schlafenden Gehirns haben müssten. «Wir denken, jede Aktivität des Großhirns ist eine ausreichende Basis für die Produktion von Träumen – auch wenn sie wie im Tiefschlaf synchronisiert ist», hielt 1992 der italienische Traumforscher Corrado Cavallero von der Universität in Bologna fest.

Cavallero, Foulkes und einige Kollegen blieben hartnäckig. Sie ließen den Menschen, die sie aus den Abgründen des Tiefschlafs holten, erst ein wenig Zeit, um richtig wach zu werden.

Und dann erkundigten sie sich nicht mehr nur nach Träumen, sondern viel allgemeiner nach irgendwelchen Sinneseindrücken, Gefühlen, Bildern oder Erinnerungen. Das hatte Erfolg: In einer Studie Cavalleros berichteten immerhin zwei Drittel der Probanden nach der Weckung aus dem Tiefschlaf, sie hätten gerade etwas erlebt.

Heute gehen die meisten Experten davon aus, dass wir eigentlich ständig träumen, dass wir uns nur unterschiedlich gut an unsere Träume erinnern können, wenn wir aus verschiedenen Schlafstadien geweckt werden.

Es könnte allerdings sein, dass die unregelmäßige, dem Wachsein ähnliche Erregung, die das Hirnstrommuster beim REM-Schlaf zeigt, für lebhaftere Träume als im Leicht- und Tiefschlaf sorgt. Zum einen muss es ja einen Grund haben, dass die Natur sich den Trick mit der REM-Paralyse einfallen ließ, zum anderen scheinen Tief- und Leichtschlafträume meist etwas kürzer, inhaltsloser, statischer und bruchstückhafter als REM-Träume zu sein. In REM-Träumen passiere mehr, sagt auch Claudio Bassetti: «Sie sind realer, emotionaler, bizarrer, wir bewegen uns in ihnen mehr und sehen mehr.»

Wie Träume entstehen

Als Michel Jouvet Anfang der 1960er Jahre seine operierten Katzen beim Ausleben ihrer Träume beobachtete, kam ihm der Gedanke, sie würden während des REM-Schlafs fest einstudierte Verhaltensmuster im Geiste durchexerzieren. Der seltsame Zustand diene womöglich dazu, die Koordination instinktiver Bewegungsabläufe zu trainieren. Das Gehirn könne diese Abläufe dann tagsüber, wenn sie tatsächlich einmal gebraucht würden, schneller und präziser aus dem Unterbewusstsein abrufen.

Diese Theorie lebt derzeit angesichts der neuen Experimente

über die Gedächtniskonsolidierung im Schlaf neu auf: Es könnte sein, dass Säuglinge gerade deshalb mehr REM-Schlaf als Erwachsene brauchen, weil wir dabei fest im Stammhirn verankerte Bewegungsabläufe virtuell trainieren. Ein solches Training würde zu Beginn des Lebens viel stärker gebraucht als später, vermutet zum Beispiel der Amerikaner Jerome Siegel. Damit wir die Bewegungen nicht aktiv ausleben, sind wir gleichzeitig gelähmt. Auch der Umstand, dass Meeressäuger, die immer nur mit einer Hirnhälfte zur gleichen Zeit schlafen, keine REM-Episoden haben, unterstützt diese These: Wale, Delphine und Robben bewegen sich beim Schlafen, müssen die Abläufe also nicht virtuell weiterüben. Robben, die unter Wasser den Halbseitenschlaf beherrschen, legen nur dann REM-Episoden ein, wenn sie an Land schlafen.

Die amerikanischen Schlafforscher Allan Hobson und Robert McCarley, die noch dachten, wir träumten nur im REM-Schlaf, entwickelten 1977 das so genannte Aktivierungs-Synthese-Modell der Traumentstehung: Danach aktiviert das REM-Schlafzentrum mit seinen heftigen Signalen, die sich zunächst zufällig über das ganze Gehirn ausbreiten, neuronale Netzwerke, deren Erregung für uns mit früheren Geschehnissen und Eindrücken verbunden ist oder implizite und instinktive Handlungen steuert. Werden wir geweckt, interpretiert unser Bewusstsein irgendetwas in diese Gedächtnisspuren und tief verwurzelten Verhaltensschemata hinein. Es reimt sich seine ganz eigene Geschichte mit seiner ganz eigenen Logik zusammen. Oder anders ausgedrückt: Das Wachbewusstsein synthetisiert sich aus den Resten des Schlafbewusstseins einen Traum.

Dieses Konzept hat bis heute in modifizierter Form Bestand. Allerdings ist mittlerweile klar, dass nicht das REM-Zentrum die Träume organisiert. Unsere entscheidenden Traumzentren stecken im Vorderhirn, sagt der Londoner Hirnforscher Mark Solms: «Träumen und REM-Schlaf werden von verschiedenen

Mechanismen des Gehirns kontrolliert.» Das Traumsystem besteht vermutlich, ähnlich wie das Schlaf- und das Erregungssystem, aus einem Netzwerk mehrerer Nervenknoten, das bis in das Zwischenhirn hineinreicht. Immer wenn das schlafende Gehirn seiner Arbeit nachgeht, langsame Hirnwellen, Schlafspindeln oder die unruhigen Erregungen des REM-Schlafs erzeugt, wird es aktiv.

Solms untermauert seine Theorie damit, dass wir auch im Tief- und Leichtschlaf träumen. Und er nennt weitere Belege: Erstens träumen Menschen auch dann, wenn ihr REM-Zentrum zerstört ist. Zweitens gibt es Menschen, die im Schlaf ganz normale REM-Episoden haben, aber wegen einer Schädigung des vorderen Großhirns – wo Solms Teile der Traumzentren vermutet – kaum noch träumen. Und drittens kann man Träume sogar auslösen, wenn man die speziellen Regionen im Vorderhirn gezielt stimuliert.

Das Traumzentrum im Vorderhirn wird vermutlich aktiviert, sobald sich im Schlaf unser Gedächtnis konsolidiert. Diese Vorgänge erschließen sich uns nach dem Aufwachen aber nicht, sagt Hirnforscher Jan Born: «Weil die Reaktivierung der Nervenzellen unterhalb unserer Bewusstseinsschwelle abläuft, sind die Träume keine exakten Kopien der Vergangenheit, sondern das, was wir im Nachhinein, wenn wir wach werden, mit den Erregungsmustern verknüpfen.» Zudem dürfte das schlafende Gehirn während der Gedächtniskonsolidierung die Eindrücke aus der Wachzeit völlig aus dem Zusammenhang reißen und nur bruchstückhaft verarbeiten, sagt Born. Das trage sicher zur eigenartigen Verschrobenheit vieler Träume bei und erkläre, warum die Zeit in den meisten Träumen keine Rolle spiele: «Wenn wir einen Traum erinnern, wird auch der zeitliche Ablauf hineinkonstruiert. Dadurch scheint im Traum manches sogar rückwärts abzulaufen, und gelegentlich erscheinen Träume extrem schnell.»

Welchen biologisch sinnvollen Zweck es allerdings hat, dass

ein Traumzentrum für eine Art Schlafbewusstsein sorgt, ist noch völlig unklar. «Die nächtliche Produktion der Träume ist ein unerklärtes Rätsel der menschlichen Existenz», meint der Traumforscher Tore Nielsen aus dem kanadischen Montreal. Es gehört zu den spannendsten aktuellen Fragen der Schlafforschung, wieso sich im Laufe der Evolution spezielle Hirnzentren entwickelt haben, die uns in die Lage versetzen, wenn wir wach werden, ein Stück weit in die schlafende Arbeit des Gehirns hineinzublicken – sprich zu träumen. Niemand weiß, warum das Gehirn seine Schlafarbeit nicht einfach so erledigt – ohne Traumkontrollsystem.

(Fast) jeder Mensch träumt

Im Jahr 1997 wird eine 74-jährige Patientin mit den Symptomen eines Schlaganfalls in die Neurologie des Züricher Universitätsklinikums eingewiesen. In der dritten Nacht nach dem Schlaganfall erlebt die Frau einen seltsamen Traum, den der heutige Leiter der Abteilung, Claudio Bassetti, und sein Kollege Matthias Bischof später in einem Fallbericht veröffentlichen:

«Eine unbekannte Person zeigt mir ein riesiges Stück Baumwolle, auf dem viele sehr bunt angezogene kleine Männer abgebildet sind. Die zwergartigen Figuren haben verschiedene Haltungen: einige liegen, andere sitzen oder stehen. Später zeigt mir dieselbe Person ein zweites, noch viel größeres Stück Baumwolle mit Hunderten kleiner Männer darauf. Ich versuche, die Gruppe vom ersten Mal wiederzufinden, aber ich habe keinen Erfolg und gebe auf.»

Danach verliert die Frau die Fähigkeit zu träumen. Sosehr sie sich auch bemüht, sie erinnert morgens keine Träume mehr. Vor ihrem Schlaganfall war das ohne Mühe drei- bis viermal pro

Woche der Fall. Sie ist ansonsten weitgehend gesund, schläft völlig normal, zeigt nachts eine gewöhnliche Schlafarchitektur, erreicht alle üblichen Schlafstadien und scheint auch sonst keine psychischen Schäden davongetragen zu haben. Nach einem Monat wird die Patientin entlassen. Bischof ruft sie aber regelmäßig an und fragt, ob sie wieder träumt. Vierzehn Wochen nach dem Schlaganfall erzählt sie erstmals von einem kurzen, fragmentarischen Traum. Und selbst ein Jahr danach träumt sie fast gar nicht, und wenn überhaupt, dann viel lebloser als früher.

Was hat der Schlaganfall angerichtet? Eine Kernspinaufnahme des Gehirns der Patientin ergibt, dass er jene Teile in ihrem Vorderhirn zerstörte, in denen die Forscher den Sitz der Traumzentren vermuten. Es sind Areale, in denen wir für gewöhnlich Bilder verarbeiten. Und so drängt sich die Vermutung auf, dass ebendieser Hirnteil bei gesunden Menschen dafür verantwortlich ist, die Erregung des träumenden Gehirns in eine Bildersprache zu übersetzen. Die Ärzte vermuten, der letzte Traum mit den kleinen Männchen auf den Baumwolltüchern sei entstanden, als die sterbenden Nervenzellen dieser Region ein letztes Mal aufflackerten. Deshalb sei er auch so bunt und detailliert gewesen.

Bassetti und Bischof sehen in diesem Fall nicht nur eine selten klare Bestätigung der These, dass REM-Schlaf und Traum voneinander unabhängige Prozesse sind. Sie glauben auch, den Sitz eines der entscheidenden Zentren des Traumnetzwerks nun sicher eingrenzen zu können. Seit 1883 kennen Ärzte zwar eine sehr seltene Nervenkrankheit namens Charcot-Wilbrand-Syndrom, bei der die Fähigkeit zu träumen dramatisch abnimmt, weil Teile des Gehirns zugrunde gehen. Der Fall von 1997 ist aber der erste, bei dem fast nur die Traumfähigkeit verloren gegangen ist und die Schäden zusätzlich mit modernen bildgebenden Verfahren exakt festgehalten werden konnten.

Die Lokalisierung der Traumzentren in unserem Gehirn dürfte damit einen Riesenschritt vorangekommen sein. Und man kann gespannt sein, wie lange es noch dauert, bis die Forscher das System zur Traumerzeugung ähnlich gut verstehen wie das Einschlafsystem im Zwischen- und Stammhirn.

Die meisten Menschen wird beruhigen, dass die 74-jährige Schweizer Patientin ihr Schicksal mit kaum jemandem teilt. Der Verlust der Traumfähigkeit ist extrem selten. Wenn einer behauptet, er träume nicht, dann hat er mit allergrößter Wahrscheinlichkeit nur verlernt, nach dem Wachwerden auf seine Träume zu achten und sie länger im Gedächtnis zu behalten. Wie schwer wir Träume festhalten können, ist bekannt: Oft wacht man auf, hat etwas Aufregendes geträumt, schläft dann aber wieder ein und kann sich am nächsten Morgen an den Inhalt des Traums partout nicht mehr erinnern. Das ist völlig normal und unterstreicht lediglich, dass wir im Schlaf die Dinge vergessen, die wir in den letzten Minuten vor dem Einschlafen gedacht oder erlebt haben.

Wer sich wieder mehr mit seinen Träumen auseinandersetzen möchte und es bedauert, dass ihm seine surrealen Erlebnisse ständig verloren gehen, sollte einen simplen Tipp der Traumforscher beherzigen: Man lege sich Notizbuch und Stift auf den Nachttisch und schreibe sofort nach dem Aufwachen aus dem Traum ein paar wichtige Stichworte auf. Am nächsten Morgen lese man die Notizen, damit die Erinnerung an den Traum zurückkehrt, und übertrage die Geschichte ausführlich in ein Traumtagebuch.

Das ist dann mit Sicherheit noch Jahre später eine anregende, interessante und manchmal sehr aufschlussreiche Lektüre.

Was Freud schon ahnte

Beim Schreiben ins Traumtagebuch merken wir rasch, dass wir uns im Schlaf immer wieder mit Dingen auseinandersetzen, die uns bereits im Wachen beschäftigt haben. Schon Sigmund Freud kannte dieses Phänomen. Viele seiner Ansichten und Methoden, die er 1905 in «Die Traumdeutung» niederschrieb, werden heute aber bezweifelt oder sind widerlegt. Doch zumindest die grundsätzliche Annahme, die surreale Welt des schlafenden Gehirns verrate uns eine Menge über das, womit wir uns unterbewusst beschäftigen, scheint noch immer zu stimmen.

Dass die so genannten Tagesreste menschliche Träume in großem Umfang beleben, war eine der wichtigsten Entdeckungen, die den Traumforschern mit ihren Weckungsexperimenten gelang. Zum Beispiel fanden sie bei ihren Probanden «in jedem zweiten bis dritten Traum irgendeinen Hinweis auf das Experiment», weiß Inge Strauch. Die Testschläfer träumten dann zum Beispiel davon, wie sie am Abend von den Forschern verkabelt worden waren.

Im Rahmen einer Studie wagten 30 Frauen und Männer zum ersten Mal in ihrem Leben einen Fallschirmsprung im Tandem mit einem geübten Springer. Strauch registrierte mehrere Tage vor und nach dem Sprung, wovon sie träumten. Dabei zeigte sich, dass sich die Testpersonen schon im Voraus intensiv mit dem bevorstehenden Ereignis auseinandersetzten: «Schon in der Woche vor dem Absprung kam in jedem dritten Traum das Thema Fallschirmspringen in irgendeiner Form vor», schreibt Strauch. Der eigentliche Sprung beschäftigte das schlafende Gehirn dann aber noch mehr: Die mit Abstand meisten Träume mit einem Bezug zum Fallschirmspringen erinnerten die Schlafenden in den drei Nächten nach dem Absprung. Es waren immerhin 70 bis 80 Prozent aller Träume.

Als Hobson und McCarley 1977 das Aktivierungs-Synthese-

Modell der Traumentstehung vorstellten, war es noch als Antithese zur psychoanalytischen Sichtweise gedacht, wir würden in unseren Träumen Erlebnisse aus der wachen Welt verarbeiten. Die Hirnforscher setzten dagegen, die Erregung des schlafenden Gehirns erfolge rein zufällig und hätte nichts mit irgendwelchen so genannten Tagesresten oder Kindheitserinnerungen à la Freud zu tun.

Mittlerweile sind sie schlauer als damals. Selbst wenn die Erregung des schlafenden Gehirns einen zufälligen Ausgangspunkt haben mag, so breitet sie sich doch sehr wahrscheinlich über bereits lange vorhandene Netzwerke aus oder über solche Nervenverbindungen, die sich im Wachzustand der letzten Tage gebildet haben und im Moment des Träumens verfestigt werden. Nach dieser Ansicht lassen unsere Träume also sehr wohl Rückschlüsse darauf zu, welche Ereignisse der letzten Tage für uns wichtig waren und was für Erinnerungen in unserem Gehirn vergraben sind.

Man sollte allerdings weniger auf die Handlung als auf die Inhalte der Träume achten, da sie die Erlebnisse oder Gedanken aus der wachen Welt stark verfremden und in einen völlig falschen Zusammenhang stellen. Unsere Träume spiegeln so gut wie nie episodische Erinnerungen wider, bei denen die Abfolge von Ereignissen gespeichert ist. Wenn unser Gehirn im Schlaf arbeitet, flackern überwiegend einzelne, weitgehend auseinandergerissene Szenen und Bilder auf, denen wir erst im Nachhinein einen Sinn geben.

Die Bizarrheit der Träume ist in Wahrheit also eine Folge der zufälligen Durchmischung von Trauminhalten. Sigmund Freud hielt sie noch für die Konsequenz eines physiologisch notwendigen Verdrängungssystems. Träume, bei denen unser Gehirn ganze Handlungsstränge und erlebte Geschichten repetiert, waren in seiner Traumdeutung besonders wichtig – vor allem, wenn sie bizarr daherkamen. Freud war überzeugt, durch die Analyse der verfremdeten Geschehnisse Dinge zu entdecken, die wir tagsüber verdrängt haben.

Das ist wohl nicht möglich. Dennoch lauscht selbst der Neurologe Bassetti gelegentlich den Traumerinnerungen seiner Patienten: «Ich glaube, wenn man genau darauf achtet, wovon jemand träumt, dann erfährt man auch etwas von dieser Person. Träume sind kein Abfallprodukt. Sie schöpfen aus Erinnerungen und Erlebtem.» Allerdings sollte man die Resultate nicht überbewerten. Ein vernünftiges Gespräch am Tage liefere für ihn als Arzt sicher mehr Information über die Persönlichkeit seiner Patienten als ein Traumbericht. Der könne das Persönlichkeitsbild aber durchaus abrunden.

Wenn wir also wieder mehr auf unsere Träume achten sollten, dann auf weniger skurrile Art, als es Sigmund Freud einst tat: Wir sollten sie als willkommenes Fenster in die Welt unserer Gedächtnisbildung sehen, als Zeichen dafür, was unser schlafendes Gehirn macht, während unser Wachbewusstsein ruht – und als Entdeckungsreise, die uns vielleicht einen neuen Blick auf unsere Persönlichkeit bietet.

Traum oder Halluzination?

Alfred Maury war ein französischer Wissenschaftler des 19. Jahrhunderts, der sich intensiv mit Träumen beschäftigte. Er ließ sich von seinem Assistenten direkt nach dem Einschlafen wecken und berichtete ihm von seinen Visionen. Sein berühmtester Traum und zugleich der am häufigsten zitierte Beleg für die Ansicht, unsere Träume ließen sich von außen beeinflussen, ist der «Guillotine-Traum»: Maury träumte, er lebte mitten in der Französischen Revolution und sei zum Tode verurteilt worden. Und gerade als das Fallbeil der Guillotine auf ihn niederrauschte, wachte er auf. Mit Entsetzen registrierte der Franzose, dass in diesem Moment der Baldachin seines Bettes auf seinem Nacken gelandet war.

Heute vermuten die Experten, der Guillotine-Traum sei ein so genannter hypnagoger Traum gewesen. Diese Träume stammen aus den Einschlaf- und Aufwachphasen, wenn wir zwischen Schlaf- und Wachbewusstsein hin und her wechseln. Sie sind oft erstaunlich wirklichkeitsnah, manche Menschen fabulieren sich in ihnen lange Geschichten mit logischen, teils romanhaften Handlungssträngen zusammen oder haben regelrechte Visionen.

Bei gewöhnlichen hypnagogen Träumen vermischen sich Dinge, die sich beim Einschlafen oder Aufwachen in unser Bewusstsein drängen, mit den ersten oder letzten echten Träumen des Schlafs zu einer seltsamen Melange aus realem Tagtraum und surrealem Schlaferleben. Alfred Maury war ein Meister dieser Art zu träumen. Er hatte die Fähigkeit, beim Einschlafen das Wachbewusstsein angeschaltet zu lassen und deshalb Traumbilder als Halluzinationen wahrzunehmen. Das Gleiche passiert übrigens Narkoleptikern, wenn sie Halluzinationen haben. Und einer neuen Theorie zufolge lassen sich damit sogar Nahtoderlebnisse erklären, die manche Menschen in lebensbedrohlichen Situationen empfinden: Lichterscheinungen oder das Gefühl, den Körper zu verlassen. Ausgelöst durch die Bedrohung schleicht sich ein Traum sozusagen in den Wachzustand.

Die gewöhnlichen Träume des Non-REM- oder REM-Schlafs lassen sich dagegen durch Reize von außen fast gar nicht beeinflussen. Wäre der Baldachin im Tiefschlaf auf Maury gekracht, hätte ihn das zwar vermutlich auch geweckt, wäre aber wohl kaum in seinem Traum aufgetaucht.

Nicht jeder Mensch kann allerdings hypnagog träumen. Wer die Erfahrung unbedingt machen will, sollte vielleicht einmal so richtig ausschlafen. Wir träumen nämlich immer lebhafter, je länger wir schon schlafen. Dann ist unser Schlafdruck gering geworden, die Phasen mit dem heftigen Augenrollen werden immer ausgedehnter, und wir wachen öfter auf. Dadurch erinnern wir uns häufiger an unsere Träume, und es kann geschehen, dass wir besonders häufig in das seltsame Reich des Schlafstadiums eins geraten, das zwischen Wachen und Schlafen liegt und in dem das Halluzinieren so leicht fällt.

Kapitel 9
Der Sinn des Schlafs

Eine Frage ohne Antwort

Es ist schon merkwürdig: Da besuche ich nacheinander eine ganze Reihe international geschätzter Schlafforscher, Chronobiologen und Neurologen, stelle ihnen zu Beginn meiner Interviews ausnahmslos dieselbe Frage – und ernte immer die gleiche Reaktion: Zunächst zuckt die Schulter, dann taucht ein verschmitztes Lächeln auf, der Blick schaltet auf Langeweile, und schließlich sagen sie: «Wir müssen dazu stehen, dass wir es nicht wissen.» Oder so etwas Ähnliches.

Was mag das für eine Frage sein, auf die all diese Experten, die sich seit vielen Jahren intensiv mit dem Thema Schlaf beschäftigen, die geübt darin sind, eigenständige Ideen zu entwickeln, gerne individuelle Meinungen vertreten und auch sonst sehr verschieden sind, so ähnlich reagieren? Die Frage ist ganz banal: «Welchen Sinn hat der Schlaf?»

Wie sagte noch der Schlafforschungspionier Allan Rechtschaffen? «Es ist wahrscheinlich die größte offene Frage der Biologie.» Das mag vielleicht ein wenig hochgegriffen sein. Doch verblüffend ist schon, dass Biologen mittlerweile das menschliche Erbgut entschlüsseln, die Evolution das Lebens vom ersten, winzigen Einzeller bis hin zur heutigen Artenvielfalt verstehen oder wissen, wie hochkomplexe Sinnesorgane bis ins kleinste Detail funktionieren und gebaut sind. Und dennoch nicht erklären können, warum wir rund ein Drittel unseres Lebens damit verbringen, entspannt mit geschlossenen Lidern dazuliegen und fast unser ganzes Bewusstsein zu verlieren.

Mit dem REM-Schlaf ist es auch nicht besser: Fragt man die Experten nach seinem Zweck, erntet man ebenfalls nur Schulter-zucken. «Ob Non-REM-Schlaf oder REM-Schlaf, die Antwort ist die gleiche: Man kennt die Bedeutung noch nicht», sagt der Züricher Peter Achermann.

Die Schlafforscher sind es natürlich gewohnt, dass man ihnen diese Fragen stellt. In Wahrheit denken sie auch von alleine oft daran. Einige von ihnen geben sogar offen zu, dass sie sich ge-rade deshalb für ihr Forschungsgebiet entschieden haben, weil sie wissen wollten, warum wir schlafen. Manche der Experten halten auch Vorträge oder schreiben Fachartikel mit dem un-zweideutigen Titel: «Why we sleep». Nur wenn man sie direkt nach einer klaren, griffigen Antwort fragt, dann weichen sie aus. Sie wollen sich nicht festlegen lassen und haben sicher zu Recht Angst davor, man würde sie missverstehen und für eine bewiese-ne Erkenntnis halten, was sie doch nur hypothetisch meinen.

Also muss ich nachhaken: Könnte nicht dies, das oder jenes der Grund für unser Schlafbedürfnis sein, frage ich. Oder viel-leicht alles zusammen? Warum schlafen sogar Fliegen so ähnlich wie wir? Wäre es nicht möglich, dass wir eines Tages heraus-finden, wie wir ganz auf Schlaf verzichten können? Allmählich tauen die Wissenschaftler auf. Es existierten natürlich eine Reihe interessanter Hinweise auf die Funktion des Schlafes, geben sie zu. Im Schlaf erledige unser Körper unglaublich viele Aufgaben. Doch welche dieser Aufgaben letztlich dafür verantwortlich sei, dass wir schlafen müssen, welche Aufgabe unser Organismus nicht auch ohne Schlaf irgendwie erledigen könne, welche le-benswichtig sei – das würde in absehbarer Zeit vermutlich nie-mand beantworten können.

Ich glaube zu verstehen: Es läuft darauf hinaus, dass erst die Summe aller seiner Funktionen den Schlaf so unersetzlich macht. Der Schlaf ist ein unerhört komplexes Zusammenspiel zahlloser Prozesse. «Ich glaube nicht, dass meine Enkelkinder die Lösung des Rätsels Schlaf erleben werden», sagt deshalb auch der Berliner Schlafforscher Dieter Kunz. «Es scheint die Aufgabe des Schlafes zu sein, die Funktionalität des Gehirns und des ganzen Körpers 24 Stunden täglich aufrechtzuerhalten. Herauszufinden, was das genau bedeutet, dürfte uns aber noch die nächsten tausend Jahre beschäftigen.»

Schlaf ist mehr als Ruhe

Als der israelische Schlafforscher Peretz Lavie sich Gedanken über die Schlafentzugsexperimente bei Ratten von Allan Rechtschaffen machte, kam er zu dem Schluss, die Tiere seien letztlich gestorben, weil in ihrem Organismus insgesamt die «Regulation und Stabilität des inneren Umfelds» Schaden genommen habe. Damit meinte er nicht nur die Kontrolle der Körpertemperatur, die ja messbar aus dem Ruder gelaufen war, sondern auch die Justierung vieler anderer lebenswichtiger Systeme, etwa des Fett- und Energiestoffwechsels oder des Immunsystems. An der Körpertemperatur hätte sich das mangelnde Equilibrium nur am deutlichsten gezeigt. «Ohne Schlaf verliert das System sein Gleichgewicht, und das kann zum Tod führen», so Lavies Fazit.

Womöglich fehlte den Ratten der Wechsel aus Schlaf und Wachheit, der ihrem Leben einen Rhythmus vorgegeben hätte. Vieles spricht inzwischen dafür, dass nahezu jedes Lebewesen rhythmisch organisiert ist. Und das beinhaltet auch, dass es nach Phasen der Aktivität immer auch Momente der Ruhe braucht. Solche zyklischen Aufs und Abs scheinen die Organismen bei der Regelung ihrer inneren Balance zu unterstützen. Denn gerade für komplexe Systeme ist es offenbar wichtig, dass sie sich auch einmal «herunterfahren». In einem Lebewesen laufen zahllose Prozesse nebeneinanderher, viele davon beeinflussen sich gegenseitig, sie müssen fein aufeinander abgestimmt sein, und doch muss jeder für sich nach seinen eigenen Regeln beständig im Gleichgewicht bleiben.

Es liegt auf der Hand, dass solche Systeme leicht aus der Balance geraten, wenn einzelne Komponenten nicht richtig mitspielen. Für Organismen ist es also entscheidend, ihre physiologischen Abläufe zu synchronisieren. Und dabei hilft ein periodischer Wechsel von Ruhe und Aktivität gewaltig.

Schon Cyanobakterien – winzige einzellige Wesen ohne Zellkern –, die zu den ersten Bewohnern der Erde zählten, besitzen eine innere Uhr. Sie speichern zu bestimmten Tageszeiten deutlich mehr Stickstoff als zu anderen. Sie teilen sich bevorzugt zur gleichen Tageszeit. Und sie aktivieren all ihre Gene in einem täglich wiederkehrenden Rhythmus. Selbstverständlich haben auch viele andere Einzeller innere Uhren, Pflanzen und Tiere sowieso. Die biologischen Zeitmesser unterstützen aber nicht nur deren innere Balance, sie helfen ihnen vor allem, sich an den physikalisch vorgegebenen Wechsel aus Tag und Nacht anzupassen.

Man mag also darüber streiten, was zuerst da war: das hin und her schwingende, komplexe lebendige Regelsystem oder der Organismus, der die schwankenden äußeren Anforderungen der Natur dank einer eigenen Zeitmessung besonders gut vorhersagen konnte. So oder so dürfte eben hier – im zyklischen Auf und Ab aus Ruhe und Aktivität – der eigentliche Ursprung des Schlafes liegen.

Doch Schlaf ist weitaus mehr als Ruhe. Wenn ein Organismus tags aktiv sein muss, macht es für ihn zwar Sinn, nachts zu ruhen – egal, ob er ein Mensch, eine Biene oder ein Bakterium ist. Schlafen muss er deshalb aber noch lange nicht. Außerdem werden viele Lebewesen immer mal wieder rund um die Uhr aktiv und nehmen danach ein Nickerchen, wie zum Beispiel Katzen, Meerschweinchen und Wühlmäuse – oder Würmer.

Das alles entscheidende Indiz, dass Schlaf nicht nur zur Überbrückung inaktiver Phasen dient, ist die Beobachtung, dass er homöostatisch – also durch einen möglichst gleich bleibenden Schlafdruck – geregelt wird: Wer lange Zeit nicht schlafen darf, muss hinterher mehr schlafen und tut es dann auch zu ungewohnten Uhrzeiten. Also muss es irgendetwas geben, was der Körper mit bloßer Ruhe nicht erledigen kann. «Ruhe ist nicht flexibel, Schlaf ist es schon», sagt die Züricherin Irene Tobler.

Der Wechsel aus Ruhe und Aktivität ist also ein sehr altes biologisches Prinzip, das auch bei uns Menschen noch heute in den vergleichsweise starren Tageszyklen der inneren Uhren mitschwingt. Irgendwann im Laufe der Evolution – vermutlich als die ersten komplexen Tiere entstanden, die ein Nervensystem hatten und ihr Wachstum sowie die Arbeit vieler verschiedener Organe koordinieren mussten – ist der Schlaf hinzugekommen. Als bevorzugte Arbeitszeit hat er sich die chronobiologisch vorgegebenen Ruhephasen ausgesucht. Und vermutlich haben sich dann viele wichtige Funktionen unserer Physiologie an diesen Zustand angekoppelt. So ist ganz allmählich das entstanden, was wir heute unter Schlaf verstehen. «Das ist wie mit dem Atmen und dem Sprechen», sagt der Lübecker Jan Born. «Die Natur baute die Atemwege zum Atmen und kam erst später auf die Idee, sie auch zum Sprechen zu nutzen.»

Welches die primäre – die allererste und somit wichtigste – der vielen Aufgaben des Schlafs gewesen ist, weiß niemand. Recht früh dürfte der Schlaf allerdings die Justierung des inneren Gleichgewichts von Kreislauf und Stoffwechsel in sein Programm mit aufgenommen haben, die zum Beispiel für die Aufrechterhaltung der Körpertemperatur wichtig ist. Über das komplexe, zyklisch ablaufende Stoffwechselgeschehen wacht bei Wirbeltieren zum Beispiel das Gehirn mit seinen angehängten Hormondrüsen und dem unbewusst arbeitenden vegetativen Nervensystem. Spätestens seit die Chicagoer Hormonforscherin Karine Spiegel 1999 dokumentierte, wie sich bei gesunden jungen Menschen schon nach sechs Nächten mit nur vier Stunden Schlaf der Kohlenhydratstoffwechsel und das Hormonsystem krankhaft verändern, ist klar: Ohne Schlaf gerät das Equilibrium des Körpers aus den Fugen. Ruhe allein reicht ihm nicht aus.

Schlaf spart Energie

Was machen Biologen, wenn Sie der Ursache eines rätselhaften Phänomens nachgehen wollen, seine Funktion sich aber aus dem Bau eines Organs oder dem Ausgang eines Experiments nicht direkt erschließt? Sie vergleichen möglichst viele, mehr oder weniger verschiedene Wesen, bei denen das Phänomen auftritt, und suchen nach Gesetzmäßigkeiten. Genau deshalb hat auch der Schlafforscher Jerome Siegel aus Los Angeles die Schlafdauer von so vielen verschiedenen Säugetieren gemessen. Ihm kam es auf die Parallelen zwischen ähnlichen und die Unterschiede zwischen verschiedenen Arten an.

Aus seiner Entdeckung, dass vor allem die Körpergröße und die Art der Nahrung die Schlafdauer der Säuger beeinflusst, schloss er, dass der Schlaf eine große Bedeutung als Energiesparmaßnahme haben muss. Pflanzenfresser brauchen umso mehr Schlaf, je kleiner sie sind. Bei Fleischfressern ist dieser Effekt nicht ganz so deutlich. Dafür fällt auf, dass sie meist mehr schlafen als ähnlich große Pflanzenfresser. Siegel sah natürlich gleich die Verbindung zu einer der «bestdokumentierten Beziehungen in der Biologie von Säugetieren», wie er es nennt: «Kleine Tiere haben große Stoffwechselraten; große Tiere haben kleine Stoffwechselraten.»

Kleine Säuger müssen grundsätzlich mehr Energie investieren, um ihre Körpertemperatur aufrechtzuerhalten, ihr Herz rast geradezu, ihr Blutdruck ist gigantisch, alles nur, weil ihre Oberfläche im Vergleich zum Rest des Körpers größer ist. Es liegt auf der Hand, dass sie deshalb auch besonders sparsam mit ihren kostbaren Reserven umgehen. Und das können sie laut Siegel besonders gut, wenn sie schlafen. Tatsächlich verbrauchen viele Tiere im Schlaf deutlich weniger Energie als im Wachzustand: Sie ziehen sich in ein wärmendes Nest zurück, bewegen sich kaum und senken ihren Stoffwechsel.

Doch warum schlafen Fleisch- und Pflanzenfresser unterschiedlich viel? Dafür hat der Amerikaner Siegel gleich mehrere Erklärungen: Grünfutter enthalte deutlich weniger Kalorien als Fleisch, weshalb vegetarische Säuger einfach mehr Zeit zum Fressen bräuchten. Zudem sei ihre Art des Nahrungserwerbs weniger anstrengend. Sie sparen gar nicht so viel Energie, wenn sie keine Nahrung suchen. Es wundert nicht, dass die größten Schläfer des Tierreichs ausgerechnet kleine Raubtiere sind, die noch dazu eine sehr anstrengende Art des Nahrungserwerbs haben: Fledermäuse schlafen 20 Stunden täglich.

Dass auch große Fleischfresser wie Löwen vergleichsweise viel schlafen, erklärt Siegel mit einem zweiten Vorteil des Schlafs: Er vertreibt die Zeit. Tagaktive Tiere, die nachts unterwegs sind, oder nachtaktive Tiere, die tags auf Pirsch gehen, finden kaum Beute und begeben sich unnötig in Gefahr. Da sei es doch enorm sinnvoll und von der Evolution mit Sicherheit belohnt worden, dass der Schlaf «während längerer Abschnitte des 24-Stunden-Tags das normale Verhalten unterdrückt.» Wenn es nichts Sinnvolles zu tun gibt, ist es für diese Tiere das Sinnvollste, zu schlafen.

Schlafen für den Körper

Letztlich führt die Idee vom gelegentlichen Zwang zum Ausruhen, der die innere Balance erhält, und dem möglichst geschickt getimten Einsatz von Energie, der abhängig ist vom Stoffwechsel und der Art des Nahrungserwerbs, zu der verbreiteten These, Schlaf diene der Erholung. «In meinen Augen ist die Grundfrage – wenn man vom Menschen ausgeht – die Erholungsfunktion des Schlafs», zeigt sich der Schweizer Alexander Borbély überzeugt.

«Unser Ziel ist die Aufklärung der Schlafregulation», sagt sein Mitarbeiter Peter Achermann. «Wenn wir mehr darüber erfahren, wie der Körper das Schlafbedürfnis steuert, erfahren wir auch mehr über den Sinn des Schlafs.» Während des Wachzustands häufen sich in unserem Körper und vor allem auch in unserem Gehirn eine Vielzahl von Substanzen an, die dort eigentlich nichts zu suchen haben oder von den Zellen und Organen als Müdigkeitssignale ausgeschüttet werden. Das sind Abfallprodukte des Stoffwechsels, aber auch Botenstoffe des Immunsystems oder der Nervenzellen sowie Hormone. Man kennt zurzeit etwa 20 körpereigene Stoffe, die den Schlafbedarf beeinflussen. Die Nervenzellen des Großhirns wollen sich zudem immer dringender synchronisieren und ins langwellige Erregungsmuster des Leicht- und Tiefschlafs verfallen. Erst alles zusammen sorgt dafür, dass der Schlafdruck steigt, dass wir umso müder werden, je länger wir wach sind.

Und wenn wir dann endlich eingeschlafen sind, nimmt sich jeder Teil des Körpers, was er braucht: Das kann von Zelle zu Zelle, von Organ zu Organ verschieden sein und sorgt doch gemeinsam dafür, dass wir ausgeschlafen aufwachen.

Offenbar braucht der Körper zum dauerhaften Überleben immer wieder Phasen der Erneuerung. Und dass die Ausschüttung des dafür zuständigen Wachstumshormons streng an den Tiefschlaf gebunden ist, kommt sicher nicht von ungefähr. Beide Prozesse haben sehr viel miteinander zu tun: Der Körper soll sich im Tiefschlaf erholen, was ihm vor allem mit Hilfe des Wachstumshormons gelingt.

Ganze Organe müssen sich immer wieder regenerieren, Muskeln oder die Haut zum Beispiel, oder Teile des Immunsystems. Jede einzelne Körperzelle scheint den Schlaf zu nutzen, damit sie auf Dauer funktioniert, auch und ganz besonders übrigens die Neuronen des Gehirns: Sie müssen die tags verbrauchte Energie nachtanken, sie müssen Abfallprodukte abbauen und entsorgen, sich teilen, neue Eiweiße synthetisieren und versuchen, schädliche Substanzen wie Sauerstoffradikale zu entschärfen. Dass diese Form der aktiven Erholung auch eine Menge Energie verbraucht, ist einleuchtend. Deshalb ist es kein Widerspruch, dass wir im Schlaf fast genauso viel Kalorien verbrennen wie im Wachzustand und trotzdem Energie sparen: Würden wir nämlich zusätzlich auch noch der Arbeit des Tages nachgehen, stiege der Energieverbrauch ins Uferlose.

Eine ganz besondere Rolle spielt der Schlaf für unser Wachstum. Dass bei fast allen höheren Tieren die Neugeborenen ungleich mehr schlafen als die Erwachsenen, ist kein Wunder. Die Kleinen müssen noch größer werden und haufenweise neue Zellen erzeugen, nicht nur alte, kranke oder verbrauchte Zellen ersetzen. Auch dass Schlafmangel bei Kindern Wachstumsstörungen auslösen kann, ist ein deutliches Indiz dafür, dass die Bildung und das Wachstum neuer Zellen zu den entscheidenden Funktionen des Schlafes zählen.

Ganz besonders wichtig ist das für die Reifung des Gehirns. Bei Neugeborenen und Kleinkindern wachsen den Nervenzellen extrem viele neue Auswüchse, und sie stellen im großen Umfang neue Kontakte zu ihren Nachbarn her. Erst so werden sie in die Lage versetzt, neue Zusammenhänge abzuspeichern, Wichtiges von Unwichtigem zu trennen, sprich für das spätere Leben zu lernen. Wird ein bestimmter Teil des Gehirns in dieser sensiblen Phase nicht gefordert, verkümmert er, weil seine Arbeit für dieses Individuum in seiner speziellen Umwelt offenbar nicht wichtig ist. Das Gehirn spart sich seine begrenzte Kapazität dann lieber für andere Aufgaben auf.

Wenn Forscher zum Beispiel ein Auge von Versuchstieren zudecken, bilden sich die Nervenzellen in jenem Hirnteil zurück, der die Bilder aus diesem Auge verarbeiten soll. Und auch bei dieser Anpassung des reifenden Gehirns scheint der Schlaf eine entscheidende Rolle zu spielen. Der amerikanische Neurobiologe Marcos Frank von der Universität von Pennsylvania konnte 2001 zeigen, dass der Effekt des Verkümmerns der nicht genutzten Kontakte im Gehirn praktisch doppelt so stark ausfällt, wenn die Tiere im Anschluss an das Abdecken eines Auges schlafen dürfen. «Schlaf im frühen Leben spielt eine entscheidende Rolle für die Entwicklung des Gehirns», folgert der Forscher und meint, dass der Schlaf die Formbarkeit des jungen Gehirns massiv unterstützt, wenn nicht sogar erst ermöglicht.

Das erklärt vielleicht auch, warum sogar bei Fruchtfliegen die jüngeren mehr schlafen als die älteren – die sind nach der Verpuppung nämlich ausgewachsen, brauchen das Plus an Schlaf also bestimmt nicht für das körperliche, vielleicht aber sehr wohl für das geistige Wachstum.

Aufwachen, um zu schlafen

Die Hypothese vom Schlaf als natürlicher Energiesparmaßnahme hat ihren Ursprung im Winterschlaf. Fledermäuse, Murmeltiere, Hamster oder andere echte Winterschläfer fahren ihren Stoffwechsel über Monate hinweg auf einen Bruchteil des üblichen Bedarfs herunter. Ihre Körpertemperatur kann dann fast auf null Grad sinken, Atmung und Puls verflachen. Die Tiere verbrauchen fast nur noch ein Fünfzigstel der im Wachzustand benötigten Energie. So kommen sie in einem sicheren Versteck mit ihren zuvor angefutterten Fettreserven durch den harten Winter. Wären sie jetzt wach, fänden sie ohnehin nichts zu fressen und fielen vermutlich nur dem nächstbesten hungrigen Raubtier zum Opfer.

Der Winterschlaf erinnert äußerlich sehr an echten Schlaf. Doch in Wahrheit ist er ein so extremer und einseitiger Zustand, dass er andere, aktive und offenbar lebenswichtige Aufgaben des Schlafes nicht zulässt. Nur so erklären sich Forscher die kuriose Beobachtung, dass die Winterschläfer alle paar Wochen ihren Extremschlummer beenden, mit enormem Aufwand ihren Körper für einige Stunden zurück auf Betriebstemperatur bringen, alles nur zu einem Zweck: um zu schlafen! Wenn die Winterschläfer nämlich «aufwachen», dann verbringen sie die meiste Zeit im Schlaf. Dieser Schlaf ist besonders tief, und er ist umso tiefer, je länger die Winterschlafepisode zuvor gedauert hatte. Offenbar treibt der Winterschlaf die Tiere in eine Art Schlafentzug, der irgendwann so groß wird, dass sie die Phase des extrem herabgeregelten Stoffwechsels unterbrechen müssen.

Was auch immer der Grund dafür ist, dass die Winterschläfer aufwachen, es ist etwas, was sie nicht im Zustand völliger Unterkühlung und extrem mangelhafter Treibstoffversorgung erledigen können, es ist ein aktiver physiologischer Prozess, den sie für gewöhnlich im Schlaf erledigen, und es ist etwas, was sicher eine Menge damit zu tun hat, warum Schlaf überhaupt so wichtig ist.

Einiges spricht dafür, dass es vor allem Vorgänge sind, die während des Tiefschlafs im Gehirn geschehen, die die Winterschläfer zum zeitweiligen Schlafen bei normaler Körpertemperatur zwingen. Die Forscher fanden jedenfalls, dass die Tiere im echten Schlaf umso mehr Tiefschlafwellen erzeugen, je länger sie zuvor ohne Pause im Winterschlaf verbracht hatten.

Doch was erledigt das Gehirn bloß, wenn es die Tiefschlafwellen erzeugt? Diese Frage versuchten in den letzten Jahren gleich mehrere Wissenschaftler zu beantworten. Ihre Modelle zum Schlafen fürs Gehirn sind spannend. Und sie bringen die Schlafforschung insgesamt ein gutes Stück voran.

Schlafen fürs Gehirn

«Sleep is of the brain, by the brain and for the brain», weiß Schlafforscher Allan Hobson aus Boston: «Schlaf kommt vom Hirn, wird vom Hirn gemacht und nutzt dem Hirn.» Diese polarisierende Sicht begründet er damit, dass die schlüssigsten Antworten über den Sinn des Schlafs aus den Neurowissenschaften stammten.

Heute wisse man, dass bei Schlafbeginn ähnlich viele Nervenzellen ihre Aktivität erhöhen wie absenken. «Selbst im Non-REM-Schlaf, wenn das Bewusstsein vollständig abgeschaltet sein kann, bleibt das Gehirn signifikant aktiv.» Immer genauer beobachten die Hirnforscher, was im schlafenden Gehirn passiert: Mit hoch aufgelösten EEGs, die mit zahllosen Elektroden die Aktivität der obersten Großhirnschicht erfassen, sind sie dem Phänomen des lokalen Schlafs auf die Schliche gekommen. Und inzwischen schieben sie ihre Testschläfer sogar in Kernspintomographen, die auf Bildern festhalten, welche Teile in den Tiefen des Denkorgans gerade viel und welche wenig zu tun haben.

So schauen sie dem schlafenden Gehirn bei der Arbeit zu, entdecken, dass sich das Großhirn ein wenig herunterfährt, wenn wir zum Beispiel unser Bewusstsein verlieren, dass es aber auch einige Nervenknoten vor allem im Zwischen- und Stammhirn gibt, die beim Einschlafen besonders aktiv sind. Wer sich mit den Bildern auskennt, sieht rasch, ob jemand gerade wach ist, sich im Tiefschlaf oder im REM-Schlaf befindet. Alle drei Zustände rufen im Gehirn unterschiedliche Aktivitätsmuster hervor. Und die Vermutung liegt nahe, dass das Gehirn in jedem dieser Zustände einige ganz spezielle Aufgaben erledigt.

Vieles spricht dafür, dass unser Gehirn im Schlaf Konsolidierungsarbeit leistet, dass es verfestigt, was es im Wachzustand aufgenommen hat. Allerdings wissen die Forscher noch nicht genau, wie die Konsolidierung funktioniert. Derzeit streiten sie zudem, ob der Schlaf für alle Arten von Gedächtnis gleich wichtig ist und inwieweit die verfestigenden Prozesse in unserem neuronalen Netzwerk nicht auch im Wachzustand ablaufen können, wenn das Gehirn ausreichend entspannt ist.

Unumstritten ist jedoch: Das schlafende Gehirn arbeitet – und es verbraucht dabei gewaltige Energie. Die Forscher haben gemessen, dass selbst während des Tiefschlafs, wenn die meisten Zellen des Großhirns besonders ruhig sind, sie noch immer etwa 80 Prozent der Aktivität des Wachzustands aufweisen. Die Aufgabe, der sie sich dann widmen, dürfte zumindest bei den höheren Tieren und uns Menschen eine der wichtigsten Gründe für das Schlafbedürfnis sein. Denn Großhirnzellen, die in einer Gewebekultur isoliert sind, fallen sogar von sich aus in das Tiefschlafstadium, wenn man sie nur lange genug am Schlafen hindert.

Die Schlafforscher Giulio Tononi und Chiara Cirelli aus Madison haben 2003 ein Modell über den Zweck des Leicht- und Tiefschlafs vorgestellt, das die bisherigen Beobachtungen über die Aktivitäten des schlafenden Gehirns hervorragend mit den Experimenten über die Gedächtniskonsolidierung im Schlaf und den Ideen von der homöostatischen Regelung des Schlafbedürfnisses in Einklang bringt. Während wir wach sind, lernen und Erfahrungen sammeln, entstehen laufend neue, Energie verbrauchende Kontakte zwischen den Nervenzellen, so genannte Synapsen, und bereits vorhandene Synapsen werden gestärkt: «Dem Lernen liegen lang anhaltende Veränderungen in der Stärke und Anzahl der synaptischen Verbindungen zwischen Nervenzellen zugrunde, die über komplizierte Kaskaden von Ereignissen in den Zellen gesteuert werden», schreiben Tononi und Cirelli.

Diese Formbarkeit des Gehirns, die bei Neugeborenen und Kleinkindern ganz besonders stark ausgeprägt ist, macht das Lernen überhaupt erst möglich, weil es die neuen Assoziationsnetze aufbaut, über die wir unsere Erinnerungen später wieder abrufen können. Irgendetwas muss nun aber mit dem plastischen, sich wandelnden Nervensystem im Schlaf passieren. Tononi und Cirelli vermuten, nur ein kleiner Teil der neuen und verstärkten Nervenzellverbindungen sei wirklich wichtig und müsse dauerhaft erhalten bleiben. Weil aber jede der Synapsen eine Menge biochemischer Substanzen und viel Energie verbrauche – auch die unwichtigen –, steige mit zunehmender Wachzeit der Druck, das immer komplexer werdende Assoziationsgeflecht im Gehirn zu vereinfachen. So trage das mit Synapsen zunehmend überfüllte Gehirn seinen Teil zur homöostatischen Komponente S bei, die uns mit fortdauernder Wachzeit immer schläfriger werden lässt. Die Forscher sprechen von der «synaptischen Last».

Schließlich gebe das Gehirn dem Druck nach und falle in Schlaf. Nun würden in großem Maße Synapsen abgebaut oder abgeschwächt. Letztlich blieben nur die besonders starken und wichtigen Kontakte übrig, die das Gehirn im Laufe der vorhergehenden Wachzeit besonders intensiv und oft genutzt hat. Dadurch könne man nicht nur den positiven Effekt des Schlafs auf unsere allgemeine geistige Leistungsfähigkeit erklären, sondern auch die Experimente zur Steigerung von Gedächtnisleistungen im Schlaf: Durch den Abbau der zumeist überflüssigen Synapsen «bessert sich auf neuronaler Ebene das Verhältnis zwischen wichtigen Signalen und unwichtigem Rauschen», so die Forscher.

Im anschließenden REM-Schlaf, während dem die Nervenzellen wieder im gleichen Muster aktiv sind wie im Wachzustand, könnten sich dann vielleicht jene Synapsen verstärken, die den umfassenden Abbau in der Tiefschlafphase zuvor überstanden haben. Die Gedächtniskonsolidierung würde auf diese Art noch einmal vertieft.

Der Clou des neuen Modells ist jedoch, dass es eine mögliche

Erklärung für das Auftreten der Deltawellen liefert. Während des Berges einer Deltawelle sind nahezu alle Zellen des Großhirns gleichzeitig erregt, während des Tales sind sie gleichzeitig ruhig gestellt. Das ist ein biochemisch idealer Zustand, um Synapsen abzubauen.

Es ist jedoch ein Erregungsmuster, das die normale Datenverarbeitung, wie sie das Bewusstsein im Wachzustand erfordert, blockiert. Die langsam, aber deutlich synchron auf und nieder schwingende Erregung aller Großhirnzellen erfordert also den Schlaf und unterstützt zugleich die biochemischen Prozesse, die dem großräumigen Abbau der Synapsen zugrunde liegen, mutmaßen die Forscher aus Madison. Daraus lasse sich auch folgern, warum der Drang zum Tiefschlaf mit zunehmender Schlafdauer rapide abnimmt und warum solche Hirnteile tiefer schlafen, die im Wachzustand mehr gefordert wurden: Sie müssen mehr Kontaktstellen ausmustern.

Doch selbst Hirnzellen, die von der allgemeinen Datenverarbeitung im Wachzustand gar nicht gefordert werden, die also eigentlich nichts zu tun haben, scheinen spontan aktiv zu werden und Kontakte zu ihren Nachbarn herzustellen. Auch sie bauen also eine synaptische Last auf und erzeugen zumindest theoretisch einen homöostatischen Schlafdruck. Das könnte erklären, warum Tiere aus dem Winterschlaf aufwachen müssen, um zu schlafen, oder selbst die isolierten Großhirnrindenscheiben in den Petrischalen der Schlafforscher irgendwann Tiefschlafwellen erzeugen.

Selbstverständlich ist dieses Modell noch lange nicht bewiesen. Aber es erklärt den Zwang zum Tiefschlaf eher als eine besonders populäre These aus dem Jahr 1995, nach der die Zellen des Gehirns den Schlaf vor allem für das Auffüllen ihrer im Wachzustand aufgebrauchten Energiespeicher benutzen. Diese Idee der Amerikaner Joel Benington und Craig Heller ist zwar vermutlich nicht falsch. Die Zellen des Gehirns nehmen

Glukose tatsächlich vor allem im Schlaf auf. Doch der Zwang dazu scheint nur eine von vielen Komponenten zu sein, die den Schlafdruck erhöhen, vom Schlaf aber nicht gänzlich abhängig sind. Neue Studien – wie zum Beispiel die Analyse des lokalen Schlafs bei Mäusen von Irene Tobler – zeigen jedenfalls, dass sich die Glukosespeicher der Hirnzellen auch dann füllen, wenn Versuchstiere am Schlafen gehindert werden, und dass dieser Prozess unabhängig vom Auftreten des langwelligen Schlafmusters ist.

Benington diskutiert inzwischen selbst, ob seine These von 1995 nicht durch die Idee abgelöst werden müsse, der Schlaf sei vor allem eine Grundlage für die Formbarkeit des Gehirns. In einer neuen Theorie geht er mit Marcos Frank sogar so weit, zu vermuten, im Tiefschlaf würden nicht nur Synapsen allgemein abgebaut, sondern besonders wichtige Nervenzellkontakte gezielt verstärkt, damit sich neue Netzwerke im Gehirn verfestigen können.

Ihr Fazit, von dem sie selber einräumen, dass es noch sehr hypothetisch ist: Die rhythmische Aktivität der Hirnzellen im Schlaf, von den Theta- und Deltawellen, Schlafspindeln und K-Komplexen bis zu den Schlafzyklen, könne kein Zufallsprodukt sein. Man müsse mit zukünftigen Experimenten aber erst noch beweisen, dass diese Rhythmen auf irgendeine Art der Veränderung von Kontakten zwischen Nervenzellen dienen. Dann sei ziemlich klar, dass der ursprüngliche Sinn des Schlafes tatsächlich «die Erleichterung der synaptischen Formbarkeit» ist. Oder anders ausgedrückt: Dann wissen wir, dass Schlafen für die Unterstützung des Lernens erfunden wurde.

Schlaf und Bewusstsein

Trotz der Zurückhaltung der Schlafforscher gibt es also in Wahrheit schon eine ganze Menge Hinweise auf den Sinn des Schlafes: Wir schlafen eindeutig nicht, weil wir ruhen müssen. Wir schlafen ein wenig, um Energie zu sparen, wenngleich vermutlich nicht in dem Maße, wie es manche kleine Säugetiere tun. Wir schlafen mit Sicherheit zur Erholung, für Wachstum und Regeneration und für ein ausbalanciertes Stoffwechselgefüge. Wir schlafen als Kinder besonders viel, weil wir noch wachsen und unser Gehirn seine Aufgaben noch finden muss. Wir schlafen aber auch als Erwachsene vor allem für das, was unser Denkorgan so anstellt, wenn das Wachbewusstsein ausgeschaltet ist.

Besonders überzeugend ist die These, dass wir schlafen müssen, um unser Gehirn von der Last von Abermilliarden überflüssigen Verknüpfungen zwischen Nervenzellen zu befreien – eine Arbeit, die wir wahrscheinlich gar nicht im Wachzustand erledigen können. Stimmt diese Idee, dann ist das Hin und Her zwischen Wachen und Schlafen eine logische Folge der Arbeitsweise unseres Denkorgans: Beim Wachen baut es Kontakte auf, die es nur schlafend wieder abbauen kann. Übrig bleiben bei diesem Wechselspiel nur jene im Wachzustand überdurchschnittlich oft oder intensiv genutzten Verbindungen, die für uns – warum auch immer – besonders wichtig waren. Aus ihnen wachsen im Laufe unseres Lebens, Tag für Tag und Nacht für Nacht in kleinen Stücken unsere Erinnerungen.

Wir schlafen also, um uns zu erinnern. Das gilt nicht nur für den Geist, sondern auch für den Körper: Die Gedächtniszellen des Immunsystems brauchen den Schlaf, und auch das innere Gleichgewicht, zu dem unsere Stoffwechsel- und Organsysteme dank der Erholung im Schlaf immer wieder zurückfinden, ist eine Art Erinnerung.

Dass der Schlaf uns aber höchstwahrscheinlich auf ewig ein

Rätsel bleiben wird, dafür sorgen die Prozesse im schlafenden Gehirn schon selbst: Sie bahnen den unendlich vielen assoziativen Nervenzellnetzen unseres Gedächtnisses ausgerechnet im Unbewussten – manche sagen auch im Schlafbewusstsein – ihren Weg. So ermöglichen sie, dass wir dem, was wir im Wachzustand erleben, Gedanken hinzufügen und eine Prognose darüber erstellen, was als Nächstes passieren könnte. Erst der Schlaf versetzt uns also in die Lage, unserer Gegenwart vor dem Hintergrund unserer Vergangenheit einen Sinn zu geben. Oder anders ausgedrückt:

Ohne Schlaf gibt es kein Bewusstsein.

Schlusswort

Schlafen Sie sich schlau, glücklich, jung und gesund

Nathaniel Kleitman, Vater der modernen Schlafforschung, starb 1999 im Alter von 104 Jahren. Sein Schüler William Dement leitet an der Stanford University noch heute – im Alter von 77 Jahren – den populären Kurs «Schlaf und Träume». Der Franzose Michel Jouvet ist derzeit 81 Jahre alt. Der Schweizer Nobelpreisträger Walter Rudolf Hess, der als Erster entdeckte, dass das Gehirn den Schlaf aktiv steuert, wurde 92 Jahre alt. Alfred Loomis, der als einer der Ersten systematisch Schlaf-EEGs von Menschen untersuchte, starb 1975 im Alter von 87 Jahren.

Es ist eine völlig unwissenschaftliche Beobachtung, die vermutlich keiner ernsthaften statistischen Analyse standhält, aber sie macht Sinn: Menschen, die ihr Leben der Erforschung des Schlafs widmen, werden älter als andere. Könnte es sein, dass sie die Bedeutung des Schlafs besonders gut verinnerlicht haben, dass sie mehr als andere darauf geachtet haben, ausreichend zu schlafen? Und könnte es sein, dass sie sich damit zusätzliche Jahre schenkten? Die ersten wissenschaftlich gesicherten Hinweise darauf, dass es die Lebenserwartung erhöht, wenn man genug schläft, gibt es jedenfalls.

Nach gut 80 Jahren moderner Schlafforschung ist klar: Schlafen macht uns glücklicher. Es steigert unsere geistige und körperliche Leistungsfähigkeit, hilft uns, Gelerntes aller Art zu verinnerlichen, hält uns länger jung und gesund.

Doch diese Erkenntnisse passen nicht in die aktuelle, sich immer mehr beschleunigende Zeit. Sie lassen sich nicht vereinbaren mit dem zunehmenden gesellschaftlichen Zwang zum Zeitsparen, zum Arbeiten bei Nacht, zum Reisen in physiologisch kaum noch nachvollziehbarem Tempo. Fast schon absurde Züge nimmt das Geschehen an, wenn der dauernd gehetzte, zu viel arbeitende Großstadtbürger des 21. Jahrhunderts im falsch verstandenen Fitnesswahn bis tief in die Nacht bei schlechter Luft auf einem Laufband trainiert, weil er gesund und drahtig bleiben möchte. Dabei übersieht er völlig, dass sein Training auf Kosten des Schlafes geht, was ihn theoretisch wieder anfälliger für Krankheiten und Übergewicht macht.

Manch einer hofft, die Wissenschaft werde den Schlaf eines Tages überflüssig machen. Irgendwann würden die Schlafforscher entdecken, mit welchen Tricks wir den Zwang zum Schlafen abschalten oder zumindest reduzieren könnten. Doch dieser Ansatz führt in die völlig falsche Richtung. Er ignoriert, dass der Schlaf zum Leben gehört wie das Wachen. Er missachtet, dass Schlafen gut für unsere Kreativität ist. Er übersieht, dass wir nicht nur ein Wachbewusstsein haben, sondern auch ein weitaus weniger gut greifbares Schlafbewusstsein.

Für die Schlafforscher ist es derzeit besonders spannend, diesen zweiten, sich der alltäglichen Gegenwart entziehenden Geisteszustand zu ergründen. Für alle anderen sollten schon die heutigen Erkenntnisse genügen, den allgemeinen Trend zur Verdrängung und Beschneidung des Schlafs nicht länger hinzunehmen. Schlafforscher Dement betont gerne, wie wichtig es ihm persönlich ist, rechtzeitig zu Bett zu gehen und möglichst oft auszuschlafen: «90 Prozent unserer Gesundheit sind vom Schlaf abhängig», sagte er 2006 der «New York Times».

Immer mehr Menschen scheinen zu begreifen: Der Mensch braucht Pausen, der Mensch braucht Zeit für Entspannung, und der Mensch braucht ausreichend Schlaf. Da gibt es zum

Beispiel den erfolgreichen deutschen Biochemiker Tom Tuschl, der schon viele Preise erhalten und es bis zum Professor der New Yorker Rockefeller-Universität gebracht hat. Er äußerte in einem Interview mit der «Süddeutschen Zeitung»: «Pausen sind unendlich wichtig für die Kreativität. Es ist Unsinn, wenn man denkt, dass man ständig aktiv sein muss. Ideen entstehen nicht in einer kontinuierlichen, logischen Folge.» Da gibt es auch Bernd Sprenger, Chefarzt der Oberberg-Klinik Berlin-Brandenburg. Er ist Experte für die Behandlung des Burn-out-Syndroms und sagt über seine Patienten: «Zunächst müssen die meisten erst einmal körperlich in einen Zustand versetzt werden, der eine Therapie erlaubt. Vor allem müssen sie schlafen.» Und da gibt es Michael Martin, den deutschen Anästhesisten, der die langen Arbeitszeiten an heimatlichen Krankenhäusern nicht mehr aushielt und sich eine Anstellung in Großbritannien suchte, wo er nur noch acht Stunden täglich arbeiten muss. Seine Frau Birgit erzählte dem «Tagesspiegel»: «Die ersten drei Monate hat der Micky zehn Stunden pro Nacht geschlafen.» Das erste Mal seit sechs Jahren sei er ausgeschlafen gewesen.

Jeder dürfte diese Liste um einige ähnliche Beispiele aus dem Bekanntenkreis ergänzen können. Es wird also Zeit, dass Schlafen wieder wichtig wird, dass Menschen stolz darauf sein dürfen, wenn sie lange schlafen. Und es wird Zeit, die Umsetzung einiger wichtiger Anregungen der Chronobiologen und Schlafforscher endlich einzufordern:
- Noch mehr Firmen sollten dem Beispiel einiger weniger Vorreiter folgen und ihren Mitarbeitern Zeit und Raum für kurze Mittagsschläfchen zur Verfügung stellen. In den USA und Japan wird das so genannte «Power-Napping» zur Leistungssteigerung schon von vielen Unternehmen gefördert. Und auch in Deutschland gibt es erste Versuche: Im niedersächsischen Vechta dürfen zum Beispiel städtische Beamte in der Mittagspause ihre Isomatte hinter dem Schreibtisch für ein Nickerchen ausrollen.

- Wir brauchen eine neue Pausenkultur. Kurze Auszeiten, alle ein bis zwei Stunden genommen, sollten nicht verboten, sondern gefördert werden. Wer eine Pause macht, dabei kurz schläft oder nach draußen an die frische Luft und ans helle Tageslicht geht, sollte insgesamt unterstützt und nicht mehr von allen Seiten gegängelt werden.
- Die Arbeitszeiten sollten flexibler werden. Dann hätten zum Beispiel Abendtypen die Möglichkeit, morgens später mit dem Dienst zu beginnen und dafür später am Tag länger zu arbeiten. So könnten die Menschen sich besser mit ihren individuellen inneren Rhythmen und ihrem angeborenen Schlafbedarf auf die Arbeitszeiten einstellen.
- Die Umstellung von einer Winter- auf eine Sommerzeit sollte abgeschafft werden. Sie nutzt wenig, macht es aber vielen Menschen im Sommer noch schwerer, sich an die frühen Arbeitszeiten zu gewöhnen.
- Und der Schulbeginn in Deutschland sollte endlich, dem Beispiel anderer Länder folgend, auf neun Uhr verschoben werden.

Auf diesem Weg könnten die Schlafwissenschaftler mit ihrer spektakulären Erforschung der wichtigen Funktionen des menschlichen Schlafs vielleicht sogar zur treibenden Kraft einer gesellschaftlichen Trendwende werden. Es geht darum, dem Beschleunigungswahn der Gegenwart eine Kultur des Schlafs entgegenzusetzen, ein Recht auf Regeneration. Niemand verlangt, dass wir leben, um zu schlafen. Aber wir sollten uns die Zeit nehmen, ausreichend zu schlafen, um besser zu leben.

Anhang

Test 1: Welcher Schlaftyp sind Sie?

Abendtypen (Eulen) haben eine langsam gehende innere Uhr, die ihnen erlaubt, bis tief in die Nacht leistungsfähig zu bleiben, dafür aber verhindert, dass sie frühmorgens problemlos aus den Federn kommen. Umgekehrt wachen **Morgentypen (Lerchen)** auch ohne Wecker zeitig auf, sind rasch fit, bauen aber abends früh ab. Ihre Uhr geht überdurchschnittlich schnell.

Wollen Sie wissen, ob Sie Eule oder Lerche sind, berechnen Sie, wann an arbeitsfreien Tagen, wenn nichts und niemand ihren Einschlaf- oder Aufwachzeitpunkt diktiert, ihre Schlafmitte liegt. Das ist dann, wenn genauso viel Schlaf vor wie hinter Ihnen liegt. Extreme Lerchen kommen auf Zeiten vor zwei, extreme Eulen auf Zeiten nach sieben Uhr. Zum durchschnittlichen Chronotyp zählen Menschen mit Schlafmittelpunkten zwischen vier und fünf Uhr. Eulen, die ihre Uhr beschleunigen wollen, sollten morgens ans Tageslicht gehen und abends drinnen bleiben oder Sonnenbrillen tragen. Lerchen, die ihre Uhr verlangsamen wollen, sollten sich umgekehrt verhalten.

Wer sich im Internet an einer Fragebogenaktion von Till Roenneberg zum Chronotyp beteiligt, erhält eine ausführliche, fachlich fundierte Auswertung *(www.euclock.org)*.

Die durchschnittliche Schlafdauer liegt in Deutschland unabhängig vom Chronotyp bei knapp sieben bis gut acht Stunden (ca. 80 % der Bevölkerung). **Kurzschläfer** brauchen nur fünf bis sechs Stunden (ca. 8 % der Bevölkerung); **Langschläfer** neun bis zehn Stunden (ca. 12 % der Bevölkerung)

Test 2: Brauchen Sie mehr Schlaf?

Australische Forscher haben einen simplen Fragebogen zur Abschätzung der Tagesschläfrigkeit entwickelt, der sich in der Praxis gut bewährt hat (Epworth-Test). Kreuzen Sie für jede der folgenden Situationen an, wie leicht es Ihnen fällt, einzuschlafen:
0 Punkte = würde nie einschlafen
1 Punkt = würde kaum einschlafen
2 Punkte = würde möglicherweise einschlafen
3 Punkte = würde sehr wahrscheinlich einschlafen

	0	1	2	3
Im Sitzen lesen	☐	☐	☐	☐
Fernsehen	☐	☐	☐	☐
Ruhiges Sitzen an öffentlichem Ort (z. B. Theater, Versammlung)	☐	☐	☐	☐
Eine Stunde ohne Pause Mitfahrer im Auto sein	☐	☐	☐	☐
Nachmittags im Bett oder auf dem Sofa ausruhen	☐	☐	☐	☐
Mit jemandem im Gespräch zusammensitzen	☐	☐	☐	☐
Ruhiges Sitzen nach alkoholfreiem Mittagessen	☐	☐	☐	☐
Verweilen im Auto bei einem mehrminütigen erzwungenen Halt (Stau, Ampel o. Ä.)	☐	☐	☐	☐

Addieren Sie die Gesamtpunktzahl. Im Querschnitt durch die Normalbevölkerung resultiert die Zahl Sechs. Ab elf haben Sie eine erhöhte Einschlafneigung und sollten unbedingt versuchen, mehr zu schlafen. Gelingt dies nicht oder schlafen Sie ohnehin schon viel, haben Sie vielleicht eine Schlafstörung. Dann sollten Sie auch noch den nächsten Test machen.

Test 3: Leiden Sie unter einer Schlafstörung?

Die folgenden Fragen helfen Ihnen in mehreren Schritten bei einer ersten Selbsteinschätzung, ob Sie eine Schlafstörung haben und, wenn ja, welche. Sie wurden vom Münsteraner Somnologen Tilmann Müller entwickelt und stammen von der Internet-Seite *www.schlafgestoert.de*.

Dieser Fragebogen soll und kann die Diagnose durch einen Arzt allerdings auf keinen Fall ersetzen. Sie können aber den ausgefüllten Test mit zum Arzt nehmen. Das dürfte bei der Diagnose helfen.

Es ist übrigens möglich, dass bei Ihnen Symptome mehrerer Schlafstörungen zugleich auftreten. Das ist nichts Ungewöhnliches und lässt auf eine Mischform aus mehreren Leiden schließen.

Allgemeine Fragen

Ich habe das Gefühl, dass mein Schlaf nur leicht und oberflächlich ist.	Ja	☐
	Nein	☐
Ich brauche im Allgemeinen länger als 30 Minuten, um einzuschlafen, und/oder liege nachts länger wach.	Ja	☐
	Nein	☐
Ich bekomme üblicherweise weniger als sechs Stunden Schlaf.	Ja	☐
	Nein	☐
Ich wache nachts häufig auf.	Ja	☐
	Nein	☐
Meine Leistungs- und Konzentrationsfähigkeit ist beeinträchtigt.	Ja	☐
	Nein	☐
Ich fühle mich häufig unausgeglichen, niedergeschlagen oder nervös.	Ja	☐
	Nein	☐

Tagsüber fühle ich mich schläfrig und müde.	Ja	☐
	Nein	☐
Meine Schlafprobleme treten häufiger als dreimal pro Woche auf.	Ja	☐
	Nein	☐
Meine Schlafprobleme bestehen länger als vier Wochen.	Ja	☐
	Nein	☐

Wenn Sie bei diesen Fragen viermal oder häufiger «Ja» angekreuzt haben, leiden Sie vermutlich unter einer echten Schlafstörung. Davon spricht man, wenn die Probleme mindestens dreimal pro Woche auftreten, schon länger als vier Wochen andauern und zu einer Beeinträchtigung von Stimmung und/oder Leistungsfähigkeit am Tag führen. Gelegentliche «schlechte» Nächte oder vorübergehende Schlafprobleme von nur kurzer Dauer sind in aller Regel nicht behandlungsbedürftig.

Wenn Sie wissen wollen, welche Schlafstörung Sie möglicherweise haben, fahren Sie fort.

Übermäßige Schläfrigkeit?

Obwohl ich ausreichend lange schlafe, habe ich Probleme, mich tagsüber wach zu halten.	Ja	☐
	Nein	☐
Es kommt vor, dass ich tagsüber ungewollt einschlafe (z. B. beim Lesen oder Fernsehen oder im Kino).	Ja	☐
	Nein	☐
Ich bekomme üblicherweise weniger als sechs Stunden Schlaf.	Ja	☐
	Nein	☐
Ich schnarche.	Ja	☐
	Nein	☐
Mein(e) Bettpartner(in) hat bei mir Atempausen während des Schlafens beobachtet.	Ja	☐
	Nein	☐

Wenn Sie hier mindestens zweimal mit «Ja» geantwortet haben, liegt die Ursache Ihres Schlafproblems möglicherweise in einer gestörten Atmung während der Nacht (Schlafapnoesyndrom, siehe Seite 183). Aber auch andere Auslöser können die Schlafqualität so beeinträchtigen, dass man sich am Tag kaum wach halten kann.

Unruhige Beine?

Ich werde durch Missempfindungen in den Beinen am Schlaf gehindert (Kribbeln oder Ziehen verbunden mit Bewegungsdrang).	Ja	☐
	Nein	☐

Wenn Sie hier mit «Ja» antworten, leiden Sie wahrscheinlich am Restless Legs Syndrome (siehe Seite 188).

Andere Krankheiten?

Mein Schlaf wird durch Schmerzen oder andere körperliche Unannehmlichkeiten beeinträchtigt.	Ja	☐
	Nein	☐
Ich leide an einer chronischen Krankheit (z. B. Asthma, rheumatoide Arthritis oder Diabetes).	Ja	☐
	Nein	☐
Meine Schlafstörung ist im zeitlichen Zusammenhang mit einer anderen körperlichen Krankheit aufgetreten, die noch andauert.	Ja	☐
	Nein	☐

Wenn Sie hier einmal oder mehrfach mit «Ja» geantwortet haben, liegt die Ursache Ihres Schlafproblems möglicherweise in einer anderen Krankheit. Gehen Sie zum Arzt und versuchen Sie, diese effektiv behandeln zu lassen.

Psychische Ursachen?

Ich fühle mich häufig depressiv oder ängstlich.	Ja	☐
	Nein	☐
Ich war schon einmal in einer psychotherapeutischen Behandlung.	Ja	☐
	Nein	☐
Meine Schlafstörung tritt immer dann auf, wenn ich besonderem Stress oder einer starken Belastung ausgesetzt bin.	Ja	☐
	Nein	☐

Wenn Sie hier einmal oder mehrfach mit «Ja» geantwortet haben, könnte die Ursache Ihres Schlafproblems eine psychische Erkrankung wie eine Depression oder Angststörung sein. Für Betroffene ist allerdings häufig nicht zu unterscheiden, ob die Verschlechterung der Stimmung am Tag Ursache oder Folge der Schlafstörung ist. Nicht selten sind Schlafstörungen auch der erste Hinweis, dass eine verborgene psychische Erkrankung wieder ausbricht. Sprechen Sie unbedingt mit Ihrem Arzt über das Problem.

Eine verselbständigte Schlafstörung?

Ich denke schon im Laufe des Tages daran, ob ich in der nächsten Nacht werde schlafen können.	Ja	☐
	Nein	☐
Wenn ich nicht schlafen kann, denke ich mit Schrecken daran, wie ich den nächsten Tag schaffen soll.	Ja	☐
	Nein	☐
Ich liege oft im Bett und kann einfach nicht abschalten.	Ja	☐
	Nein	☐
Ich schlafe auch dann schlecht, wenn es dafür keinen äußeren oder inneren Grund gibt (ungewohnte Umgebung, Stress, Krankheit).	Ja	☐
	Nein	☐
Ich schlafe auch im Urlaub schlecht.	Ja	☐
	Nein	☐

Wenn Sie hier mehrfach mit «Ja» geantwortet haben, leiden Sie wahrscheinlich an einer erworbenen Insomnie (siehe Seite 170). Dabei besteht die Schlafstörung fort, obwohl die Ursache längst abgestellt ist. Häufig spielen solche verselbständigten Anteile aber auch bei Schlafstörungen eine Rolle, zu denen noch andere Ursachen beitragen (z. B. Krankheiten).

Falscher Rhythmus?

Die Zeiten, zu denen ich schlafen oder wach sein soll, stimmen eigentlich nicht mit meiner inneren Uhr überein.	Ja	☐
	Nein	☐
Ich habe Probleme, zu «normalen» Zeiten einzuschlafen und am Morgen zu «normalen» Zeiten aufzustehen.	Ja	☐
	Nein	☐
Ich werde am Abend sehr früh müde, gehe früh zu Bett und habe das Problem, dass ich am Morgen viel zu früh wach werde (im Vergleich zu «normalen» Aufstehzeiten).	Ja	☐
	Nein	☐

Wenn Sie hier mindestens einmal mit «Ja» geantwortet haben, kann es sein, dass Ihre innere Uhr besonders schnell oder besonders langsam geht (siehe unter anderem Seite 161).

Auffälliges Verhalten im Schlaf?

Es kommt vor, dass ich schlafwandle.	Ja	☐
	Nein	☐
Mein(e) Bettpartner(in) berichtet über Auffälligkeiten im Schlaf wie Zähneknirschen, Sprechen im Schlaf, Bewegungen oder Ähnliches.	Ja	☐
	Nein	☐
Ich habe sehr häufig Albträume.	Ja	☐
	Nein	☐

| Man berichtet, dass ich nachts mit einem Schrei wach werde und sehr erregt bin; ich selber kann mich aber an nichts erinnern. | Ja | ☐ |
| | Nein | ☐ |

Wenn Sie hier einmal mit «Ja» geantwortet haben, leiden Sie wahrscheinlich an einer Parasomnie (siehe Seite 208).

Medizinisch-wissenschaftliche Fachverbände

Hier erhalten Sie neben vielen Infos rund ums Thema Schlaf unter anderem Listen mit den Anschriften zuverlässiger Schlaflabors. Diese akkreditierten Labors erfüllen wichtige Qualitätsstandards und werden regelmäßig überprüft:

Deutsche Gesellschaft für Schlafforschung und Schlafmedizin (DGSM)
Hephata-Klinik
Schimmelpfengstraße
34613 Schwalmstadt-Treysa
(Infomaterial und Adressenliste gegen Einsendung eines frankierten DIN-A5-Rückumschlags)
Internet: www.dgsm.de

Schweizerische Gesellschaft für Schlafforschung, Schlafmedizin und Chronobiologie (SGSSC)
Zentrum für Schlafmedizin
Universitätsspital Zürich
Rämisstraße 100
CH-8091 Zürich
Internet: www.swiss-sleep.ch

Österreichische Gesellschaft für Schlafmedizin und Schlafforschung (ÖGSMSF)
Universitätsklinik für Neurologie
Anichstraße 35
A-6020 Innsbruck
Internet: www.schlafmedizin.at

Internet-Adressen

Hier erhalten Sie viele nützliche Informationen rund ums Thema Schlafstörungen, Sie können sich an Diskussionsforen beteiligen oder Kontakte zu Selbsthilfegruppen knüpfen.

www.dng-ev.de
Deutsche Narkolepsiegesellschaft (Selbsthilfe).

www.vdk-schlafapnoe.de
Fachverband Schlafapnoe/chronische Schlafstörungen VdK (Selbsthilfe).

www.bsd-web.de
Bundesverband Schlafapnoe Deutschland (Selbsthilfe).

www.rls-ev.de
RLS e.V., München (Selbsthilfe).

www.schlafgestoert.de
Allgemeine Infos über Schlafstörungen.

www.schlafstoerungen-online.de
Neben Infos gibt es hier ein gut betreutes Diskussionsforum, das sich vor allem – aber nicht nur – mit Schlafapnoe beschäftigt.

www.schlaf-medizin.de
Die Seite des Chronobiologen und Schlafmediziners Jürgen Zulley aus Regensburg.

www.euclock.org
Die englischsprachige Seite des gleichnamigen EU-Projekts zur Chronobiologie mit einem Link zum Chronotyp-Fragebogen von Till Roenneberg.

Literatur

Abdulla, S.: Wake me up before you go go. Nature Science Update 1999. www.nature.com/nsu/ (Zugriff 17. 11. 2003).

Aeschbach, D., Postolache, T. T., und andere: Evidence from the waking electroencephalogram that short sleepers live under higher homeostatic sleep pressure than long sleepers. Neuroscience 102, S. 493–502, 2001.

Aeschbach, D., Sher, L., und andere: A Longer Biological Night in Long Sleepers than in Short Sleepers. The Journal of Clinical Endocrinology & Metabolism 88, S. 26–30, 2003.

Andretic, R., van Swinderen, B., und Greenspan, R. J.: Dopaminergic Modulation of Arousal in Drosophila. Current Biology 15, S. 1165 bis 1175, 2005.

Augustine, J., und Glitz, B.: Sleeping less linked to weight gain. www.eurekalert.org, 23. 5. 2006.

Bandelow, B.: Das Angstbuch. Rowohlt, Reinbek 2004.

Barinaga, M.: To sleep, Perchance to … Learn? New Studies Say Yes. Science 265, S. 603–604, 1994.

Bassetti, C. L.: Sleep and Stroke. Seminars in Neurology 25, S. 19–32, 2005.

Bassetti, C. L., Bischof, M., und Valko, P.: Dreaming: a neurological view. Schweizer Archiv für Neurologie und Psychiatrie 156, S. 399–414, 2005.

Benington, J. H., und Heller, H. C.: Restoration of brain energy metabolism as the function of sleep. Progress in Neurobiology 45, S. 347–360, 1995.

Benington, J. H., und Frank, M. G.: Cellular and molecular connections between sleep and synaptic plasticity. Progress in Neurobiology 69, S. 71–101, 2003.

Berndt, C.: «Erfolg lässt sich nicht planen». Süddeutsche Zeitung 96, S. 22, 26. 4. 2006.

Bischof, M., und Bassetti, C.L.: Total Dream Loss: A Distinct Neuropsychological Dysfunction after Bilateral PCA Stroke. Annals of Neurology 56, S. 583–586, 2004.

Borbély, A.: A two process model of sleep regulation. Human Neurobiology 1, S. 195–204, 1982.

Borbély, A.: Schlaf. Fischer, Frankfurt am Main 2004.

Borbély, A., und Achermann, P.: Sleep Homeostasis and Models of Sleep Regulation. In: Principles and Practice of Sleep Medicine, 4th Edition, M.H. Kryger, T. Roth, W.C. Dement (Hrsg.). Elsevier Saunders, Philadelphia 2005, S. 405–417.

Born, J., Hansen, K., und andere: Timing the end of nocturnal sleep. Nature 397, S. 29–30, 1999.

Born, J., und Kraft, U.: Lernen im Schlaf – kein Traum. Spektrum der Wissenschaft. S. 44–52, November 2004.

Brandt, M.: Stanford study links obesity to hormonal changes from lack of sleep. www.eurekalert.org, 6.12.2004.

Brzezinski, A., Vangel, M.G., und andere: Effects of exogenous Melatonin on sleep: a meta-analysis. Sleep Medicine Reviews 9, S. 41–50, 2005.

Buijs, R.M., van Eden, C.G., und andere: The biological clock tunes the organs of the body: timing by hormones and the autonomic nervous system. Journal of Endocrinology 177, S. 17–26, 2003.

Buscemi, N., Vandermeer, B., und andere: Melatonin for treatment of sleep disorders. Evidence Report – Technology Assessment 108, S. 1–7, 2004.

Cajochen, C., Kräuchi, K., und Wirz-Justice, A.: Role of melatonin in the regulation of human circadian rhythms and sleep. Journal of Neuroendocrinology 15, S. 432–437, 2003.

Cajochen, C., Münch, M., und andere: Age-related changes in the circadian and homeostatic regulation of human sleep. Chronobiology International 23, S. 461–474, 2006.

Cavallero, C., Cicogna, P. und andere: Slow Wave Sleep Dreaming. Sleep 15, S. 562–566, 1992.

Chaput, J.P., Brunet, M., und Tremblay, A.: Relationship between short sleeping hours and childhood overweight/obesity: results from the 'Quebec en Forme' Project. International Journal of Obesity, Epub ahead of print, doi:10.1038/sj.ijo.0803291, 2006.

Chervin, R.D., Weatherly, R.A., und andere: Sleep-disordered breathing, behavior, and cognition in children before and after adenotonsillectomy. Pediatrics 117, S. 769–778, 2006.

Cirelli, C., Bushey, D., und andere: Reduced sleep in Drosophila Shaker mutants. Nature 434, S. 1087–1092, 2005.

Cirelli, C., Huber, R., und andere: Locus Ceruleus Control of Slow-Wave Homeostasis. The Journal of Neuroscience 25, S. 4503–4511, 2005.

Csikszentmihalyi, M.: Kreativität. Klett-Cotta, Stuttgart 1997.

Coren, S.: Sleep Deprivation, Psychosis and Mental Efficiency. Psychiatric Times 15, 1998.

Cummings, D. E., Purnell, J. Q., und andere: A preprandial rise in plasma ghrelin levels suggests a role in meal initiation in humans. Diabetes 50, S. 1714–1719, 2001.

Dave, A. S., und Margoliash, D.: Song Replay During Sleep and Computational Rules for Sensorimotor Vocal Learning. Science 290, S. 812–816, 2000.

Deboer, T., und Tobler, I.: Sleep Regulation in the Djungarian Hamster: Comparison of the Dynamics Leading to the Slow-Wave Activity Increase After Sleep Deprivation and Daily Torpor. Sleep 26, S. 567–572, 2003.

Dement, C., und Vaughan, C.: Der Schlaf und unsere Gesundheit. Limes, München 2000.

Dhahbi, J. M., Kim, H.-J., und andere: Temporal linkage between the phenotypic and genomic responses to caloric restriction. Proceedings of the National Acadamy of Sciences of the USA 101, S. 5524–5529, 2004.

Dinges, D. F., Rogers, N. L., und Baynard, M. D.: Chronic Sleep Deprivation. In: Principles and Practice of Sleep Medicine, 4th Edition, M. H. Kryger, T. Roth, W. C. Dement (Hrsg.). Elsevier Saunders, Philadelphia 2005, S. 67–76.

Dörr, C., Maisel, P., und andere: Aus dem Lebenslauf einer hausärztlichen Leitlinie. Zeitschrift für Allgemeinmedizin 82, S. 219–222, 2006.

Dunlap, J. C., Loros, J. J., und DeCoursey, P. J.: Chronobiology: biological timekeeping. Sinauer, Sunderland 2004.

Eiland, M. M., Lyamin, O. I. und Siegel, J. M.: State-related discharge of neurons in the brainstem of freely moving box turtles, Terrapene carolina major. Archives of Italian Biology 139, S. 23–36, 2001.

Etzold, S.: Die Globalisierung des Nickerchens. Die Zeit 34, S. 32, 12. 8. 2004.

Everson, C. A., und Toth, L. A.: Systemic bacterial invasion induced by sleep deprivation. American journal of physiology. Regulatory, integrative and comparative physiology 278, S. R905–R916, 2000.

Fenn, K. M., Nusbaum, H. C., und Margoliash, D.: Consolidation during sleep of perceptual learning of spoken language. Nature 425, S. 614 bos 616, 2003.

Fischer, J., Mayer, G., und andere: Leitlinien der Deutschen Gesellschaft für Schlafforschung und Schlafmedizin: Nicht-erholsamer Schlaf. AWMF-Online, 2004. www.uni-duesseldorf.de/AWMF/ll/063-001. htm#kap3 (Zugriff: 4. 7. 2006)

Frank, M. G., Issa, M. P., und Stryker, M. P.: Sleep Enhances Plasticity in the Developing Visual Cortex. Neuron 30, S. 275–287, 2001.

Gais, S., Plihal, W., und andere: Early sleep triggers memory for early visual discrimination skills. Nature Neuroscience 3, S. 1335–1339, 2000.

Gallopin, T., Luppi, P. H., und andere: Effect of the wake-promoting agent Modafinil on sleep-promoting neurons from the ventrolateral preoptic nucleus: an in vitro pharmacologic study. Sleep 27, S. 19–25, 2004.

Geiger, S.: Die Deutschen sind ein müdes Volk. Frankfurter Allgemeine Zeitung 169, S. 7, 2002.

Gerste, R. D.: «Gentlemen, dies ist kein Humbug!» Die Zeit, 18. 10. 1996, S. 17.

Goode, E.: Why do we sleep? The New York Times, 11. 11. 2003.

Greenspan, R. J., Tononi, G., und andere: Sleep and the fruit fly. Trends in Neuroscience 24, S. 142–145, 2001.

gün: Viel Licht am Tag fördert Nachtschlaf bei Demenz. Ärztezeitung, 25. 11. 2003.

Gundel, A., Rönicke, J., und ten Thoren, C.: Wach und unfallfrei ans Ziel. DLR-Nachrichten 113, S. 34–37, 2006.

Herxheimer, A., und Waterhouse, J.: The prevention and treatment of jet lag. British Medical Journal 326, S. 296–297, 2003.

Hobson, A.: Sleep is of the brain, by the brain and for the brain. Nature 437, S. 1254–1256, 2005.

Huber, R., Hill, S. L., und andere: Sleep Homeostasis in Drosophila Melanogaster. Sleep 27, S. 628–639, 2004.

Huber, R., Ghilardi, M. F., und andere: Local sleep and learning. Nature 430, S. 78–81, 2004.

Kattler, H., Dijk, D.-J., und Borbély, A. A.: Effect of unilateral somatosensory stimulation prior to sleep on the sleep EEG in humans. Journal of Sleep Research 3, S. 159–164, 1994.

Kaulen, H.: Schlummern mit Wonne. Frankfurter Allgemeine Zeitung 165, S. N1, 19. 7. 2006.

Khatami, R., und Bassetti C. L.: Narcolepsy. Schweizer Archiv für Neurologie und Psychiatrie 154, S. 339–357, 2003.

Kramer, A., Yang, F.-C., und andere: Regulation of daily locomotor activity and sleep by hypothalamic EGF receptor signaling. Science 294, S. 2511–2515, 2001.

Kräuchi, K., Cajochen, C., und andere: Warm feet promote the rapid onset of sleep. Nature 401, S. 36–37, 1999.

Kräuchi, K., Cajochen, C., und andere: Thermoregulatory effects of melatonin in relation to sleepiness. Chronobiology International 23, 475–484, 2006.

Kripke, D. F., Garfinkel, L., und andere: Mortality associated with sleep duration and insomnia. Archives of General Psychiatry 59, S. 137–138, 2002.

Kunz, D., Schmitz, S., und andere: A New Concept for Melatonin Deficit: On Pineal Calcification and Melatonin Excretion. Neuropsychopharmacology 21, S. 765–772, 1999.

Kunz, D., Mahlberg, R., und andere: Melatonin in Patients with Reduced REM Sleep Duration: Two Randomized Controlled Trials. The Journal of Clinical Endocrinology & Metabolism 89, S. 128–134, 2004.

Lange, T., Perras, B., und andere: Sleep Enhances the Human Antibody Response to Hepatitis A Vaccination. Psychosomatic Medicine 65, S. 831–835, 2003.

Lavie, P.: Die wundersame Welt des Schlafes. dtv, München 1999.

Leuschner, W.: Ende der Traumforschung. Frankfurter Allgemeine Zeitung 91, S. N3, 19. 4. 2006.

Lo, C.-C., Chou, T., und andere: Common scale-invariant patterns of sleep-wake transitions across mammalian species. Proceedings of the National Acadamy of Sciences of the USA 101, S. 17545–17548, 2004.

Lu, J., Sherman, D., und andere: A putative flip-flop switch for control of REM sleep. Nature 441, S. 589–594, 2006.

Lyamin, O., Pryaslova, J., und andere: Continuous activity in cetaceans after birth. Nature 435, S. 1177, 2005.

Mahowald, M. W., und Schenck, C. H.: REM sleep behavior disorder – past, present, and future. Schweizer Archiv für Neurologie und Psychiatrie 154, S. 363–368, 2003.

Mahowald, M. W,. und Schenck, C. H.: Insights from studying human sleep disorders. Nature 437, S. 1279–1285, 2005.

Marschall, L., Helgadóttir, H., und andere: Bosting slow oscillations during sleep potentiates memory. Nature AOP, doi: 10.1038/nature 05278, 5. 11. 2006.

Maquet, P.: Sleep on it! Nature Neuroscience 3, S. 1235–1236, 2003.

Markowitsch, H.-J.: Dem Gedächtnis auf der Spur. Primus Verlag, Darmstadt 2002.

Max, D. T.: The family that couldn't sleep. Random House, New York 2006.

Mayer, G.: Narkolepsie: Genetik – Immungenetik – motorische Störungen. Blackwell Wissenschafts-Verlag, Berlin 2000.

Mayer, G.: NREM parasomnias. Schweizer Archiv für Neurologie und Psychiatrie 154, S. 358–362, 2003.

Meier-Koll, A.: Chronobiologie. C. H. Beck, München 1995.

Mertens, W.: Traum und Traumdeutung. C. H. Beck, München 2003.

Mostaghimi, L., Obermeyer, W. H., und andere: Effects of sleep deprivation on wound healing. Journal of Sleep Research 14, S. 213–219, 2005.

Mouritsen, H., und Frost, B. J.: Virtual migration in tethered flying monarch butterflies reveals their orientation mechanisms. Proceedings of the National Acadamy of Sciences of the USA 99, S. 10162–10166, 2002.

Nelson, L. E., Guo, T. Z., und andere: The sedative component of anaesthesia is mediated by GABAA receptors in an endogeneous sleep pathway. Nature Neuroscience 5, S. 979–984, 2002.

Nielsen, T. A., und Stenstrom, P.: What are the memory sources of dreaming? Nature 437, S. 1286–1289, 2005.

Nitz, D. A., van Swinderen, B., und andere: Electrophysiological Correlates of Rest and Activity in Drosophila melanogaster. Current Biology 12, S. 1934–1940, 2002.

nsi/Rö: Nachts wach und tagsüber kaputt – Schlafstörungen nerven viele Menschen. Ärztezeitung, 13. 7. 2000.

Opp, M. R., und Toth, L. A.: Neural-immune interactions in the regulation of sleep. Frontiers in bioscience 8, S. 768–779, 2003.

Paavonen, E. J., Pennonen, M., und andere: TV exposure associated with sleep disturbances in 5- to 6-year-old children. Journal of Sleep Research 15, S. 154–161, 2006.

Penzel, T.: Schlafstörungen und ihre Behandlungsmethoden. web.uni-marburg.de/sleep//dgsm/rat/welcome.html (Zugriff: 6. 7. 2006).

Penzel, T., Peter, H., und Peter, J. H.: Gesundheitsberichterstattung des Bundes, Heft 27. Robert Koch-Institut, Berlin 2005.

Rajaratnam, S. M. W., und Arendt, J.: Health in a 24-h society. Lancet 358, S. 999–1005, 2001.

Ramón, F., Hernández-Falcon, J., und andere: Slow wave sleep in crayfish.

Proceedings of the National Acadamy of Sciences of the USA 101, 11 857–11 861, 2004.

Rattenborg, N. C., Lima, S. L., und Amlaner, C. J.: Facultative control of avian unihemispheric sleep under the risk of predation. Behavioural brain research 105, S. 163–172, 1999.

Rattenborg, N. C., Mandt, B. H., und andere: Migratory Sleeplessness in the White-Crowned Sparrow (Zonotrichia leucophrys gambelii). PLoS Biology 2, S. 924–936, 2004.

rcf: Mitarbeiter der Woche: Der Arzt der Ärzte. Der Tagesspiegel 19 171, S. 14, 24. 4. 2006.

Rechtschaffen, A., Bergmann, B. M., und andere: Sleep deprivation in the rat: X. Integration and discussion of the findings. Sleep 12, S. 68–87, 1989.

Rechtschaffen, A., und Siegel, J. M.: Sleep and Dreaming. In: Principles of Neuroscience. 4th Edition. E. R. Kandel, J. H. Schwartz, T. M. Jessel (Hrsg.). McGraw-Hill, New York 2000, S. 936–947.

Rechtschaffen, A., und Kales, A.: Ein Manual der standardisierten Terminologie, Techniken und Auswertung der Schlafstadien beim Menschen. Ecomed, Landsberg 2002.

Rétey, J. V., Adam, M., und andere: A functional genetic variation of adenosine deaminase affects the duration and intensity of deep sleep in humans. Proceedings of the National Acadamy of Sciences of the USA 102, S. 15 676–15 681, 2005.

Reyner, L. A., und Horne, J. A.: Suppression of sleepiness in drivers: Combination of caffeine with a short nap. Psychophysiology 34, S. 721 bis 725, 1997.

Ritzert, B.: Wenn die «innere Uhr» nicht richtig tickt. Informationsdienst Wissenschaft, 10. 07. 2006.

Röhrs, C.-F.: Der Arzt im Paradies. Der Tagesspiegel 19 171, S. 3, 24. 4. 2006.

Roenneberg, T., Wirz-Justice, A., und Merrow, M.: Life between clocks: Daily temporal patterns of human chronotypes. Journal of Biological Rhythms 18, S. 80–90, 2003.

Roenneberg, T., Kuehnle, T., und andere: A marker for the end of adolescence. Current Biology 14, S. R1038–R1039, 2004.

Rosen, I. M.: Driving While Sleepy Should Be A Criminal Offense. Journal of Clinical Sleep Medicine 1, S. 337–340, 2005.

rpo: Warum Vögel beim Schlafen nicht vom Baum fallen. RP-Online, 5. 7. 2004.

Sabo, E.: Combat leaves soldiers 'drunk' with fatigue. www.newscientist. com/article.ns?id=dn3604 (Zugriff 7. 6. 2006).

Sacks, O.: Awakenings: Zeit des Erwachens. Rowohlt, Reinbek 1991.

Saper, C. B., und Scammell, T. E.: Modafinil: A Drug in Search of a Mechanism. Sleep 24, S. 11–12, 2004.

Saper, C. B., Scammell, T. E., und Lu, J.: Hypothalamic regulation of sleep and circadian rhythms. Nature 437, S. 1257–1263, 2005.

Schäfer, J.: Schnarchen, Schlafapnoe und obere Luftwege. Thieme, Stuttgart 1996.

Scheer, F. A., Van Montfrans, G. A., und andere: Daily nighttime melatonin reduces blood pressure in male patients with essential hypertension. Hypertension 43, S. 192–197, 2004.

Schwender, D., Madler, C., und andere: Do auditory evoked potentials measure depth of anaesthesia? Theoretical Surgery 8, S. 29–37, 1993.

Sforza, E., Mathis, J., und Bassetti, C. L.: Restless legs syndrome: pathophysiology and clinical aspects. Schweizer Archiv für Neurologie und Psychiatrie 154, S. 349–357, 2003.

Shaw, P. J., Tononi, G., und andere: Stress response genes protect against lethal effects of sleep deprivation in Drosophila. Nature 417, S. 287 bis 291, 2002.

Sherin, J. E., Shiromani, R. W., und andere: Activation of Ventrolateral Preoptic Neurons During Sleep. Science 271, S. 216–219, 1996.

Siegel, J. M.: A tribute to Nathaniel Kleitman. Archives of Italian Biology 139, S. 3–10, 2001.

Siegel, J. M.: Clues to the function of mammalian sleep. Nature 437, S. 1264–1271, 2005.

Solms, M.: Dreaming and REM sleep are controlled by different brain mechanisms. Behavioral and Brain Sciences 23, S. 843–850, 2000.

Song, S.: Sleeping your way to the top. Time, 16. 1. 2006.

Spektrumdirekt: Nahtod-Erlebnisse durch plötzlichen Schlaf erklärbar? 11. 4. 2006.

Spiegel, K., Leproult, R., und Van Cauter, E.: Impact of sleep debt on metabolic and endocrine function. The Lancet 354, S. 1435–1439, 1999.

Spiegel, K., Tasali, E., und andere: Brief Communication: Sleep Curtailment in Healthy Young Men Is Associated with Decreased Leptin Levels, Elevated Ghrelin Levels, and Increased Hunger and Appetite. Annuals of Internal Medicine 141, S. 846–850, 2004.

Spork, P.: Das Schnarchbuch. Rowohlt, Reinbek 2001.

Spork, P.: Das Uhrwerk der Natur. Rowohlt, Reinbek 2004.

Stickgold, R., James, L., und Hobson, J.A.: Visual discrimination learning requires sleep after training. Nature Neuroscience 3, S. 1237–1238, 2000.

Stickgold, R., Malia, A., und andere: Replaying the game: Hypnagogic images in normals and amnesics. Science 290, S. 350–353, 2000.

Stickgold, R.: Sleep-dependent memory consolidation. Nature 437, S. 1272–1278, 2005.

Strauch, I., und Meier, B.: Den Träumen auf der Spur. Hans Huber, Bern 2004.

Strauch, I.: Traum. Fischer, Frankfurt am Main 2006.

Taheri, S., Lin, L., und andere: Short Sleep Duration Is Associated with Reduced Leptin, Elevated Ghrelin, and Increased Body Mass Index. PLoS Medicine 1, S. 210–217, 2004.

Tamakoshi, A., und Ohno, Y.: Self-reported sleep duration as a predictor of all-cause mortality: results from the JACC study, Japan. Sleep 27, S. 51–54, 2004.

Tobler, I.: Fundamental Research. Behavioral Sleep in the Asian Elephant in Captivity. Sleep 15, S. 1–12, 1992.

Tobler, I.: Phylogeny of Sleep Regulation. In: Principles and Practice of Sleep Medicine, 4th Edition, M.H. Kryger, T. Roth, W.C. Dement (Hrsg.). Elsevier Saunders, Philadelphia, S. 77–90, 2005.

Tonini, G., und Cirelli, C.: Sleep and synaptic homeostasis: a hypothesis. Brain Research Bulletin 62, S. 143–150, 2003.

Tran, K.D., Nguyen, C.D., und andere: Child behaviour and quality of life in pediatric obstructive sleep apnea. Archives of Otolaryngology – Head & Neck Surgery 131, S. 52–57, 2005.

Trenkwalder, C., Paulus, W., und Walters, A.S.: The restless legs syndrome. Lancet Neurology 4, S. 465–475, 2005.

Van Cauter, E., Leproult, R., und Plat, L.: Age-related changes in slow wave sleep and REM sleep and relationship with growth hormone and cortisol levels in healthy men. JAMA 284, S. 861–868, 2000.

Van Cauter, E., Latta, F., und andere: Reciprocal interactions between the GH axis and sleep. Growth Hormone & IGF Research 14, S. S10 bis S17, 2004.

Van Dongen, H.P., Maislin, G., und andere: The Cumulative Cost of Additional Wakefulness: Dose-Response Effects on Neurobehavioral Functions and Sleep Physiology From Chronic Sleep Restriction and Total Sleep Deprivation. Sleep 26, S. 117–126, 2003.

Van Someren, E.J.W., Kessler, A., und andere: Indirect Bright Light Improves Circadian Rest-Activity Rhythm Disturbances in Demented Patients. Biological Psychiatry 41, S. 955–963, 1997.

Vyazovskiy, V. V., Welker, E., und andere: Regional pattern of metabolic activation is reflected in the sleep EEG after sleep deprivation combined with unilateral whisker stimulation in mice. European Journal of Neuroscience 20, S. 1363–1370, 2004.

Wagner, U., Gais, S., und andere: Sleep inspires insight. Nature 427, S. 352–355, 2004.

Wagner, U., Hallschmid, M., und andere: Brief Sleep After Learning Keeps Emotional Memories Alive for Years. Biol. Psychiatry (Epup ahead of print), 23. 6. 2006.

Weber, A.: Die innere Uhr. Geo 4, S. 14–34, 1999.

Wehr, T.: In short photoperiods, human sleep is biphasic. Journal of Sleep Research 1, S. 103–107, 1992.

Wertz, A. T., Rona, J. M., und andere: Effects of sleep inertia on cognition. JAMA 295, S. 163–164, 2006.

Wilson, M. A., und McNaughton, B. L.: Reactivation of Hippocampal Ensemble Memories During Sleep. Science 265, S. 676–679, 1994.

Wittmann, M., Dinich, J., und andere: Social Jetlag; Mis-Alignment of Biological and Social Time. Chronobiology International 23, S. 497 bis 509, 2006.

Xu, X., und Norell, M. A.: A new troodontid dinosaur from China with avian-like sleeping posture. Nature 431, S. 838–841, 2004.

Yaggi, H. K., Concato, J., und andere: Obstructive sleep apnea as a risk factor for stroke and death. New England Journal of Medicine 353, S. 2034–2041, 2005.

Youngstedt, S. D., und Kripke, D. F.: Long sleep and mortality: rationale for sleep restriction. Sleep Medicine Reviews 8, S. 159–174, 2004.

Zimmer, C.: Down for the Count. The New York Times, 8. 11. 2005.

Zulley, J., und Knab, B.: Unsere Innere Uhr. Herder, Freiburg 2000.

Zulley, J.: Mein Buch vom guten Schlaf. Zabert Sandmann, München 2005.

Bildnachweis

Seite 13: Andri Pol, Basel.

Seite 20: Nach T. Penzel, H. Peter und J. H. Peter: Gesundheitsberichterstattung des Bundes, Heft 27. Robert Koch-Institut, Berlin 2005, S. 10.

Seite 24: Nach W. C. Dement und C. Vaughan: Der Schlaf und unsere Gesundheit. Bastei Lübbe, Bergisch Gladbach 2002, S. 27.

Seite 28: J. M. Siegel: A tribute to Nathaniel Kleitman. Archives of Italian Biology 139, S. 3–10, 2001.

Seite 33: Nach P. Spork: Das Uhrwerk der Natur. Rowohlt, Reinbek 2004, S. 125.

Seite 48/49: Nach C. B. Saper, T. E. Scammell und J. Lu: Hypothalamic regulation of sleep and circadian rhythms. Nature 437, S. 1257–1263, 2005, Abb. 2 und 3.

Seite 51: Nach C. B. Saper, T. E. Scammell und J. Lu: Hypothalamic regulation of sleep and circadian rhythms. Nature 437, S. 1257–1263, 2005, Abb. 4.

Seite 71: Nach P. Lavie: Die wundersame Welt des Schlafes. dtv, München 1999, S. 74.

Seite 74: Porträt: Alexander Borbély (privat). Cyclus, 2000, Lichtskulptur: Andreas Horlitz.

Seite 78: Nach A. Borbély: Schlaf. Fischer, Frankfurt am Main 2004, S. 21.

Seite 83: Nach A. Meier-Koll: Chronobiologie. C. H. Beck, München 1995, S. 106.

Seite 107: Nach D. A. Nitz, B. van Swinderen und anderen: Electrophysiological Correlates of Rest and Activity in Drosophila melanogaster. Current Biology 12, S. 1934–1940, 2002, Abb. 1.

Seite 157: Till Roenneberg, LMU München.

Seite 160: Nach T. Roenneberg, T. Kuehnle und anderen: A marker for the end of adolescence. Current Biology 14, S. R1038–R1039, 2004, Abb. 1.

Seite 169: Nach J. Fischer, G. Mayer und anderen: Leitlinien der Deutschen Gesellschaft für Schlafforschung und Schlafmedizin: Nicht-erholsamer Schlaf, Kapitel 4a. AWMF-Online, 2004. www.uni-duesseldorf. de/AWMF/ll/063-001.htm#kap3 (Zugriff: 4. 7. 2006).

Seite 194: Nach E. J. W. Van Someren, A. Kessler und anderen: Indirect Bright Light Improves Circadian Rest-Activity Rhythm Disturbances in Demented Patients. Biol. Psychiatry 41, S. 955–963, 1997, Abb. 2.

Seite 225: Nach H.-J. Markowitsch: Dem Gedächtnis auf der Spur. Primus Verlag, Darmstadt 2002.

Seite 228: Nach M. A. Wilson und B. L. McNaughton: Reactivation of Hippocampal Ensemble Memories During Sleep. Science 265, S. 676 bis 679, 1994, Abb. 4.

Dank

In diesem Buch habe ich versucht, möglichst viel aktuelles Wissen über den Schlaf zusammenzutragen. Das wäre ohne die Hilfe zahlreicher Forscher aus aller Welt niemals gelungen. Sie haben mir rasch und bereitwillig Unmengen von Literatur zum Thema zur Verfügung gestellt, mir per E-Mail die wichtigsten und aktuellsten Resultate ihrer Arbeit übermittelt und zum Teil einige Absätze durchgesehen. Dafür danke ich ihnen.

Ganz besonders möchte ich mich bei jenen Wissenschaftlern bedanken, die ich in ihren Labors oder Kliniken besuchen durfte und die mir und der Beantwortung meiner vielen Fragen erstaunlich viel Zeit und Geduld einräumten: Peter Achermann, Claudio Bassetti, Alexander Borbély, Jan Born, Christian Cajochen, Holger Hein, Kurt Kräuchi, Dieter Kunz, Hans-Peter Landolt, Mirjam Münch, Till Roenneberg, Irene Tobler und Anna Wirz-Justice.

Sie alle haben jene Passagen gegengelesen, in denen ich auf ihre Arbeit eingehe. Alexander Borbély, Jan Born, Holger Hein, Reto Huber, Irene Tobler und Anna Wirz-Justice lasen darüber hinaus noch weitere Abschnitte des Manuskripts und gaben mir so eine Menge interessanter Anregungen. Für diese Hilfe möchte ich mich noch einmal extra bedanken. Selbstverständlich verantworte ich alle Irrtümer alleine.

Das Team des Zentrums für Chronobiologie an der Universität Basel ließ mich in seinem Schlaflabor übernachten und sorgte so für einen sehr direkten, unvergesslichen Einblick in die Schlafforschung. Danke!

Bei Ludwig Moos und Uwe Naumann vom Rowohlt Verlag bedanke ich mich, weil sie das Projekt erst möglich gemacht, von Anfang an wohlwollend begleitet und mich jederzeit unterstützt haben. Ihre Ideen halfen immer weiter und haben dem «Schlafbuch» sehr gut getan.

Und dann möchte ich mich noch bei meiner Frau, Susanne Frischling, bedanken. Sie hat das ganze Manuskript vorab gelesen, ihr professionelles Geschick im Redigieren eingebracht und darüber noch nicht einmal ihren guten Schlaf verloren.

Personenregister

Achermann, Peter 60, 262, 268,
Aeschbach, Daniel 147 ff.
Alkmaion 11, 15
Aristoteles 15
Aschoff, Jürgen 66, 69
Aserinsky, Eugene 27, 242, 249

Bassetti, Claudio 145, 186 f., 210,
215 f., 218, 248, 250, 253 f.
Bauer, Günther 113
Benington, Joel 275 f.
Berger, Hans 18 f.
Biemans, Barbara 69
Bingen, Hildegard von 16
Bischof, Matthias 253 f.
Bonaparte, Napoleon 146
Borbély, Alexander 26, 55, 57,
73–77, 79 ff., 103, 148, 180,
236, 268, 308, 74
Born, Jan 55 f., 92 f., 115 f., 141,
221 f., 224, 229, 231, 234, 252,
265
Bremer, Frederic 47
Brüning, Erwin 66
Buijs, Ruud 137 f.

Cajochen, Christian 192 f., 196
Cavallero, Corrado 249 f.
Cirelli, Chiara 108 f., 111, 273 f.
Csikszentmihalyi, Mihaly 234

Dallenbach, Karl 226
Dave, Amish 228
Dement, William 15, 22 f., 29, 34,
128 f., 142 f., 171, 245 f., 279 f.
Dinges, David 132 f.
Dunlap, Jay 67

Economo, Constantin von,
Baron 44–47
Edison, Thomas Alva 135, 146
Einstein, Albert 235
Everson, Carol 141

Foulkes, David 249
Frank, Marcos 270, 276
Freud, Sigmund 244, 256 ff.

Gais, Steffen 231
Gallopin, Thierry 61
Gardner, Randy 126–130, 143
Gelineau, Jean Baptiste Edouard
213
Goethe, Johann Wolfgang von
235
Greenspan, Ralph 106 f., 109, 118

Hajak, Göran 166
Hein, Holger 182
Heller, Craig 275
Herxheimer, Andrew 203

Sachregister